精神腫瘍学
クリニカルエッセンス

[監修]
日本総合病院精神医学会がん対策委員会

[編集]
小川　朝生
国立がん研究センター東病院臨床開発センター
精神腫瘍学開発分野

内富　庸介
岡山大学大学院医歯薬総合研究科
精神神経病態学

創造出版

監修

日本総合病院精神医学会がん対策委員会

編集・執筆

小川朝生　国立がん研究センター東病院臨床開発センター精神腫瘍学開発分野
内富庸介　岡山大学大学院医歯薬総合研究科精神神経病態学

執筆者一覧

(掲載順)

大西秀樹　埼玉医科大学国際医療センター精神腫瘍科
奥山　徹　名古屋市立大学大学院医学研究科精神・認知・行動医学
清水　研　国立がん研究センター中央病院精神腫瘍科
木下寛也　国立がん研究センター東病院緩和医療科
明智龍男　名古屋市立大学大学院医学研究科精神・認知・行動医学
松島英介　東京医科歯科大学大学院心療・緩和医療学分野
所　昭宏　国立病院機構近畿中央胸部疾患センター心療内科
松田能宣　国立病院機構近畿中央胸部疾患センター心療内科
小林未果　東京医科歯科大学大学院心療・緩和医療学分野
野口　海　慶應義塾大学大学院政策メディア研究科
山田　祐　埼玉県立がんセンター精神腫瘍科
吉内一浩　東京大学大学院医学系研究科ストレス防御・心身医学
菊地裕絵　国立精神・神経医療研究センター精神保健研究所心身医学研究部
金津正樹　国立病院機構近畿中央胸部疾患センター呼吸器内科
小山敦子　近畿大学医学部堺病院心療内科
阪本　亮　近畿大学医学部堺病院心療内科
松岡弘道　近畿大学医学部内科学腫瘍内科部門
酒井清裕　近畿大学医学部堺病院心療内科
石田真弓　埼玉医科大学国際医療センター精神腫瘍科
松下年子　埼玉医科大学保健医療学部看護学科
藤森麻衣子　国立がん研究センター中央病院精神腫瘍科
秋月伸哉　千葉県がんセンター精神腫瘍科

序

　わが国では，現在，がんによる死亡が年間35万人を超え，死因の1位となっています。今後，高齢化がさらに進むことから，がん医療の一層の充実を図り，国民の生命および健康を守ることが求められております。

　このような現状に鑑み，2007年4月に「がん対策基本法」が施行され，また同法に基づき同年6月には「がん対策推進基本計画」が策定されました。

　がんに罹患された患者・家族から，身体的な苦痛の軽減のみならず精神的苦痛への対応が強く望まれています。日本総合病院精神医学会では，がん対策委員会を設置し，その期待に応えるよう努めてまいりました。

　2009年，「がん対策推進基本計画」の重要課題である「がん患者およびその家族の苦痛の軽減と療養生活の質の向上」に資することを目標に，日本総合病院精神医学会が中心となり，厚生労働省の委託事業として「精神腫瘍学クイックリファレンス」を作成いたしましたが，このたび同書をもととしつつも，その後のがん医療をとりまく状況の大きな変化に合わせて内容の大幅な見直しを行い，項目を加え，新たに「精神腫瘍学クリニカルエッセンス」を刊行することになりました。

　本書は，がん医療に関する精神科リエゾン・コンサルテーション活動，すなわち精神腫瘍医としての活動について広く解説しております。普段，がん患者の診療に接する機会の少ない精神科医の先生方にも，臨床の場ですぐにご活用いただけるよう，実践に即した内容にいたしました。

　本書が臨床の場で活用されることを通して，がん医療の水準が向上し，適切な精神的ケアが提供され，患者・家族にできるかぎり苦痛の少ない療養生活が提供されるようになることを願っています。

　あらためまして，本書の刊行にあたり，お力添えをいただきました先生方をはじめ関係者のみなさまに厚く御礼を申し上げます。

2012年10月

日本総合病院精神医学会理事長　黒木宣夫

編集にあたり

　平成19年の「がん対策基本法」にはじまり、「がん対策推進基本計画」の策定および改定をとおして、がん医療は目まぐるしく変化しています。がん患者さんやご家族からの積極的な発言を受けて、がん医療における精神心理的ケア（精神腫瘍学）や緩和医療の重要性が認められるようになってきました。しかし、その実践が広く行きわたっているとは残念ながら申し上げにくいのが現状です。

　たとえば、担当医より「もう治療はありません」と告げられ、患者さんやご家族が失意に苦しむのを、しかたがないと医療者があきらめていることがあります。こころのケアが大事だからと実存的なケアや傾聴が強調され報道される一方、うつ病が見過ごされている現場があります。このように、がん患者のこころのケアがセンセーショナルに強調されることは、結局はがん医療において必要とされている精神的なケアがどのようなものか、適切な理解を妨げてしまうものです。一方で、うつ病をはじめとする精神症状が見過ごされている現状を認識し、適切な情報提供を進めていかなければなりません。そのバランスをとることが、いま精神腫瘍学に求められています。

　本書の目的は、がん診療に従事しておられる医療従事者の方を対象に、精神腫瘍学に関する最新の知見を広く集めてお示しするとともに、実際の臨床において役立つ有益な指針を、現場で即活用できるように、わかりやすい形で提供することを目指して作成しました。とくに、多忙な業務に追われ速やかな対応が求められる臨床現場に携行し、その場ですぐに参照していただけるよう配慮してあります。本書が1冊あれば、精神心理的ケアを必要とするがん患者さんに対して、あらゆる場面で適切なケアが何かを明らかにできるように試みたつもりです。また、患者さんへの対応のみならず、担当医や病棟スタッフとの連携の仕方など、コンサ

ルテーション活動についても説明を加えるなど，類書にない工夫を加えました．

　本書の作成にあたりましては，非常に厳しい制約のなか，臨床の声に応えられるよう執筆にご協力いただきました先生方に深謝申し上げます．諸先生方のお力と熱意なくして，本書はでき得ませんでした．

2012 年 10 月

国立がん研究センター東病院臨床開発センター
精神腫瘍学開発分野
小川朝生

岡山大学大学院医歯薬総合研究科
精神神経病態学
内富庸介

目　次

序　iii
編集にあたり　iv

薬物療法に関する注意事項・凡例　viii

精神腫瘍学コンサルテーションの基本

1. がんの診断と治療 …………………………………… 1
2. がん患者のコンサルテーション …………………… 13
3. 精神腫瘍学コンサルテーション　これだけは …… 21
4. コンサルテーションの基本 ………………………… 29

精神症状とその対応

5. がんに対する通常の心理反応 ……………………… 45
6. 不眠 …………………………………………………… 59
7. 不安 …………………………………………………… 66
8. 眠気 …………………………………………………… 69
9. 不穏 …………………………………………………… 71
10. がん患者の自殺・希死念慮 ………………………… 75

精神疾患とその対応

11. せん妄 ………………………………………………… 88
12. 認知症 ………………………………………………… 105
13. 適応障害 ……………………………………………… 113
14. うつ病 ………………………………………………… 120
15. 不安障害 ……………………………………………… 133
16. アルコール依存 ……………………………………… 137
17. パーソナリティ障害 ………………………………… 139
18. 統合失調症などの精神科疾患 ……………………… 143
19. 神経症状　けいれん発作，末梢神経障害 ………… 145

薬物療法・精神療法

20. 薬物療法 ……………………………………………… 156
21. 精神療法 ……………………………………………… 167

終末期に向けたサポート

- 22 倦怠感 ……………………………………… 185
- 23 呼吸困難・咳・痰 ………………………… 189
- 24 予後の評価 ………………………………… 197
- 25 終末期の問題・終末期の鎮静 …………… 202

5 大がんのサポート

- 26 胃がん ……………………………………… 211
- 27 大腸がん …………………………………… 216
- 28 肺がん ……………………………………… 224
- 29 肝がん ……………………………………… 229
- 30 乳がん ……………………………………… 239

- 31 家族ケア・遺族ケア ……………………… 249

- 32 サバイバー 家族性腫瘍や妊孕性に関する問題を知る …… 255

- 33 緩和ケアチーム …………………………… 262

- 34 コミュニケーション 告知に関連して ………… 275

- 35 スクリーニング …………………………… 292

在宅患者のケア

- 36 在宅移行時における地域連携 …………… 301
- 37 在宅医療における精神症状緩和
  緩和ケアチームがコンサルテーションを受ける際に注意したい点 … 306

- 38 その他の支持療法 ………………………… 311

- 39 利用できる情報源 ………………………… 313

付録

- せん妄とは …………………………………… 319
- 抗がん剤略称一覧 …………………………… 323

索引 ……………………………………………… 325

薬物療法に関する注意事項

◎薬物療法については，学会や専門家が推奨する薬剤や用量を記載している。健康保険で認められている適応（適応症）や常用量と異なる場合がある。保険適応外薬剤の使用に際しては，十分な注意を要する。

◎薬物療法に関する情報は日々変化するため，薬剤の使用にあたっては，添付文書などで確認のうえ，常に最新のデータにあたり使用をお願いしたい。

凡例

◎文中の（★）（★★）（★★★）は治療法に関するエビデンスレベルをの三段階で示したものである。

> ★
> 一般治療として推奨されるコンセンサスは得られていない
> ★★
> RCT の結果には基づいていないが，一般治療として推奨されるコンセンサスが得られている
> ★★★
> RCT の結果に基づき，世界的にも標準治療としてコンセンサスが得られている

1. がんの診断と治療

精神腫瘍学コンサルテーションの基本

●がんの診断から治療への流れ

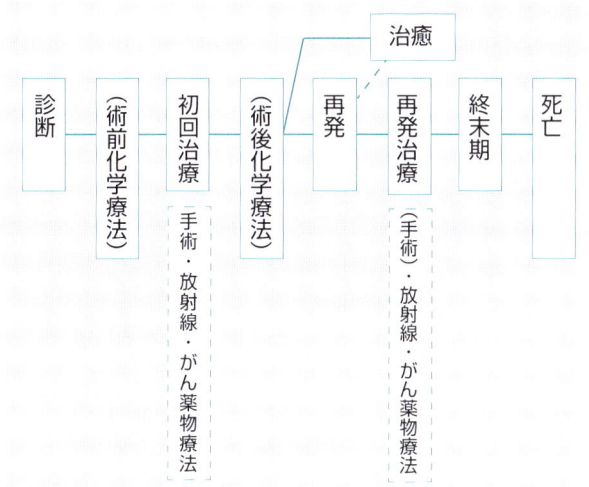

診断 → (術前化学療法) → 初回治療 [手術・放射線・がん薬物療法] → (術後化学療法) → 再発 → 再発治療 [(手術)・放射線・がん薬物療法] → 終末期 → 死亡

治癒

Point がんとは，
- 悪性腫瘍を指す
- 病理学的には"自律的で，とどまることなく増殖する腫瘍"である
- 臨床上では"浸潤性の発育をし，転移・再発を伴う腫瘍"である
  放置をすれば，宿主を死に至らしめるものを指す

Point がんの治療方法は，
①手術，②化学療法（薬物療法），③放射線治療
の組み合わせになる

1. 診断・治療
A. 固形がん

固形がんの診断は，細胞または組織の病理検査によりがん細胞が認められることにより確定する。そして，細胞の生物学的性質，病変の広がりにより治療方針が決定する。

病変が局所にとどまっている場合

① 手術で病変を切除することが基本であり，術前または術後に局所病変の縮小，再発予防を目的として，化学療法，放射線治療の追加治療が行われることがある
② 病変が小さい場合，切除を目的として内視鏡治療が行われることがある
③ 造血器系の腫瘍では，放射線治療，化学療法が行われる．骨髄移植が行われることもある
④ 精神面，身体面における緩和医療は，治療の早期より導入すべきである

	局所療法	全身療法
治療方法	外科治療 （手術） 放射線治療	化学療法（薬物療法） （放射線治療） （遺伝子治療） （免疫療法）
治癒を目標	局所にとどまる 固形がん	造血器腫瘍 化学療法に感受性の高い固形がん
症状コントロール	進行した固形がん 再発	進行した固形がん 再発

病変が局所を超えて広がる場合，再発がんの場合

全身への転移・播種が想定されるため，基本的に化学療法，放射線治療が行われる
出血および腸閉塞の解除など局所症状のコントロールのため，手術が行われることもある

B. 造血器系腫瘍

造血器系腫瘍の診断は，血液・骨髄系細胞の腫瘍化を確認することにより行われる．治療は主に化学療法（薬物療法）であり，一部で骨髄移植が行われる．

2. 初回治療終了後

初回治療終了後はフォローアップの期間である．外来で再発および合併症の有無などについて定期的なフォローを行う．

3. 再発が確認された場合

再発を認めると、多くの場合治癒は期待できず、治療の目的は延命と症状緩和が中心となる。化学療法、および放射線治療が行われることが多い。症状がさらに進行し、治療に耐性となった場合、体力が著しく低下し治療に耐えられなくなった場合は、延命目的の治療は終了し、苦痛症状の緩和を軽減する治療が中心となる。

●化学療法（がん薬物療法）

がん細胞の増殖を抑制することを目的にして、薬物（抗悪性腫瘍薬）を用いた治療を総称して、化学療法（がん薬物療法）という。
化学療法の目的は、① 治癒、② 延命、③ 症状緩和である。

1. 悪性腫瘍に対する薬物療法の有効性

A群　治癒が期待できるもの
急性骨髄性白血病、急性リンパ性白血病、ホジキン病、胚細胞腫瘍、絨毛がんなど
B群　延命が期待できるもの
乳がん、卵巣がん、多発性骨髄腫、慢性骨髄性白血病など
C群　症状緩和が期待できるもの
食道がん、子宮がん、非小細胞肺がん、胃がん、大腸がん
D群　治療効果が大きくないもの
悪性黒色腫、腎がん、膵がん、脳腫瘍、腎がんなど

2. 化学療法の適応に影響する因子

1）年齢

化学療法の適応に関する特定の年齢はないが、患者の臓器機能を慎重に考慮することが必要。

2）ECOG（Eastern Cooperative Oncology Group）による Performance Status（PS）

多くのがんで、PS 低下は予後不良因子である。
PS=3 以上では化学療法は推奨されないことが多い。

PS	症状の概要
0	無症状で社会活動ができ,制限を受けることなく,発病前と同等に行動できる
1	軽度の症状があり,肉体労働は制限を受けるが,歩行,軽い労働,座業はできる
2	歩行,身の回りのことは可能。時に少し介助が必要。軽い労働はできないが,日中の50%以上は起居している
3	歩行,身の回りのことは可能。しばし介助が必要。日中の50%以上は臥床している
4	身の回りのことができず,常に介助が必要。終日臥床している

Point PSは身体状況を表す指標であるが,精神症状の影響は考慮されていない。そのため,うつ病を合併していると意欲低下,全身倦怠感,制止などによりPSが見かけ上悪化する。がんの進行,全身状態の悪化と間違えて判断されることがあるため,注意が必要

術後化学療法(adjuvant chemotherapy)
手術,放射線療法などの局所的な治療後,再発予防のために行う

術前化学療法(neo-adjuvant chemotherapy)
手術,放射線療法などの局所的な治療前に行う。腫瘍を縮小させ,機能を温存,低侵襲の手術を目的に行う
乳がんでは,生存・再発率の差はないが,乳房温存率の向上が可能なことが判明している

多剤併用
悪性腫瘍は単剤でのコントロールが困難なことから,複数の薬剤を組み合わせて治療を行うことをいう

集学的治療
主に,DNA障害性抗悪性腫瘍薬と同様に放射線治療を実施し,相乗効果を期待する治療を指す

内分泌療法
乳がん,前立腺がんなどはホルモン依存性の腫瘍であり,その場合はホルモン療法の適用がある
乳がんでは閉経前に抗エストロゲン製剤,閉経後に選択的アロマターゼ阻害薬が用いられる
前立腺がんでは,LH-RHアゴニストが用いられる

分子標的治療薬

分子生物学の進歩に伴い，がんの増殖や浸潤に，いくつもの因子が関係していることが明らかとなった。その様々な因子に対して，選択的に作用することを目指して作られた薬剤である

分子標的治療薬は従来の抗悪性腫瘍薬と比較して，
1) 正常細胞への毒性が低い
2) がん細胞に対する持続性が高い
特徴をもつ一方，
3) 殺細胞作用は乏しく，主な目標は増殖抑制になる

乳がん細胞に過剰発現している Her2 蛋白に結合するトラスツズマブなどは，がんの増殖に関連する分子に直接作用し，増殖を抑える効果を有する

●放射線治療

放射線治療は，放射線が人体を通過する際にフリーラジカルを生成し，細胞に与えるダメージ（DNA 損傷，細胞膜損傷など）を利用したものである。

1. 放射線治療の種類

外部照射
文字通り，身体の外から照射する治療である。リニアック，マイクロトロンなどの医療用加速器を用い，外部から腫瘍に向けて放射線を照射する

小線源治療
- ●密封小線源治療
  腫瘍に放射性物質をアプリケーターと共に挿入し，病巣を局所的に照射する治療法。組織内照射（舌，前立腺など），腔内照射（子宮，腟など）
- ●非密封小線源治療
  甲状腺がんにおける放射性ヨード ^{131}I 治療など，特異的に組織に取りこまれる物質から出される放射線を用いた治療法である。最近では放射性ストロンチウムが骨転移による疼痛治療に認可された

2. 放射線治療における有害事象
「放射線治療と有害事象，精神腫瘍学がかかわる点」の項参照。

緩和医療

緩和医療は患者，家族にとって「終末期医療」とのイメージがいまだに根強いが，治療の早期から必要不可欠であることを認識しておくことが大切である

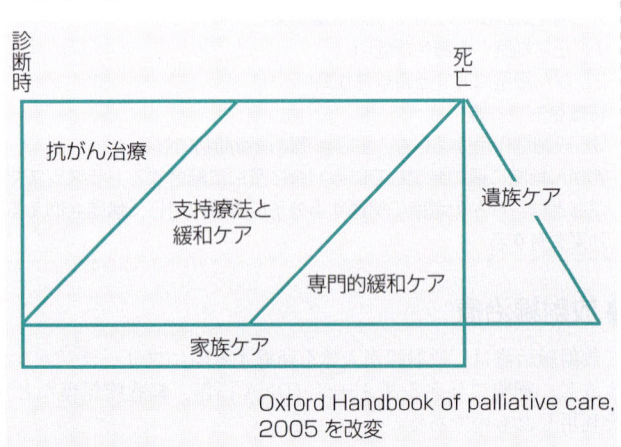

Oxford Handbook of palliative care, 2005 を改変

がん薬物療法の有害事象と対策

1. 骨髄抑制と対応

骨髄細胞は抗腫瘍剤に対する感受性が高く，骨髄抑制は多くの例で認められる。白血球（好中球）の減少は感染，血小板の減少は出血を引き起こすため，いずれも生命の危険性が生じる。

①白血球（好中球）減少

好中球減少により易感染性となるため，感染症対策が最も大切。
〈治療〉 発熱性好中球減少の場合には，感染源と病原菌を評価し，リスク・アセスメントに従って適切な抗菌薬を使用する。好中球回復促進のため，G-CSF も用いることもある。

②血小板減少

化学療法薬は白血球減少と共に血小板の減少も来たす。2～3週目に低値となる。血小板減少に伴う出血は重篤な後遺症，生命の危険につながることもあり，細心の注意が必要である。

〈治療〉血小板の輸注が主な治療であるが，臨床的な状況を考えながら使用される。

2. 消化器症状と対応

消化器系の有害事象は抗腫瘍剤の有害事象として頻度が高く，重篤な場合には治療の中断を余儀なくされることもある。

> 消化器症状を起こしやすい薬物
> フルオロウラシル（5-FU），シスプラチン（CDDP），
> イリノテカン（CPT-11），メトトレキサート（MTX）

①口内炎

口内炎は化学療法開始後2～10日で始まり，その改善には本人の病状，口内炎の程度などにより，治療終了後2～3週かかることが多い。口内炎が生じると，疼痛のため経口摂取が困難になり，症状が重篤な場合には唾液を飲みこむことも困難になる。また，口腔内の激しい炎症で壊死組織なども生じるが，激しい疼痛，開口困難のため，口腔内を衛生的な状態に保つことが困難になり，二次感染の原因となる。

〈治療〉 確立した治療法はないが，口腔内の保清を保ち，二次感染を予防しながら粘膜の再生を待つ。

経口摂取が困難な場合，点滴による水分・栄養管理が必要になることもある。

疼痛コントロールが必要となる場合もある。

②下痢

抗腫瘍剤使用による下痢は，コリン作動性によるものと，腸管粘膜障害によるものに大別される。

〈治療〉・腸を休ませる。
・下痢による症状のコントロール
・電解質・水分補給のため点滴が必要になることもある。

③悪心・嘔吐

嘔吐は発現の時間経過から以下の3種類に分けられる。

急性嘔吐：抗腫瘍剤投与後，1～2時間後から出現し，24時間程度継続するもの。症状の発現にはセロトニンが関与すると考えられている。

遅発性嘔吐：抗腫瘍剤投与の24〜48時間後に生じ、2日から5日程度持続するもの。
予測性嘔吐：抗腫瘍剤で吐き気の生じた患者に出現することが多い。点滴に関連した事象（他人の点滴、病院のにおい）などで吐き気が誘発される。条件反射が機序として考えられている。

悪心・嘔吐を高率に生じやすい抗腫瘍剤（high risk group）
シスプラチン（CDDP），イリノテカン（CPT-11），ドキソルビシン（ADM）など
悪心・嘔吐を中程度に生じやすい抗腫瘍剤
（intermediate risk group）
フルオロウラシル（5-FU），ドセタキセル（DTX）など

〈治療〉 ① high risk group
5-HT$_3$受容体拮抗薬＋デキサメサゾン
② intermediate risk group
デキサメサゾン

3. その他，抗腫瘍剤の有害事象
①脱毛
脱毛という外見上の変化のほか，魅力，個性の喪失，病気が周囲にわかること，自尊心の喪失などと関連している。脱毛を恐れ，化学療法を拒否する例もある。
〈治療〉 多くの化学療法で，脱毛は避けられないことが多い。また，脱毛は突然生じることが多い。化学療法が始まる前に，脱毛の経過，かつら，帽子の準備などに関する十分な説明を行い，脱毛に関する負のイメージとインパクトを少なくする。患者を情緒面で支援すること，パートナー，友人の援助も大切である。
十分に説明し，理解していても，実際に脱毛が始まると患者はショックを受けることが多いので，支持的に接することが大切である。

②末梢神経障害
抗腫瘍剤は末梢神経を障害し，主に感覚障害を引き起こす。
〈病態生理〉 神経細胞障害や循環障害が原因といわれている。軸索の微小管障害はタキサン系薬剤で多い。
〈症状〉 手足のしびれ，感覚異常，灼熱感などを呈する。多くは手足の遠位端に生じ，グローブ＆ストッキング型の障害を呈する。

疼痛が十分にコントロールされないと，不眠，抑うつの問題が生じることがある。
〈治療〉 末梢神経障害に対する治療は確立していない。痛み，しびれに対してビタミン製剤，抗てんかん薬，三環系抗うつ薬プレガバリンが用いられることがある。

> 感覚障害により熱傷などに気づかないことがあるので，料理の時などは注意が必要である

③白質脳症

抗腫瘍剤により誘発される中枢神経系の重篤な有害事象として，白質脳症がある。
〈臨床症状〉 初期症状は「歩行時のふらつき」が多く，ついで「口のもつれ」，「物忘れ」がある。進行すると，意識障害，昏睡などを呈し，死の転帰をとることもある。
〈検査〉 頭部CTでは主に後頭葉白質を中心とした低吸収域を認め，MRIではT2強調画像で白質高信号を呈する。
〈臨床診断〉 白質脳症に特異的な症状はない。抗腫瘍剤の使用中に生じた上記臨床症状，画像所見などより総合的に判断する。
〈治療〉 上記診断がついた場合，即座に抗腫瘍剤を中止する。
副腎皮質ホルモン，グリセリン，マンニトールなどが用いられるが確立した治療法はない。全身管理が大切である。

●薬物療法に伴う精神症状と対応

①予測性嘔吐（ANV：acticipatory nausea and vomiting）

抗腫瘍剤による治療中に嘔吐のあった場合，それ以降の治療において認められる。発症の機序としては，条件反射が想定されている。
〈症状〉 抗腫瘍剤の投与とは関係なく，抗腫瘍剤に関連した事象，例えば，病院に行くことを考える，アルコール綿のにおい，食事のにおい，他人の点滴などで悪心・嘔吐が誘発される。
〈治療〉リラクセーション，イメージ療法などの有効性が示されているが，臨床的にはまず，急性嘔吐，遅発性嘔吐を十分に予防したうえで，抗不安薬を用いて対応する。

②抑うつ

代表的なものはステロイドとインターフェロンで,インターフェロンでは使用患者の3～4割に認められる。軽度の抑うつを呈する場合から,焦燥感の顕著なものまで様々である。

〈治療〉 薬物の減量ないしは中止が精神症状の改善に効果的だが,治療との兼ね合いもあるので,慎重な判断が求められる。症状に応じて,薬物療法を行う。

●放射線治療と有害事象-精神腫瘍学がかかわる点

放射線治療に伴う有害事象(有害反応)には早期反応(治療開始～3カ月程度),晩期反応(治療開始3カ月以降)に分類される。

> 有害反応の分類
> 1. 早期反応(治療開始～3カ月程度)
>   A)全身反応
>   B)局所反応
> 2. 晩期反応(治療開始3カ月以降)

1. 早期反応
A)全身反応
①放射線宿酔

治療初日から数日目に出現する。吐き気,嘔吐,全身倦怠感,食思不振などが生じる。最も生じやすいのは全身照射による場合である。

②骨髄抑制

全身照射のように広い範囲にわたる照射の際に生じる。

B)局所反応
①放射線皮膚炎

発赤,脱毛,色素沈着などから,皮膚のびらん,潰瘍などまで症状は多様である。腋窩,会陰部などに注意。

②放射線粘膜炎

喉頭がん,咽頭がん,食道がんなどの治療で頸部～食道に放射

線が照射された場合，放射線性の粘膜障害（びらん，潰瘍など）を生じ，激しい痛みを伴う。

膀胱，消化管への放射線治療では，粘膜炎により下痢，頻尿など局所の刺激症状を伴う。

〈治療〉局所の安静である。症状が重篤な場合には治療継続が困難になる場合がある。痛みにより局所の保清が保てなくなる場合があり，二次感染に注意する。

> ☞ 痛みにより，不眠，抑うつが誘発されることがある。疼痛のコントロールが精神症状の安定に欠かせない

③浮腫

治療開始後，一過性に浮腫を生じることがある。精神科領域では脳浮腫に注意する。

〈治療〉ステロイドの使用が効果的である。ステロイド治療中は精神症状の発現に注意する。

④放射線肺臓炎

肺は放射線感受性が高い臓器であり，20～30Gy程度の照射でも炎症性の反応が生じる。臨床症状は発熱，咳嗽など非特異的である。胸部Xpではすりガラス様の陰影が見られ，胸部CTではガラス様の陰影から斑上の陰影が認められる。

〈治療〉ステロイドの投与および感染の予防である。

2. 晩期反応

晩期反応は治療開始3カ月以降に出現し，いったん症状が発現すると症状の回復が困難なことが多い。

①神経心理学的障害

中枢神経への照射は脳転移治療，予防で行われるが，これらは特に小児において長期にわたり神経心理学的障害を引き起こす可能性が指摘されている。

②その他，神経に対する障害

白質脳症，放射線性の壊死などは放射線による重篤な障害で時に致死的となる。

CTCAE

CTCAE は NCI Common Terminology Criteria for Adverse Events の略号である。がんの新しい治療法や治療モダリティ，補助療法の評価を容易にし，全てのがん領域や治療モダリティ間での有害事象の記録や報告を標準化するために開発された。

CTCAE は「カテゴリー」，「有害事象」，「グレード」の3つの階層から構成されている。また，これらとは別に「因果関係」が判断される。

【CTCAE】

カテゴリー 有害事象は病態生理や解剖に基づきカテゴリー化されている

有害事象 「治療や処置に際してみられるあらゆる好ましくない兆候，症状，疾患（臨床検査値の異常も含む）であり，治療や処置との因果関係は問わない」と定義されている。因果関係の評価を目的とするのではなく，生体へ有害である治療の影響をとらえることを目的としている

グレード グレードは有害事象の重症度に応じて0〜5の6段階に分類される。グレード0は有害事象が全く観察されないか，または検査値が正常範囲内であることを意味する。グレード5は有害事象による死亡（有害事象との因果関係がある死亡）と定義される

グレードの基準

0	正常 - 有害事象が観察されない，または検査値が正常範囲
1	軽度の有害事象 - 有害事象が観察されない，または検査値が正常範囲
2	中等度の有害事象 - 最低限の治療／局所的治療／非侵襲的治療を要する
3	高度の有害事象 - 入院／侵襲的治療／輸血／手術などを必要とする
4	生命を脅かす，または活動不能／動作不能となる有害事象 - 集中治療や緊急処置を必要とする
5	有害事象により死亡

（大西秀樹）

2. がん患者のコンサルテーション

がんを抱えた患者・家族は，生命を脅かすイベントに遭遇し，悲しみや心配といった心理反応から，せん妄/重症のうつ病/自殺に至る幅広い心の危機に直面する。

2002年4月，緩和ケア医，精神科医，専従看護師（2008年から薬剤師）を必須とする緩和ケアチームの診療加算が導入され，図のごとく，緩和ケア（心のケアを含む）が，がんの診断にはじまり，初期治療，再発，治療中止，終末期まで切れ目なく提供できることになり，がん対策基本法（2007）の理念からすると制度上の境はなくなったといえる[1]。

そして，実際の提供の中心となる緩和ケアチームと緩和ケア病棟（1992年より診療報酬化）は，2011年2月1日現在，緩和ケア診療加算のチームは156施設，緩和ケア病棟は228施設，4,522病床に達し，急速に展開している。

現在，がんで亡くなる年間35万人の約87%は病院で死を迎えており，緩和ケアチームの果たす役割は大きい。全ての患者とその家族に，がん治療の要所，診断時・治療時・抗がん治療終了時で，切れ目なく緩和ケアを提供できる体制を整えることが急がれる。

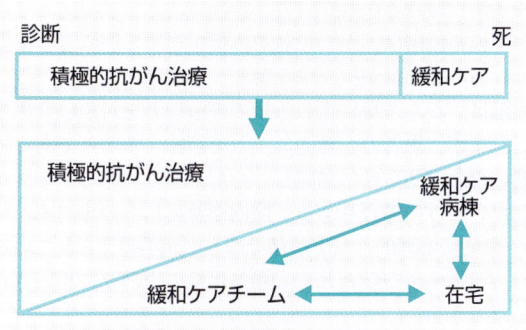

図　緩和ケアの概念と提供体制の変遷

> 緩和ケアチームは，がん診療連携拠点病院（40万人の二次診療圏に概ね1つ設置）の指定要件になっているが，診療加算をとる体制を整えることまでは求められていない

　ホスピス発祥地の英国では，1976年に病院内緩和ケアチームがスタートし，1999年340チームに達した。緩和ケアチームの有効性に関するメタアナリシスの報告によれば，痛みなどの身体症状に限っての緩和は達成されているが，精神面の緩和はいまだ十分ではない。精神科医をはじめとした精神保健の専門家の参画が，当初から十分でないようだ[2]。

> 精神科医を必須とする緩和ケアチームはわが国独自の試みである

　精神腫瘍学の臨床応用について，英国 National Health Services (NHS) - National Institute for Clinical Excellence (NICE) で作成されたがん患者の支持・緩和ケアマニュアルを紹介しながら，現時点でのコンサルテーション活動の基本を述べ，課題について触れる[3]。

NICE 支持緩和ケアマニュアルにおける心のケアの4段階（表1）＊

　心の負担を通常レベルから重度の精神疾患まで4つの段階に分類し，各段階における医療提供者，評価方法とケアを記している。
　心のケアの4段階は，がん患者を直接担当する医療者の第1・2段階と，心の専門家が担当する第3・4段階に大別される。
　第1段階は，がん医療に携わる全ての医療者を対象に目標を立てている。まず，患者の心理的ニードを認識することである。たった今聞いた悪い知らせに驚嘆し，心配，怒り，悲しみをただ誰かに話したいだけの場合もある。院内や身近に心の専門家がいない場合，一般的に心理的ニード評価そのものが手控えられている。ましてや，精神疾患が疑われても精神保健の専門家に相談されないでいるだろう。

＊英国 NHS-NICE マニュアル[3]は，各医療領域で EBM を実践すべく作成されており，がん患者の心のケアの指針は支持緩和ケアマニュアル 2004，74-85 ページに詳述されている。

表1 がん患者の心理学的評価とサポートの4段階*

第1段階：全ての医療者
  評価：心理的ニードの認識（必要に応じて精神保健の専門家に紹介）
  介入：基本的なコミュニケーション技術（適切な情報提供，理解の確認，共感，敬意）

第2段階：心理的知識を有する医療者（緩和ケアチーム，がん看護専門看護師，ソーシャルワーカー，家庭医）
  評価：心理的苦痛のスクリーニング（がんの診断時，再発時，抗がん治療中止時などストレスが高まる時）
  介入：問題解決技法のような心理技法（問題解決療法など）

第3段階
  評価：心理的苦痛の評価と精神疾患の診断（重症度を識別し，必要に応じ精神科医に紹介）
  介入：カウンセリングと心理療法（不安マネジメント，解決志向的アプローチ）

第4段階：精神保健専門家（精神科医）
  評価：精神疾患の診断（重症の気分障害，人格障害，薬物乱用，精神病性障害を含む，複雑な精神的問題）
  介入：薬物療法と心理療法（認知行動療法）

*あくまでも英国の医療事情を反映して作成されたものであり，日本の各施設の事情に応じて柔軟に役割分担を確認する。また，各段階は重なりあっており，厳密には線を引けない。

全ての医療者に求められるケアは，基本的なコミュニケーション（適切な情報提供，理解の確認，共感，敬意）である。第1段階に位置づけられているが，訓練と技術が必要である。

Do

1 全ての医療者を対象に以下の目標に向けて計画を立てる：
  ① がんを抱えた患者・家族に対して誠実に温かく接することができる
  ② 人として親切に，尊厳，尊敬の念をもって接することができる
  ③ 支持的対人関係を構築し維持することができる

2 がんになって周囲，社会から疎外されている感覚に陥っていることに保証の言葉をかけること（ex「誰もがそういうふうに感じますよ。あなただけではありませんよ」）

3 心の相談や，精神科受診という患者の置かれた立場に共感を示すこと

> **Point** 精神保健の専門家への紹介をする場合，具体的な紹介の言葉を用意する

> **Do** 地域，各施設で紹介の言葉を一緒に作成し，周知しよう
> ex「心の相談や精神科の受診と言われると，ためらわれる方が非常に多いのですが，よかったら気がかりなことを話してみていただけませんか？」

> **Don't** うつ病や適応障害に相当しない患者の相談も多いが「病気ではないから」とむやみに追い返したりしない
> 臨床閾値下のストレスを抱えた患者はハイリスク群であるので，つなげる対応を行う。
> ex「現在の状態は誰もが陥るストレス状態ですが，将来，ストレスが強くなる兆しがあれば，早目にお顔を見せていただけると助かります」

　第2段階は，広義の精神保健の専門家レベルとなる。ある程度の知識と技術を伴う。したがって，訓練と定期的なスーパービジョンが必要である。がんの診断時，治療時，再発時，抗がん治療終了時など，ストレスが高まる心の軌跡をあらかじめ頭に入れておいて，それに備えてスクリーニングを行い，ケアを提供する。

> **Do** 広義の心の専門家を対象に以下の目標に向けて計画を立てる１
> ① 予想されるストレス時にスクリーニングができる；
> 　がんの診断時／治療時／再発時／抗がん治療中止時
> ② がんの影響をスクリーニングできる：
> 　日常生活，気分，家族関係，仕事など
> ③ ケアとしては，心配や気持ちの吐露を促す
> ④ 信頼関係を構築し，非審判的に傾聴する

　これらにはある程度の研修*は必須である。

＊日本サイコオンコロジー学会の，がん診療に携わる医師対象のロールプレイを用いたコミュニケーション技術研修会はこの段階に相当する。

Do 広義の心の専門家を対象に以下の目標に向けて計画を立てる2
① 危機介入,支持的精神療法,問題解決技法を提供する（研修会に参加できる機会を準備しよう）
② 生活に支障を来たす程度の心の負担（適応障害）やうつ病,不安障害,せん妄などを専門家に依頼する。これも,実際には具体的な紹介の一言が出ない。各施設で紹介の言葉を作成し,周知,共有,訓練しよう

　第3段階は,狭義の精神保健の専門家レベルとなる。生活に支障を来たす程度の心の負担の中でも,軽度－中等度の不安,うつ,怒り,スピリチュアルな問題や医療スタッフとの関係を評価し解決する。これは,経験,研修を積み認定を受けた心理職やリエゾン精神看護専門看護師相当である。

Do 狭義の心の専門家を対象に以下の目標に向けて計画を立てる
① 心理職ほかチーム内で,中等度と重度の線引きを申し合わせる
　ex 投薬の必要性,重症のうつ病
② がんの経験の少ない心理職には,がんの専門医,緩和ケア医との緊密な連携,チーム医療を強調する
③ さらに,心理職に医学概論,精神医学,臨床腫瘍学,緩和ケアなどの医学知識と経験を積む場を提供する

　第4段階は,精神科医,博士号取得の臨床心理学者相当である。精神医学的診断のもと,重症のうつ病,せん妄／器質性脳障害,不安障害,人格障害,アルコール関連障害,自傷行動など精神疾患の治療,認知行動療法を行う。

Point わが国の優先課題は,英国NICE支持緩和ケアマニュアルの第4段階の構築（狭義の精神科コンサルテーション）と,全ての医療者を対象にした第1段階の教育訓練活動（リエゾン）となろう

　がん診療に携わる全ての医師を対象にした緩和ケア講習会（12時間以上）が開催されているが,4時間程度がこの第1段階に割かれている
① がん医療における基本のコミュニケーション技術の講義（いわゆるカウンセリング・支持的精神療法の基本スキル：60分）

② 不安，抑うつ及びせん妄等の精神症状に関する講義（60分）
③ 体験型コミュニケーション研修（参加者同士ががんを伝える際の医師役，患者役のロールプレイを交互に経験する；120分）

Point　コンサルテーションとリエゾンの違い

前者は消防士，後者が消防検査官に例えられるように，コンサルテーションとは大火事になって出動する体制の構築，すなわち，第4段階である。一方，第1・2段階の地道なコミュニケーション技術研修，不安／うつ／せん妄の研修，紹介連携体制の構築などはリエゾンに相当する。息の長い活動となるので，コメディカルと年次，複数年次計画を立てよう

がん患者のコンサルテーション

日本の医療事情では，精神腫瘍学のコンサルテーションの基本の構成員は，精神科医，心療内科医，心理職，リエゾン精神看護専門看護師，SWなどである。主な活動内容は次の5つである。

1. 精神症状緩和

がん患者の主要な精神症状は，適応障害（不安・抑うつ），うつ病，せん妄で過半数を占める。これらの精神症状に対する早期発見，早期治療を目指す。

Do
1 医師，看護師向けに精神症状緩和に関する院内研修会を開催し，コンサルテーションを周知する
2 がん患者・家族向けに心のケアに関するリーフレットを作成し，配布する（国立がん研究センターがん対策情報センターからダウンロード可能）
3 スクリーニング（つらさと支障の寒暖計など）を医療者に配布する
4 進行がん患者のうつ病に対する薬物療法アルゴリズムを利用するなど

Advance 精神科受診を促す看護師に対するコミュニケーション技術訓練，医師に対するコミュニケーション技術訓練（再発，積極的抗がん治療からの移行を伝える）など[4]

2. 心理的プロセスの評価とその援助

患者・家族の心理的プロセスの評価を行い，現場のスタッフに還元する。つまり，不安，怒り，疎外感，不確実感，絶望感，無力感，意味や自立性の喪失に加え，難渋する依存，否認，退行などについて，評価とその対応法を，場に応じて医療チームに還元する。

> ☞ 意外にも，現場では患者の否認機制が理解されにくい。医療スタッフへくり返し説明する必要がある。一方，他者への依存が増して苦しむ患者に対して，歩行器やポータブルトイレが安易に提供されているので，尊厳に注意を払うようくり返し説明する

3. カンファレンス

定期的なチームカンファレンス，さらに症例に応じて病棟カンファレンス（特に依存，退行，否認の強い症例や自殺）をもつことを通して，患者・家族へのケアの最適化を図る。具体的内容は，問題の評価，目標の設定や優先順位の見直し，チーム内での役割の再確認，症状緩和法の調整などである。

> **Do** 定期カンファレンスに加えて，症例に応じ，here & now で開催される病棟カンファレンスは歓迎される

4. スタッフへの教育とケア

教育は，前述した精神科コンサルテーション，研修会，カンファレンスのほかに，スタッフからの研究の相談がある。また，スタッフのケアに関して個別にコンサルテーションを行う。

5. 病診連携

特に終末期の場の設定に関しては，患者，家族双方からの相談が多く，より早期からの介入が望まれる。特に再発後や積極的抗がん治療から終末期への移行に際して，意思決定に大きく影響する精神症状の緩和に関する相談は多い。

> **Advance** 早期介入を促すためにも，精神科受診を促す看護師に対するコミュニケーション技術訓練は重要である

● 課題

　緩和ケアチームの理想モデルは，現場の医療プライマリーチームが主体的に関わり，緩和ケアチームのメンバーは相談役として加わって患者・家族への緩和ケアの最適化を図ることである。しかし現在は，緩和ケアの責任所在が不明確となったり，アドバイスから現場のスタッフの実行までに時間がかかったりするため，緩和ケアチームがプライマリーチームの役割を代行していることが多い。このことは，長期的には緩和ケアチームメンバーの技術向上にはなるが，現場の緩和ケアは広がらないし，深まらない。

　既存の緩和ケアの最適化を阻む要因の検討，また，終末期のうつ状態など切迫した状況の患者への対応が課題となっている。

　精神腫瘍医のカリキュラムや，人材育成のための教育訓練体制が整備される必要がある[5]。

● おわりに

　緩和ケアでは人材の育成が急務であるが，理念をかざすだけの単なるチームの存在の正当化に終わることなく，がん患者・家族のためにいかに緩和ケアを向上させるかを全員の目標に，その有効性を地道に実証することを目指すべきである。ユーザーから見て one access point で切れ目のないケアの供給体制が理想であり，緩和ケアチームは病棟，在宅を結ぶうえで必須の存在である。

文献

1) 内富庸介：緩和ケア診療加算の導入に当たって．Depression Frontier 1：81-85, 2003.
2) Higginson IJ, Finlay I, Goodwin DM, et al：Do hospital-based palliative teams improve care for patients or families at the end of life? J Pain Symptom Manage 23：96-106, 2002.
3) Guidance on Cancer Services：Improving Supportive and Palliative Care for Adults with Cancer. National Health Services (NHS) - National Institute for Clinical Excellence (NICE), 2004.
4) 内富庸介, 藤森麻衣子 (編)：がん医療におけるコミュニケーションスキル．医学書院, 東京, 2007.
5) 内富庸介, 小川朝生 (編)：精神腫瘍学．医学書院, 東京, 2011.

〈内富庸介〉

3. 精神腫瘍学コンサルテーション これだけは

リエゾン・コンサルテーション精神医学では，精神医学の知識体系を用いて，身体治療中の患者に関係する精神症状や心理・社会的問題に応用し，その苦痛や症状に対応することが求められている。応用先はさまざまであるが，特にがん医療に対し特化した領域が精神腫瘍学のリエゾン・コンサルテーション活動である。

ここでは，がん医療のコンサルテーションを受けるにあたり注意すべき最重要項目をまとめた。

● コンサルテーションに際して

以下の誤解に注意する
・がんに罹患してうつ病になるのは正常である
・精神科的な治療は役に立たない
・全てのがん患者は苦痛を抱えながら亡くなっていく

がんに罹患するという破局的なストレスに対して，不安や抑うつ，不眠が生じるのは当然の反応であるが，通常2週程度で適応していく。通常反応と不適応に陥るうつ病を鑑別することが，精神腫瘍医の役割である。

うつ病自体が生活の質の低下を引き起こすため，適切な対応が必要である。がんに関連したうつ病も，他のうつ病と異質な病態ではない。薬物療法を含めた同様の対応が必要である。

● 精神症状

睡眠障害

不眠もがん患者の苦痛の一因であり，さまざまな精神症状の入り口である。注意をして扱う

不眠でコンサルトがくることに驚かれる精神科医が多いかもしれない。ともすれば「不眠は病気ではないから」と返事をしがち

なこともある。しかし、不眠自体ががん患者の苦痛の一因であり、不眠に適切に対応されないと、倦怠感の増悪や疼痛の悪化など、身体症状コントロールが悪くなる。また、うつ病やせん妄などの疾患が隠れていたり、薬剤による有害事象が背景に存在することがある。不眠だからと軽視せず、ていねいに病歴を追い、患者の苦痛に配慮をする。

睡眠導入薬を用いる際には、短・中時間型を少量から使用する。がん患者は全身状態が不良なことも多い。概して薬効は遷延しがちである。

眠気

> 眠気も患者の苦痛である。ていねいに評価をする

一般の精神科臨床では眠気の相談を受ける機会はほとんどないが、がん医療においては、オピオイドによる眠気、注意力障害があり、患者のQOLを損ねる一因になる。

不安

> ① 不安の背景を理解し、現実的な対応方法を提案することが精神腫瘍医の役割である
> ② アカシジアを見落とさない

①不安を主訴としたコンサルテーションには様々な背景がある。がん患者の不安に対して、精神腫瘍医が求められる役割は、不安の背景を包括的に検討し、現実に提供できるケアを提案することである。**単に不安に対して抗不安薬を処方することが求められているのではない**。なかには治療に関する情報提供が不足している場合や、担当医とのコミュニケーションがうまくいかないことが要因の場合もある。背景を理解し、担当医や病棟スタッフに返しながら環境を調整し、対応を進めていく。

②しばしば、制吐薬としてプロクロルペラジン（ノバミン®）、ハロペリドール（セレネース®）などの抗精神病薬が頻用される。アカシジアが見落とされ、不安・不穏として紹介されることが多いので注意する。

● 疾患

せん妄

① 「がん」があっても半数以上のせん妄は治療に反応する
　治療可能なせん妄を拾い上げて積極的に対応する
② 低活動性せん妄を見逃さない

①がんがあるからといってせん妄は不可逆ではない。脱水や薬剤性の場合は，原因を取り除くことにより回復する可能性が高い。
②低活動性せん妄は行動障害が目立たないため，問題と認識されずに放置されることがある。しかし患者には苦痛な体験であり，コミュニケーションがとれないことは家族にとっても苦痛である。積極的に対応する。見当識障害の有無を確認することで鑑別可能。

③ せん妄の診断を下して終わりではない。せん妄の原因を必ず同定し，現実的な対応方法を担当医・病棟スタッフに提示する
④ せん妄の患者・家族の苦しみを理解し支持する
⑤ いきなりオピオイドは中止しない
⑥ とりあえず睡眠導入薬という対応はしない

④たとえせん妄であっても患者の苦しみに変わりはない。「**せん妄だから話をしても無駄**」ではない。共感をもって接する。
⑤オピオイド（モルヒネ製剤，オキシコドン）を原因とする可能性が高くても，投薬を必要とする身体症状がある。症状緩和が図れなければ，オピオイドを中止したとしてもせん妄は改善しない。
⑥せん妄にベンゾジアゼピン系単剤処方は治療効果がない。

せん妄の薬物療法に関連して
⑦ 抗精神病薬は少量から始め，単剤投与を原則とする
⑧ パーキンソン病治療薬を併用しない
⑨ 終末期においては，苦痛を軽減するため注射薬は皮下注を考慮する

⑦興奮が強いからと，一般の精神科臨床の用量で開始をしない。高率で過鎮静を引き起こす。少量から漸増する。

⑧パーキンソン治療薬併用のメリットはない。逆に増悪因子になるので,抗精神病薬単剤を原則とする。
⑨注射薬を筋注する意味はほとんどない。侵襲と苦痛を避けるために皮下注を基本に考える。

薬物療法の評価に関連して
⑩ 鎮静と治療効果を混同しない
⑪ 薬剤の代謝・排泄に注意する

⑩抗精神病薬の鎮静効果を薬効と誤解されがちである。抗精神病薬は認知障害の改善目的で使用しているのであり,鎮静をかけるために抗精神病薬を使用しているのではない。
⑪抗精神病薬は基本的に肝代謝であるが,リスペリドンのように代謝産物の半分が腎排泄の薬剤もある。脱水や腎機能障害のある場合に,予想以上に鎮静効果が強くなる場合があり注意する。

せん妄の環境調整
⑫ 原則として拘束は避ける

⑫術後せん妄への対応と混同し,「せん妄は一過性だから」と拘束のみで対応すればよいとの誤解がある。原因への対応をせずむやみに拘束をするメリットはない。拘束することで不安を増強し,せん妄が悪化する危険性がある。また,拘束をみた家族の不安感も大きく,家族−医療者間の信頼関係にも影響する。

⑬ 定期的にフォローをする
⑭ 家族の不安にも心配りをする

⑬患者の状態は日々変化する。身体症状に合わせて,定期的なフォローを続ける。薬を出しっぱなしにしない。
⑭家族はせん妄の状態をどのようにとらえてよいかわからずに,不安が募ることが多い。(1) 身体の要因で生じる意識障害であること,(2) 身体の状態に応じて変動すること,(3)日内変動があることを説明する。同時に,(4) たとえつじつまが合わず,まとまりのない会話であったとしても,本人の希望やしたいことを伝えていること,(5) 家族と話をしていることはわかっていること,(6) 家族がいるだけで安心されることを伝え,声をかけたり関わりをもつことを勧める。

⑮ 終末期せん妄だとしても鎮静をして終わりではない

⑮病状の変化に家族の気持ちが追いつかないことも多い。家族の介護疲れがないか，罪悪感や不安を感じていないか，配慮するとともに声をかける。家族のつらさを理解し，家族ができるケアを一緒に考え提案する。

適応障害

① 「がんだから不安になるのはあたりまえ」ではない
② 適応障害に対する精神腫瘍医の役割は，患者の苦痛の背景を包括的に評価し，対処可能な問題を確実に拾い上げることにある。現実的な対応方法を提案し，患者や担当医と協同して解決作業にあたる

①「精神症状が重度ではないので治療の対象から外れる」との誤解がある。「もっと重症の人がいる」「病気ではないから」と帰すのではなく，受診せざるを得ない背景をふまえ，医師—患者関係や治療の信頼関係をふまえて対応する。
②通常反応との境界を注意して判断する。告知などのイベントから2週間以上たっても改善しない場合，うつ病のハイリスクとして認識・対応する。
適応障害は除外診断であり，多様な病態・背景が混在している。告知などの負荷に反応した一過性の通常反応から，うつ病の前駆状態，疾患に加えて社会経済的問題を抱えている場合や家族内葛藤を反映している場合もある。定型的な薬物療法のみで対応することは困難である。現在の抗がん治療の段階をふまえて，身体因子（特に疼痛），社会心理的関係を評価する。特に，今後起こりうるイベントは把握し，そのときに備えて対応にあたる。

気分障害

① 「がんと言われて落ち込むのはあたりまえ」ではない
② がん治療がどの段階か（治癒をめざすのか，延命か，症状緩和か）必ず確認する

①告知に伴うだけではなく,薬剤性その他様々な要因でうつ病は生じる。
②重要な治療方針を決定しなければならない場合がある。悲観的な認知や自責念慮が強い場合,本人が治療を拒否する場合がある。意思決定の問題が絡むので注意をする。

> しばしば診察時に「このまま死んでしまうのでしょうか」「もう治療はできないのでしょうか」との質問が出てくる。「担当医に聞いてください」と答えがちであるが,答えようのない質問とわかっていながらも質問せざるを得ない患者の不安・気がかりをくみ取り,支持的に接する

③ 面接の設定は柔軟に対応する
④ 適切な支持的精神療法を提供する

③患者の身体状態は日々変化する。日時や場所を設定しても,想定外の疼痛の増悪やADLの低下を呈することがある。
④抗うつ薬を処方して終わりにしない。患者の懸念,不安を傾聴し,その背景を理解する支持的精神療法の関わりを行う。

⑤ 治療の見通しを担当医・病棟スタッフに伝える
⑥ 担当医や病棟のニーズを把握する

うつ病と診断されると,担当医はどのように対応をしてよいのか,治療の経過がいつ・どのようになるのか見当がつかないことが多い。「治療の選択肢を示してよいか」「病状説明をしてもよいか」「退院を進めてもよいか」など,治療計画を立てるうえでの見通しを求めている。

薬物療法に関連して
⑦ 多剤併用は避ける
⑧ 抗うつ薬は少量から開始し,漸増する
⑨ 抗うつ薬の有害事象に気を配る

⑦抗うつ薬に抗不安薬,睡眠導入薬などの多剤併用はできるだけ避ける。抗がん治療や他の支持療法ですでに多剤併用になっている状態が多い。思いがけない相互作用を避けるために,単剤

処方を原則にする。
⑧少量のSSRIでも過鎮静を生じる場合がある。特に初回投与は有害事象に細心の注意を払う。
⑨また，抗がん治療において悪心・嘔吐が出現する機会が多い。もともと食欲が低下していることが多く，悪心・嘔吐や食欲低下に対する不安感が強い。SSRI，特にパロキセチンやフルボキサミンを使用する場合，有害事象の悪心・嘔吐の出現に注意する。予防的に制吐薬を使用することも考える。

対応に関連して
⑩ 家族の不安にも配慮をする
⑪ 食事や便通の問題もていねいに扱う

⑩身体治療の経過の中で，うつ病に対する誤解はまだまだ多いのが現状である。抗がん治療によって「おかしくなったのではないか」と懸念し，あるいは家族が治療を勧めたことに罪悪感をもつ場合もある。うつ病への対応を説明するとともに，家族のもつ不安・懸念についてたずねる。
⑪うつ病による食欲の低下を「治療への意欲が足りないからだ」ととらえ，「食べないと体力が落ちる」と心配する家族が多い。家族が過度に食事にこだわると，本人の苦痛が強くなるので注意を払う。

● 身体症状

① 身体症状も必ず評価をする
② 痛みを放置しない

①せん妄もうつ病も，疼痛や倦怠感など身体症状との関連は深い。身体症状への対応を行うことなしに精神症状の改善は望めない。身体症状緩和担当医とも密に連携をとる。
②「自分は担当ではないから」と放置しない。常に患者の身体症状も気にかけ，増悪があれば必ず担当医，身体症状緩和担当医に伝えて対応を求める。

チーム医療・医療スタッフのケア

① 精神症状緩和を精神科医・心療内科医だけで抱え込まない
② 担当医・病棟スタッフの役割を取らない
③ 担当医や病棟スタッフを責めない。『教えてあげる』ではなく，『一緒に勉強させてください』という態度が望まれる

コンサルテーションを依頼することに慣れない担当医は，他人の目が入ることに恐怖を感じがちである。コンサルテーションのゴールは患者の苦痛緩和であるが，医療スタッフの安心と技能の向上もゴールの一つである。依頼を求めた担当医の不安と努力を理解しなければならない。特に終末期では，担当医は治療に失敗したと無力感を抱きがちである。「緩和ケアチームに任せた」と，担当医が患者と距離を置きがちになる場合があるが，患者・家族が信頼し，期待をしているのは，あくまでも担当医である。担当医の無力感と罪悪感に配慮しながら，継続して治療が提供できるよう担当医を支える。

精神症状への対応は精神科医が主導権をもつが，薬効の評価やケアのポイントの指導など看護師や薬剤師をまじえて分担する。

④ 知識・情報を共有する
⑤ スタッフのメンタルヘルスにも目を向ける

がん医療は大半が終結を患者の「死」で迎える。医療スタッフの燃え尽きを予防しメンタルヘルスに気を配ることは，がん医療を維持するうえで重要である。スタッフの心理的な問題は，特定のレジデントや病棟スタッフなどに形を変えて集中しがちであり，個別に対応するとともにスタッフ全員の動きにも注意を払う。

家族への対応

家族は「第 2 の患者」である

患者だけではなく，家族も患者と同等以上の精神的苦痛を抱えていることが明らかになっている。ともすれば医療者は，家族を介護者として期待し，家族が受けるべきケアを提供することを忘れがちである。家族の負担，疲労に常に配慮をする。

(小川朝生)

4. コンサルテーションの基本

　がん患者にはせん妄や適応障害，うつ病など精神疾患が高頻度に出現する。これらの精神疾患には，精神腫瘍学のみならず一般のリエゾン・コンサルテーション精神医学においても関わることが多いが，がんという致死的疾患を主な対象としている精神腫瘍学においては，通常の対応に加えて，**治療の段階，今後の治療方針，予後をふまえた見通しをはっきりと示す必要がある**。

　また，身体症状のアセスメントが重要であることは一般のリエゾン・コンサルテーションと相違ないが，精神腫瘍学においては，がん医療の一翼を担い，がん医療の特徴である集学的治療（多職種によるチーム医療：interdisciplinary team）と包括的なアセスメント（comprehensive cancer care）が強調される。

　がん医療では精神腫瘍医に求められるコンサルテーションにおいても，他の専門職種と協調するために，明快な判断とわかりやすい情報提供を心がけることが望まれる。

Point　精神腫瘍学におけるコンサルテーションのポイント

① 直接担当医と話をし，連絡を密にする
② 今までのがんの治療経過と今回の入院カルテの記載を確認する
③ 治療データを必ず確認する
④ 関連する情報を収集する
⑤ 患者に負担のかからない面接を行う
⑥ 根拠に基づいた明確な判断を下す
⑦ 専門用語を用いずわかりやすい言葉で伝える
⑧ カルテに記載を残す
⑨ 定期的なフォローアップを行う

がん医療において求められている リエゾン・コンサルテーション活動

依頼を受ける際に
① 依頼に迅速に対応する
② 依頼には柔軟に対応する
③ 担当医・病棟スタッフのニーズが何かをはっきり認識する

診察に際して
① 患者に負担をかけない
② コンサルテーションの依頼元は担当医であることをはっきりと示す。コンサルテーション活動には，医師－患者の関係もあるが，同時に，担当医－コンサルタントの関係もあることを患者に伝える
③ 全身状態を確認する
④ 必要なデータを収集する

対応を考えるにあたり
① まず緊急度を判断する
② 包括的なアセスメントをする。緊急度と重要度を決定し解決すべき問題の優先順位を決定する
③ 身体医学，神経学，精神医学，心理社会的問題を，明確な根拠を示しながら鑑別する

担当医へ返すにあたり
① 精神医学の専門用語を使用せず，簡潔でわかりやすい言葉で助言する
② 見通しを明確にする。目標をはっきり示す
③ 所見や助言について，担当医と直接話す

フォロー体制
① 入院中は定期的なフォローを行う
② 身体症状に関しては，特に担当医や病棟スタッフと密に連携をとる
③ 常に目標と達成度を評価し，担当医や病棟にフィードバックをする

● コンサルテーションの手順

1. 依頼を受けた際に(診察までにすること)

> **Do**
> 1 担当医と直接話をする
> 2 依頼に至った背景を直接担当医,病棟スタッフから聞く
> 3 依頼側のニーズを明らかにする

　コンサルテーションの依頼の目的は,えてして漠然としていることが多い。「せん妄の症状コントロールを助けてほしい」という対応が限定された依頼から,「症状緩和がうまくいかないのだが,何が問題なのか調べてほしい」というあいまいな依頼まで様々である。プライマリーチームがはっきりと問題を認識し,専門的な治療を依頼してくる場合もあれば,プライマリーチームが気づいていない精神医学的問題が背景に隠れている場合や,逆に医療者−患者関係の問題が患者の身体症状と誤って認識されている場合まである。

Point　直接聞く!

　プライマリーチームと直接話をし,コンサルテーションを依頼するにいたった経緯を直接聞くことで,依頼側がどのような認識をもっているのか,何を問題と認識しているのか,解決を願っているのはどのような問題なのかを明らかにする

　多職種チームで活動をしていると,どうしても問題に対する認識にずれが生じ,医療者間の軋轢を生むことがある。単に依頼状の文面だけでは伝わらない背景をつかむことは,解決の糸口を見つけるあたりをつけるうえでも貴重な情報を与えてくれる。

　依頼の内容には,原因のはっきりしないコントロール不良の疼痛や,身体因子だけでは説明できない呼吸困難感,不定愁訴が混じることがある。身体症状緩和に難渋することはしばしばあり,患者はもとより担当医,病棟スタッフの感じる重圧,罪悪感,あせりは大きい。逃げを求めてコンサルトの依頼が出されることもある。担当医の労を慰めるとともに,患者のつらさに共感を示す。

2. 経過をまとめる

> **Do**
> 1 治療経過をまとめる
> 2 今回コンサルトに至った経過をまとめる
> 3 コンサルトに至った背景をカルテ，治療データを含めて全て振り返る

　精神腫瘍学のコンサルテーションの特徴は，がん医療における治療経過が，一般身体医療と比較して明確な段階をふまえている点にある。

　がんの経過は，がんが疑われる症状が出現した時から，検査・受診に至るまでの過程，確定診断，告知，全身評価，治療開始，経過観察とその時の変化，再発告知，積極的治療の中止，終末期との段階を経る。

　以下，がん医療において経過をまとめる際のポイントとなる点を挙げる。

Point　経過をまとめるときにポイントとなる事項

基本的な情報
① がん種
② 初診までの経過（意外に患者・家族に葛藤がある）
③ 確定診断日
④ 告知を受けた日
⑤ 告知を受けた時は患者のみであったか，家族も同伴していたのか
⑥ 告知の内容
⑦ 告知直後の反応（負荷がかかった際にどのような反応，適応を示したのかを知るうえで重要）
⑧ staging
⑨ 転移の有無，転移臓器
⑩ 浸潤
⑪ PS（Performance Status）
⑫ 痛みの有無

手術
① 手術の位置づけ・目的（根治治療か姑息手術か）
② 患者・家族の理解
③ 手術（術式），病理診断
④ 術後補助化学療法の有無
⑤ 治療効果の判定

化学療法
① 化学療法の位置づけ(術前化学療法 'neo-adjuvant' か術後補助化学療法 'adjuvant' か)(first line か second line かあるいは third line 以降の位置づけか)
② 治療場所(外来か入院か)
③ レジメン(抗腫瘍薬の種類)は何か,標準的治療か否か,標準的治療でない場合,なぜその治療方法が選択されたのか
④ 患者・家族の理解はどうだったか
⑤ 予想された有害事象は何だったのか
⑥ 実際に発現した有害事象は何だったのか,有害事象にはどのように対応されたのか
⑦ 治療はスケジュールどおりに施行されたのか,施行されなかった場合その原因は何だったのか

放射線療法
① 施行部位
② 治療目的(予防目的なのか根治なのか,緩和目的か)
③ 予想された有害事象は何か
④ 患者・家族の理解
⑤ 実際に出現した有害事象は何だったのか,有害事象にはどのように対応されたのか

second line 治療への移行
① PD(Progressive Disease:治療効果がない)と判定された理由
② 患者・家族への説明,理解の内容
③ 提示された次の治療は何か
④ 患者・家族が希望したものは何か

積極的抗がん治療の中止
① 積極的治療の中止が推奨された理由
② 患者・家族への説明,理解の内容
③ 患者・家族が希望したものは何か

在宅療養への移行
① 移行が提案された背景
② 患者・家族の理解
③ 患者の希望は何か
④ 家族の意向
⑤ 介護力はあるのか
⑥ 必要な支援は何か
⑦ 地域でのサポート体制はあるのか(在宅医,訪問看護)
⑧ 必要な支援制度は導入できているのか(介護保険)

3. 投薬内容を確認する

がん医療で問題になる精神症状に，薬物に関連した問題が多い。依頼に関連した症状の出現前後での投薬内容の変化は注意して見直す。

> **特に注意すべき薬剤**
> ・オピオイド
> ・ステロイド
> ・向精神薬（ベンゾジアゼピン系抗不安薬，抗うつ薬，抗てんかん薬）
> ・制吐薬

1) オピオイド

オピオイドはがん性疼痛の症状緩和目的で頻用される。精神症状に関連して問題となるのは，開始・増量時の眠気や注意力障害，せん妄である。

オピオイドが使用されている場合には，症状緩和の目標とされている疼痛の部位と性状，オピオイドのベースの投薬量，レスキューの使用回数とその効果を確認する。もしもオピオイド・ローテーション（オピオイドの切り替え）がなされていた場合には，切り替えの用量や投薬時期が適切かどうかを確認する。

Point オピオイドの用量，開始時期，効果は確認しておく

2) ステロイド

ステロイドもがん医療においては頻用される。ステロイドが投薬されている場合には，使用目的が何かを確認する。

抗腫瘍薬の有害事象対策で処方されている場合と，倦怠感の緩和目的で処方されている場合がある。特に有害事象で投薬されている場合には，大量投与の場合が多い。

ステロイドの開始に伴い，不眠や一過性の気分の高揚・不安の増悪が出現することがある。服薬の開始時期，投薬内容，投薬時間（特に夕方から夜間に投薬されていることはないか）を確認する。

3) 制吐薬

制吐薬に関しては，がん医療ではオピオイド開始に合わせて，吐き気対策でプロクロルペラジン（ノバミン®）が頻用されてい

る。通常開始後1週間で漸減中止が推奨されているが,しばしば継続して処方され続けている場合がある。また,複数の抗精神病薬が処方されている場合もある。過鎮静がないか,倦怠感の出現がないか確認する。

4. 家族歴・地域の状況を確認する

通常の家族歴に加えて,以下を確認する。

> ① 家族のがんの罹患の有無
> ② もしも親族のがん治療を見ていた場合には,患者・家族がその経過をどのように感じていたのか
> ③ 介護保険をすでに利用しており,ケアマネージャー等が介入しているならば,在宅療養に関する情報を収集する
> ④ 大事にしてきた家族行事やモットー
> ⑤ 今までの職歴
> ⑥ 育児に関すること など

Advance 今後の方向性に在宅への移行も含まれている場合は,在宅資源についてもたずねる
① 住居(同居している人,設備,在宅医の有無)
② 経済状況
③ 家庭での活動の内容
④ 家庭外の活動の内容
⑤ 介護に使える資源
⑥ インフォーマルな支援(家族,地域,ボランティア)
⑦ 介護保険

Point がんに罹患した家族がいる場合,その時の印象を強くもち,状況を重ねて考えている場合がある。丹念に家族の懸念をたずねる

5. 病床を訪れるにあたり

コンサルテーションの多くは担当医からの依頼である。患者から受診希望がある場合は少なく,精神腫瘍医が訪床することを知らされていない場合もある。必ずしも患者が診察を望んでいないという状況をふまえつつ,導入を図る。

もしも患者が知らされていなかった場合，あるいはたとえ知らされていたとしても具体的なイメージがもてずに患者がとまどった様子であれば，驚かせてしまったことを素直に詫び，診察に関して協力を依頼する。

> **Do　基本的なマナーを守ろう**
> ① ベッドサイドに座り時間をかけて対応する姿勢を示す
> ② 視線の高さを患者に揃え，決して見下ろすような体制は避ける
> ③ 患者が話しやすいように環境を整える（ベッドの高さを調整する，布団を直す，口をしめらすために吸い呑みをわたすなど）

プライバシーにも配慮をする。コンサルテーションがすべて個室で行われることは期待できない。特に身体症状が思わしくなく，大部屋で面接を行わなければならないことも多い。

> **Point　大部屋面接の場合**
> ・見舞客の多い時間を避ける
> ・面接を開始するにあたって，この状況で話しにくいことはないか確認する
> ・個別の配慮を希望する場合には，病棟スタッフと相談し，プライバシーに配慮することができる旨を説明する

6. 挨拶をする

面接を開始するに際しては，自己紹介の後に，今回伺うに至った経過を説明する。

> **Do**
> 1　簡単に自己紹介をする
> 2　担当医より依頼を受けたことを伝える
> 3　担当医が依頼をした背景や担当医が懸念していること，依頼を通して担当医が目指していることを伝え，患者の意向と相違点がないか確認する
> 4　依頼を受けて，精神腫瘍医自身として，患者にも担当医にも役立ちたいとの意思をもって伺った旨を説明する

Advance 特に痛みに関連して依頼を受けた場合に，精神科医が訪床すると聞くと，患者によっては「自分は狂っていると思われているのではないか」と心配したり，「自分の痛みは精神的なものと片づけられた」と傷つく患者もいる。面接をはじめるにあたり，率直に感想を聞いてみるのもよいだろう。まず患者の恐怖心，不信感を和らげることが必要である。その場合には，痛みというものは何らかの体の兆候からでてくるものであること，しかし痛みは睡眠や不安など，体調によってひどくなる場合があり，体のリズムを整えることが疼痛の緩和に重要であること，そのために担当医だけではなく精神腫瘍医も一緒に協力して治療にあたっていることをていねいに説明する

7. インタビューを開始する

面接のはじめに，コンサルトを受けた医師が担当医から聞き，患者に関して知っていること，今の時点で理解していることを伝える。

そのうえで，患者が今一番困っていること，心配していることは何かをたずねる。

特に，患者の関心事に関しては，症状の有無だけではなく生じている障害の程度，低下した ADL について具体的に聞き出す。

Point インタビューの開始にあたっては，患者の関心事を真っ先に取りあげることで，患者の苦しんでいることに関心をもっていること，そのつらさを取ることを考えていることを伝えることができる

> がんの治療においては，原疾患のみならず治療においても様々な身体症状が出現する。患者の体験としては，何らかの身体不調が生じた場合，がんの進行によるものかあるいは抗腫瘍薬など身体治療に伴う有害事象と考えがちであり，精神症状と気づくことが少ない。ていねいに身体症状を追うことが，精神症状を評価するうえでも重要である

8. インタビュー・診察を進める

　患者はがんの治療を目的に入院していると考えており，精神症状に関して意識をしていない場合が多い。また，身体治療中に不安や懸念，感情を言葉に出すことを躊躇し抵抗を感じる患者もいる。不安や感情を医療の場で出してもよいことを説明し，安心できる環境を設定する。

Point
① 病気や予後についてのとらえ方に注意する
　・患者の疾患や予後の理解や，疼痛・機能喪失などについての関心・不安についてたずねる
② 患者が直面している人生・生活の苦しみについて理解を表す
　・がんが家族関係や社会的な役割に与えている影響の大きさについてたずねる
　・患者の誇りに思っていることをたずねる
③ 精神症状を評価することの意義と重要性について話し，患者自身にも観察者の役割を担っていただく
④ 診察の最後には患者に具体的な情報や対応，今後の予定を伝える

> 患者の精神科受診に関する意向，不安や葛藤，認識を十分にふまえて理解を示す。特に担当医や病棟スタッフの認識との差が大きい場合には，それぞれの立場をやさしく説明するとともにギャップを埋めるように対応する

Advance　患者が家族に関連して懸念していること，仕事や生活のうえで不安に感じていることも積極的に扱う。がんを患ったことで家族や仕事に対して思っていること，がんという疾患が，家族関係や社会的役割に与える影響について話し合う。患者が感じる自律性の喪失は大きいことが多い。患者の生活に関心を寄せていること，患者の自律性を回復させることを願っていることを伝えることで，がんという疾患だけではなく，人として尊重していることを伝え，支持することになる

Check! 主要な評価項目

精神症状評価
意識レベル
容姿と行動
注意
見当識, 記憶
言語
構成能力
感情
思考の形式・内容
知覚
判断能力・病識
論理的思考

身体所見
全身状態
予想よりも良いかどうか(うつ病, せん妄の有無の判断に重要)
体型・栄養状態(全身状態・予後の評価で重要)
発熱
血圧, 不整脈

皮膚
発汗, 紅潮	(感染)
蒼白	(ショック状態)
乾燥	(脱水)
毛髪, 爪, 皮膚の変化	(抗腫瘍薬の有害事象の程度)
黄疸	
あざ	

眼
散瞳・縮瞳の有無

神経
振戦	(せん妄, 退薬症状, パーキンソン症候群)
腱反射	
眼振	
乳頭浮腫	
固縮, 拘縮	
異常運動	
歩幅	
感覚障害	(抗腫瘍薬による末梢神経障害)

確認したい検査所見
血算
血清電解質（Ca を含む），血液生化学
胸部 Xp
ECG

必要に応じて確認したい検査
頭部 MRI（造影を含む，単純撮影では脳転移を除外できない）
頭部 CT（造影を含む）
髄液検査
脳波検査

他の検査
神経心理学的検査
・MMSE（Mini Mental Statement Examination）
・FAB（Frontal Assessment Battery at bedside）
・Word fluency test
などベッドサイドで簡便に行えるものを実施する

☞ 器質疾患の評価はていねいに注意して行う
・がん患者の場合，高頻度で脳転移やがん性髄膜炎がある

☞ 適応の問題として依頼された背景に，脳転移による前頭葉機能障害による脱抑制や注意力障害が見すごされたり，頭頂葉機能障害による空間認知障害や構成失行が隠れていることがある

Point ともすれば，がんに関連する精神医学的問題について心理・社会的な解釈にとらわれ，認知機能障害が見落とされがちである。リハビリテーションの適応を判定したり，在宅へ移行する際に重要な情報となり，患者の QOL に直結するので，細心の注意が必要である

●前頭葉機能障害

	症状
社会的行動	脱抑制,注意散漫,精神運動速度の低下
動機,計画,実行	自発性の低下,目標設定が困難
構成,問題解決	判断能力の低下
順応,注意の転導	保続,想定外の出来事に適応できない
人格変化	無神経さ,なれなれしさ,多幸感

●頭頂葉障害

障害部位	症状	
優位半球	失語	
	ゲルストマン症候群	手指失認,失算,左右識別障害,失書
非優位半球	空間認知能力の障害	
	失認	相貌失認
	失行	構成失行
	ボディイメージの障害	病態失認
		半側空間無視

●側頭葉機能障害

障害部位	症状	
優位半球	失語	
	記憶障害	言語に関連
非優位半球	視空間障害	物体や顔の認知
		視覚失認,相貌失認
	失音楽症	リズム,感情が理解できない
	記憶障害	非言語的

9. 見落としてはいけない身体症状

がん医療は概して緊急対応を要する事態は急性期疾患に比較して少ないが、それでも生命に直結する症状が精神症状と誤解されて依頼されることがある。少なくとも即時対応が求められる症状の有無は確認する。

Attention　見落とさない！　即時対応が求められる症状

① **横断麻痺**
  膀胱直腸障害，四肢脱力，感覚障害が出現する。24時間以内の対応が必要であり，疑われる場合は担当医に直ちに連絡する
② **呼吸抑制**
  オピオイドによるせん妄が放置され，過量投薬が続けられた場合にみられることがある
③ **上大静脈症候群**

10. 包括的なアセスメントを行う

精神腫瘍学においては，全身状態や今後の治療の展開，療養場所の選定を想定した対応を考える。下記の項目を中心に，総合的な評価を行う。

アセスメントをする視点
① 全身状態（PS：Performance Status, ADL），治療の段階，予後
② 必要とされる治療
③ 精神科診断，精神症状の重症度
④ 心理社会的問題
⑤ 介護の問題
⑥ 患者，家族，医療者の見通しと意向
⑦ QOL

11. カルテへの記載

診療録は簡潔にわかりやすく記載する。診断名とともに診断の根拠，疾患の原因（特にせん妄については，背景因子を含めて記載する），治療方針を示す。

依頼側は，患者に何が起こっているのか，それに対して何をしなければならないのか，その情報を欲している。依頼側に立って，求められている情報を中心に記載する。ともすれば，発達歴や心理・社会的背景を記載したくなるが，要点がはっきりしなくなるきらいがあり，記載するとしても補足とする。

診療録の記載

① 治療の経過，精神科病歴
② 今回の入院の背景，コンサルテーションに至った理由
③ 現在の問題に関連した所見や治療経過をまとめる
④ 身体所見，精神症状評価
⑤ 検査所見
⑥ 鑑別診断
⑦ 推奨するプラン（今後予想される問題への対応方法を含めて）
⑧ 治療プランには有害事象や予想される経過，見通しを記載
⑨ フォローアップの体制
⑩ 緊急の場合，不明点の問い合わせ先も記載

Point　診療録記載にあたってのポイント

・診断名
・原因や診断の根拠をはっきり，わかりやすく
・難しい専門用語は使わない
・明確な治療方針を示す
・今後の見通しを明らかにする
・実行できる方針を示す

Don't　推量や感想は誤解を招くことがあるので記載しない

> **Do　方針の選択肢をいくつか用意しよう**
> プライマリーチームが実行しやすい方法をいくつか用意し，選択肢が実行できるかどうか，できないとすれば代わりの方法はあるか，話し合う

> **Don't**
> 1 プライマリーチームを責めたり，批評しない
> 2 自分の主張に固執しない
>   対応がいく通りもあるならば，推奨する方法に固執することを避ける。受け入れにくい理由をたずね，現実的な方法を探る

12. 直接依頼元の担当医に返事をする

診療録の内容を，文章だけではなく直接担当医と話す。

13. 定期的なフォローアップを行う

コンサルテーションというと，週1回程度診ることで役割を果たしていると認識されていることが多い。しかしがん患者の場合，全身状態が日々変化するため，毎日症状の変化を追うことが望ましい。フォローアップの終了は患者の状態が安定するか，推奨したプランが終了した場合に考える。

●非常勤勤務の場合のポイント

非常勤勤務の場合，週に1回の診察が限界の場合が多い。その場合には以下の点に注意をしてフォロー体制を整える。

> **Point**
> ① 緩和ケアチームで精神症状のフォローアップをする体制をとる。具体的に症状評価項目を他のチームメンバーに伝え，定期的な評価を行えるようにする
> ② 日々変わる症状に対して，どのようなことが予測されるのか，想定される有害事象は何かを想定し，チームメンバーや担当スタッフに伝える
> ③ 緊急の連絡先を記載する。可能ならば，週1回の診察の場合，週2回程度定期的に連絡をとり，報告や追加指示のやりとりができるような体制が望ましい

（小川朝生）

5. がんに対する通常の心理反応

インフォームド・コンセントを前提としたがん医療の経過にそった通常の心理的反応と，その基本的対応について述べる[1-7]。

● がんに対する心理的反応に関連する要因

患者のがんに対する心理的反応は，Quality of Life (QOL) の重要な構成要素（従属変数）である（図1）。QOLは，がんの種類とその治療法（独立変数）によって最も大きく影響を受ける。がんの部位・病期により予後は様々であり（完治から非治癒まで），また治療法によりその後の障害の程度が様々で，一様でない。

Point 一般的に難治がん，頭頸部がん，乳がん，肺がんの心理的衝撃は大きい。常に，疾患や治療のおおまかな共通性と，やはり基本となるが，各患者の多様性の把握を心がける

身体状態が重篤で，並存疾患に対して適切な症状緩和やリハビリテーションが行われなければ，心理的反応は当然影響を受ける（図1）。逆に，痛みがなく日常生活への支障がなく自立できていると，意外にも良好な心理状態が維持される。

Point 患者の心理状態は，病期（I期かIV期か）など医学的事実よりも，痛みや身体の自立度など実感を伴うものに左右されることが多い

Do 疼痛，倦怠感，呼吸困難，Performance Status，ADLのチェックをいつも心がける

次に，心理・社会・行動学的要因として，まずがんに罹患した年齢が挙げられる。各年代には人生のうえでの役割や課題があり，がんに罹患することでそれらが大きな危機にさらされる。未成年の子供を抱えた壮年期の患者，特に乳がん患者は，現実的な職業上・経済上・家庭内での問題を多く抱えており，それらが何かを理解したうえで援助することが重要である。

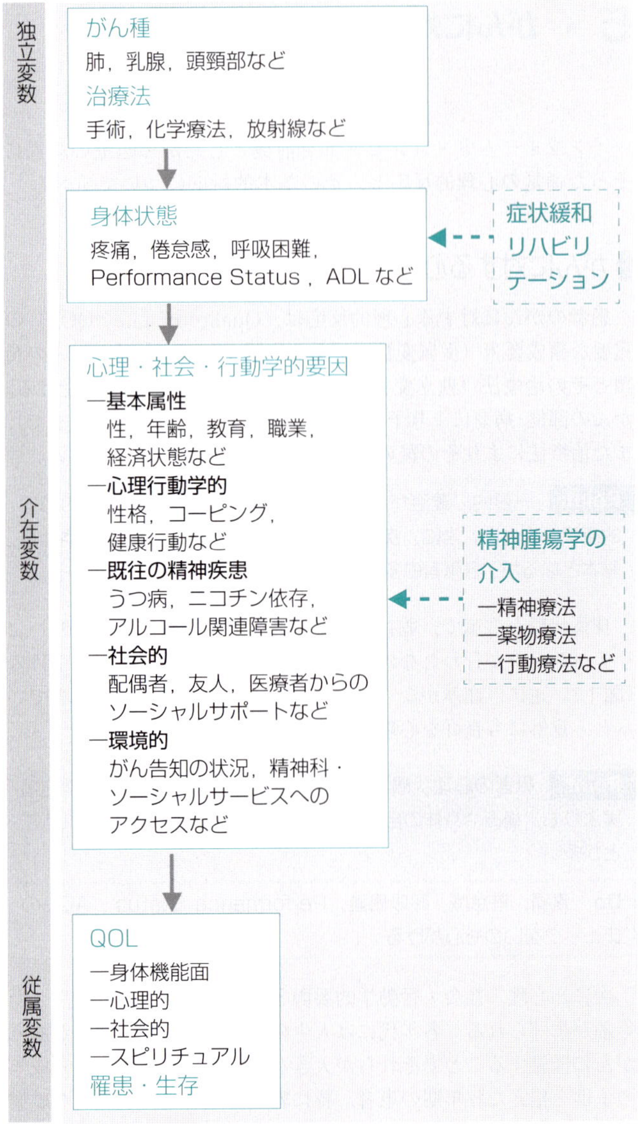

46 ● 5. がんに対する通常の心理反応

精神症状とその対応

独立変数

```
がん種
  肺, 乳腺, 頭頸部など
治療法
  手術, 化学療法, 放射線など
```
↓
```
身体状態
  疼痛, 倦怠感, 呼吸困難,
  Performance Status, ADL など
```
← ---- 症状緩和
        リハビリ
        テーション

↓

介在変数

```
心理・社会・行動学的要因
―基本属性
  性, 年齢, 教育, 職業,
  経済状態など
―心理行動学的
  性格, コーピング,
  健康行動など
―既往の精神疾患
  うつ病, ニコチン依存,
  アルコール関連障害など
―社会的
  配偶者, 友人, 医療者からの
  ソーシャルサポートなど
―環境的
  がん告知の状況, 精神科・
  ソーシャルサービスへの
  アクセスなど
```
← ---- 精神腫瘍学の
        介入
        ―精神療法
        ―薬物療法
        ―行動療法など

↓

従属変数

```
QOL
―身体機能面
―心理的
―社会的
―スピリチュアル
罹患・生存
```

図1　QOLと罹患・生存に関するサイコオンコロジーモデル

> **Do** 患者・家族がライフサイクル上のどのような時期にがんを抱えたかを理解しよう

一般的には,がんという大きな課題に対し有効とされている対処法は,楽観的な見方をもち続け,がん治療への建設的で能動的なアプローチを探索し,他人からの援助を積極的に受け入れていく姿勢である

> **Don't** しかし現在までのところ,生存期間の延長に意味ある関連を有する特別な性格や対処法はないので,例えば,神経質な方にいきなり明るく前向きにふるまうよう指導するようなことは避けたい

> **Point** 患者にはこれまでの人生で課題を乗り越えるために使い慣れた対処法があり,まずその方法を尊重する。患者の置かれた状況,たどってきた道程をどれほど想像できるかが重要である

> **Don't** 患者ががんに対する誤った信念や民間療法を訪ね回ってきた行動を語った場合,あからさまに叱責したりしない。それが医療スタッフにはむだな努力に感じられても,言動は極めて慎重に行いたい。少なくともねぎらいの言葉は必要である。(ex「ずいぶんと苦労なさってきたのですね」)

患者はがんにより大きな心理的衝撃を受けると同時に,多くのがんに関する情報を手にしていく。その過程で,家族・スタッフからの心理的援助,特に治療担当医との良好なコミュニケーションを維持していくことは極めて重要である。

> **Do** がんを打ち明けることをためらっている場合は,ごく身近な人に話をすることで楽になる人が多いこともやんわりと伝えよう。心理的援助の乏しい患者は回復が遅くなりやすいので,患者家族相談支援センターや精神科へのアクセスを準備しよう。職場での受け入れ態勢の調整も図ろう

身近な人をがんで亡くした経験も適応を悪くする要因である。日常的にマス・メディアから入ってくる豊富な情報の中で,全く

真実を告げられずにあるいは不確かな情報をもとに、疑念を抱きながら闘病することは、患者のみならず家族・スタッフにとっても極めて難しい状況となる。

> **Attention** 患者の復帰を待つ社会のがんに対する先入観は、患者に過度の恐怖や絶望を与える

● がんの臨床経過にそった患者の心理的反応（図2）

がん患者のたどる新しい局面において、そのつど新しい情報が開示され適応していくこととなるが、少なからず不確実な部分を含んでおり、診断の開示の有無にかかわらず常に不安と期待を抱えている。

検査
"私もがんかも……"

がんの診断
"何で私が！死ぬの？"　　70万人/年

サバイバー
"治療は終わった….でも再発が…."　　闘病者300万人

再発・進行
"治らないんだ…本当に死ぬのかな"

抗がん治療中止
"もう死ぬんだ"　　35万人/年

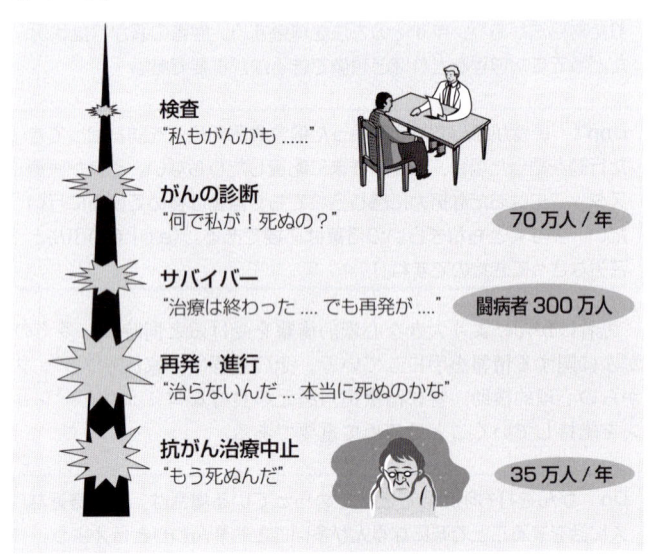

図2　がんの臨床経過と「悪い知らせ」

> 「悪い知らせ」とは「患者の将来への見通しを根底から否定的に変えてしまう知らせ」と定義されている。がん医療においては、難治がんの診断や再発、抗がん治療の中止といった知らせが含まれる

1. がんの症状自覚

がんを疑う症状を自覚した時から患者の心理的反応は始まる。がんの疑いを誰もが否認するが、不安がもともと高い人や、がんは治らないという考えや自分の健康に関して過度の自信をもっている人などは、医療機関への受診が遅くなる。"受診遅延"を減らすためにはがんに対する恐怖に満ちた先入観を減らし、正しい知識を提供することが重要である。

> 市民公開講座などの一般向け活動は、食生活やがん検診など、行動を変容させたり、がんに対するイメージを変えるよい機会である

2. がんの精査

検査中、大丈夫だという思いと最悪の場合を恐れる気持ちとの間を揺れ動く。見慣れぬ機械に囲まれて検査を受ける患者にとって、医師や技師の一挙手一投足が大きなストレスとなり、心理的配慮は非常に重要である。

Attention
1 この時期の患者は理解力や記憶力が落ちており、ちょっとしたスタッフの会話に敏感に反応することを銘記しておくべきである
2 得られた検査の結果を早めに伝えることは、極めて重要である

Advance 検査に携わる医師、看護師、薬剤師、放射線技師などへのコミュニケーション技術の研修の機会を提供しよう

3. がんの診断

危機的状況に際してがん患者は衝撃を受ける。"頭が真っ白になった"と表現することもある。その後、がんという生命の危機への最初の防衛機制は"信じないこと＝否認"である。「何かの間違いではないか!」。否認は、こうして心理的に距離を置いて、危機から自分を守ろうとする合目的な対処方法である。そのほか、「もうだめだ、治療もむだだ」と絶望感を感じる。怒り（「どうしてあいつでなく自分なんだ」）や取り引き（「まじめにやってきたのだからきっといい治療法が間に合うに違いない」）といった防

衛機制を状況に応じて使って心のバランスを保ち，一貫して希望をもち続ける。

> **Point** がんの臨床経過にそって段階的に心理過程を踏んで進んでいくというよりは，混在した機制を同時にもっていると理解したほうがよい

この最初の2〜3日間続く衝撃の時期の患者は，医師の説明が理解されていないこともあるので，治療計画などを伝えるには，沈黙を十分にとりながら動揺した気持ちへの対応が必要である。混乱・不安・恐怖・悲哀・無力感・絶望感などとともに，不眠・食思不振などの身体症状や集中力の低下が感じられるようになり，一時的に日常生活に支障を来たす場合もある。

1週間から10日でこの状態は軽減し，新たな状況への適応の努力が始まる。このような動揺は患者の多くが経験することを伝えることが，患者には大きな保証となる。「自分ひとりが弱いのではないか」と感じることが一般的である。

> **Do** 「誰もがそういうふうに感じますよ。あなただけではありませんよ」と保証しよう

適応が始まると，患者は情報を整理し，現実の問題に直面することができるようになり，楽観的な見通しをもてるようになる。たとえ進行がんであっても身体状態が悪くなければ自分のがんに限っては良くなるかもしれないと楽観的見通しをもつのが一般的である。健康な否認である。がんに関する知識がこの時点では少ないことと関係しているのかも知れない。

> 楽観的に建設的にがん治療に取り組む患者において，否認は少なからず観察される。痛みがなく，日常生活に支障が少ないと，否認は助長，維持されるようである

> **Do** 患者固有のがんに対する考え，そして固有のがん物語を一度，きちんと聞こう

がんの症状自覚から現在までの情報を患者と一緒に振り返りながら整理し，感情の表出を促す。より良いコミュニケーションが生まれ，適応は早くなる。

一方では，情報化社会の現代においても，病名すら知らされていない患者も存在する。このような患者の多くは，しばらく経つと病名は認識されていると考えるのが妥当であろう。認識していながらも，家族に迷惑をかけてはと家族とのコミュニケーションを自ら絶ちきる患者も少なくない。

4. 初期治療

患者の次の局面は初期治療である。インフォームド・コンセントが求められる。いくつかの選択肢のなかから治療法を選ばなければならない場合，患者は治療のネガティブな側面は特に記憶に残りにくいため，情報の伝え方やその後の理解の仕方の確認は重要である。また，がんの治療はつらい，生命を縮めかねない危険なものというイメージも強く，治療を待つ間の不安は非常に高い。具体的には治療の手順，予期される有害事象やその対策を伝えることで不安を低下させる。その治療の経験者に話をしてもらうことも有効である。

> **Do** 検査や治療の前には，不安を軽減するリハーサルの機会をコンサルテーションのなかでも提供しよう

手術は治癒が期待できる反面，機能障害や外見上の変化をもたらし，その程度は適応を大きく左右する。全身麻酔に対し強い恐怖を抱く患者もいる。

化学療法（がん薬物療法）には種々の有害事象があるが，なかでも悪心・嘔吐は行動学的に条件づけされやすく，化学療法（がん薬物療法）を連想させる病院や医療スタッフに接しただけで悪心・嘔吐を示す患者もいる（予測性嘔吐）。強力な制吐薬（5-HT$_3$受容体拮抗薬）を適切に使用することや，治療前からリラクセーションの練習を行ってある程度自分で症状をコントロールする試みも，予測性嘔吐に対し効果的である。脱毛・肥満など，外見が変化する有害事象は患者の自尊心を低下させ，社会活動を減少させるため，かつらを準備するなどの対策が必要である。

放射線療法に対しては，被曝および手遅れの患者への治療というイメージからくる恐怖が強い。

これらの治療に耐える力を患者に与えるために，スタッフはくり返し積極的に情報や心理的援助を与えるべきである。

> **Do** がんに関する情報提供のあと，適切に理解されたかどうか，確認，補足，修正の場を提供しよう

5. リハビリテーション

大まかに3つの時期を迎える。
a) 初期治療から1年間
b) 治療後3年間
c) 治療後3年以降
の時期である。

a) 初期治療から1年間

あわただしく進んだ初期の集中的な治療から離れ，まさに急性の危機的状況から徐々に日常へ戻っていくわけだが，退院と同時に入院中の医療者，家族や同病者からの過剰なサポートから放たれる。6カ月から1年をめどに，治療に関連した身体状態は概ね回復し，身体に関する不安・恐怖は弱まっていく。しかし一部の患者では，進行がんが末期がんと解釈されたり，治療に関連した機能障害や外見上の変化（頭頸部がん，脱毛）が喪失として強く認識され，自殺のリスクが最も高い時期である。身体の喪失は少なくても，健康な人の中に戻っていくことは，がん患者ということで家庭や社会での役割が修正され，疎外感を強く感じる。この時期には，弱音を吐ける存在，さらにサポートグループやがんに関する教育などの心理的援助が極めて重要である。

> **Do** がんに関する情報の誤解，曲解はないか，確認，補足，修正を心がけよう。サポートグループや患者会の情報提供はくり返そう

> 症例　会社員のA氏（43歳），大腸がん
>
> 「仕事に戻れるとは思ってもいなかった」と手術を受けた半年前を遠い昔のように振り返る。驚天動地のがん告知，ためらう間もなく受けた手術，過剰なほどスタッフや同病者から援助を受けて躁状態のような入院生活。そして退院後，ひとりになって襲ってきた死の恐怖，再発不安……。社会復帰してから痛感する，がん患者の烙印，疎外感。復職しても3年間は心の中の余震（再発不安）が襲う。家族や友人とともに，集めたがんの知識を整理し，がんを抱えた後の気持ちを打ち明けること。「これこそ心の支援対策の第一歩だった。心を許せる同僚や家族の存在が何よりの助けだった」と振り返った

b）治療後3年間

治療後から3年間は再発の可能性が高い時期である。身体の変調やTVのニュースなどがトリガーとなって恐怖（再発不安）を実感する，つらい時期である。身体の症状が沈静化すると再発不安が顕在化するのである。例えば乳がんの補助化学療法がつらい治療であったにもかかわらず，治療の手を緩めることで再発するのではないかといった恐怖を抱く。

Attention　退院時だけでなく，治療の終結時に分離不安が生じる。さらに，倦怠感，エネルギーの低下，機能喪失（術後リンパ浮腫など），仕事への復帰，親業の変更，生殖能力，性的問題などが現実の問題となる。特に，肉体労働，受け入れ態勢が不備の場合，頭頸部がんの復職率は低いので注意深くフォローすること

c）治療後3年以降

治療後3年を経ると，多くのがんで再発の可能性が低くなり，「そういえば，テレビをつけるまでがんのことを忘れていた」とか「今週はがんのことを考えない時間帯があった」などとの声が少しずつ聞かれるようになる。がんになる前の価値観とその後の優先事項の整理が行われ，人生の再統合，再設計を図っていく時期となる。エネルギーの低下などの身体状態や社会とのつながり（仕事，リクリエーション活動）に関する問題などにより，拡大していた将来計画は修飾され収束する一方で，心理学的には家族

や友人との関係や，内面世界は充実していく。

6. 再発

がん患者の約 50 ～ 60％は，がんの再発，進行，死の転帰をたどる。再発を告げられた患者の心理的反応は，がんの知識が豊富に整理されているぶん，事態は極めて深刻で，現実を否認しきれず破局的な打撃を受ける。最もつらい時期であったと述懐する患者が多い。治癒を目標とした治療が不成功に終わったことを，医師も患者とともに受け入れる必要がある。この再発の時期は，将来や死に向かった重要な決定が待ち受けている時期なので，安易なコミュニケーションでやり過ごすのではなく，十分に時間をかける必要がある。

> **Do** 治療決定を性急に行う必要がないことを伝えよう。不安回避のための拙速な治療開始は，後悔の元になることがある

> ☞ がんの治癒が望めない以上，患者，家族の本来の人生目標，生活信条をきちんと聞き出し，それらをふまえたうえで患者の意向にそったがん医療が実現されるよう努めよう

> ☞ 目標が治癒から延命に変わったわけであるから，最も深刻な時期である。きちんとコミュニケーションがとれていない場合が多く，ここからのボタンの掛け違いが起こりやすい

死と時間が限られていることに直面する一方で，多くの現実的問題に対応していかなければならない。がん年齢世代は自立をすでに獲得した年代であるので，自律性の喪失に引き続く他者への依存が予期され苦痛となって迫ってくる。そして自律性の喪失からくる苦痛が迫る。

> **Advance** 湧いてくる怒り，見放されることへの恐怖が語られる一方で，不確実さからの解放が述べられることもある。スタッフはどういう状況下でも希望を支えつつ，最善の治療を継続していくこと，同時に苦痛はコントロールできることを，くり返し積極的に伝えていかなければならない

> **Point** 再発時の精神的動揺は，それを予期していなかった患者において，より強い。このことからも，初期治療終了後の医学的な準備教育が有用であるといえる

7. 進行期

病状が次第に進行してくると，種々の身体症状のために日常生活が制限される。患者の精神状態はその日その日の体調により大きく左右され動揺するため，症状緩和は極めて重要である。自立できないことが増えるにつれ，他者への依存が現実のものとなってくる。特に，依存の相手となる身近な人（付き添い，同室者，担当スタッフなど）との人間関係が患者の生活を左右するため，見捨てられることへの不安が強くなる。

> 残された唯一の機能が意思決定能力となることもありうるので，積極的な意思決定への参加を常に意識するよう心がける

一方で，より近づいてきた死に対する防衛機制として，否認がしばしば用いられ，がんがまるで念頭にないかのような言動，時計が早回りしているかのように精力的になったり，無謀な活動をはじめたりすることがある。患者のこのような態度と，時間が残り少ないことに焦る家族やスタッフとの間にギャップが生じるが，ある程度は患者が安定を保つためにやむを得ず行っている反応として受け入れる必要がある。

> **Do** 現実許容範囲の否認，退行は尊重しよう

8. 終末期

終末期は一般的に治癒の可能性がなくなり，予後が概ね6カ月の時期と定義される。しかし，目標が治癒から延命に変わったと医師が判断した時点から終末期への準備を始めてもよいだろう。抗がん治療の中止の選択肢を間際になって提案することは，医師にとっても非常に難しいからである。

> 治療法がないことが伝えられていなくても，死に臨んでいる患者
> は，周囲の状況や自分の体の状態から，状況をよく感じとっている

　終末期には愛する人との関係を失うこと，自律性を失うこと，身体機能を失うために生じる自立性の喪失など，多くの喪失が待ち受けている。

Point　ここで注意したい点は，患者は「死」そのものというよりも，「役に立たないから周囲の重荷になっているのではないか，自分は価値がないから見捨てられているのではないか」という精神的苦痛を抱きやすくなっていることである。特に，「自分は何のために生きてきたのだろうか，何を成し遂げてきたのか」という「人生，志なかば」との思いの強い患者においては，医療チームによる多様なケアが重要となってくる

　孤立感を増す原因は病院にもある。多くの病院・病棟・病室は，急性の病気の治療を効果的に遂行できるように作られている。使用されることはないと思われる最先端の医療機器に囲まれた病室に死にゆく人がいることに，医療者も家族も，そして患者自身も居心地の悪さを感じている。治癒できる急性期の患者が大半を占める病棟では，治癒できないことは敗北に等しいと感じてしまうこともある。また，死にゆく人へのケアを意識しながらも，急性期の患者の処置に追われることに負い目を感じている医療者もいる。不快な症状が長引いて患者が一時的に自暴自棄になったりして，周囲に怒りとして感じられるようになると，スタッフは足が遠のいてしまう。わが国の病院・病棟・病室では，「死にゆく患者」は何かしら特別なものであると感じられてしまう。患者は医療者のこのような感情を敏感に感じ，孤立感を増す。

症例：主婦のBさん，58歳
「もう，治療はおわりにしたい」と訴えるBさんは，悪性リンパ腫の再発をくり返してきて，主婦として役を果たせず，逆に家族に迷惑をかけていると言う。死にたいと口にするがん患者の存在は，医療者が最も頭を悩ます問題だ。多くはうつ病を患っているが，そうでない場合もあり難しい

5. がんに対する通常の心理反応

　終末期には，単に支持的に関わり傾聴するだけでは有効ではない場合がある[1]。そこで，積極的に個別性を尊重することが重要となってくる。死にゆく社会的・実存的存在としての「人」が，単なる「終末期・がん・患者」としての生物学的存在として扱われないための，個別の配慮が必要である。具体的には，患者の生活歴などをオープンにすることが糸口となる。死にゆく患者に足が遠のくスタッフに，「30歳台で会社を興した人だ」とか「彼女にはお子さんが4人もいてみんな学校に行かせた」といった情報を知らせる。なにも輝かしい過去をということではなく，これまでの仕事や趣味，大事にしてきたことやつらくてもがんばってきた生涯や物語などを聞き出すと，社会的・実存的存在としての個人の歴史をふまえたうえでの関わりがはじめられる。

> **Do**　患者が望めば，これまでの仕事や趣味，大事にしてきたことやつらくてもがんばってきた生涯や物語などを伺おう。しかし，決め事のように全ての患者から聞きだそうとするスタッフがいる場合は，きちんと話し合って制止しよう

　個人の過去・現在を共有することで，「終末期・がん・患者」としての関係を超えて接することができるので，たとえほんのわずかな予後，1カ月であっても未来への希望について話し合えるようになる。医療チームは患者に対して症状緩和においてすることが少なくなるにつれて，罪悪感や無力感をもつこともあるが，死にゆく「人」のもとを訪れ続け，人とのつながっている感覚を維持することが重要である。

> **Point**　不眠や不安・抑うつ・せん妄などの精神症状がないと精神科医も足が遠のくが，症状以外の関係（チャンネル）を維持して訪れ続けることが大切である

　緩和ケアの技術が進歩しつつある現在においても，患者の苦痛の全てが取り除けるわけではないが，十分な症状の緩和が達成できていない場合においても，患者と接するのを躊躇してはいけない。病院で，医療者として患者・家族と出会ってからの短い交流となるが，患者も家族もそしてまた医療者も，ひとりの人間と

して対等な存在である。病院の中での立場の違いはあるが，その違いに最大限配慮したうえで，患者と家族のケアに医療者として関わっているという自覚が重要である。

おわりに

 がんの臨床経過にそって，通常みられる患者の心理的反応とその基本的対応について述べた。さらに患者理解を進めるには，症例検討会をお勧めする。より深く理解された患者と家族の意向の尊重こそが，ケアの核心と思われるからである。

文献

1) Chochinov HM, Breitbart W：Handbook of Psychiatry in Palliative Medicine. 1st ed. Oxford University Press, NewYork (2000) - 内富庸介監訳：緩和医療における精神医学ハンドブック．星和書店，東京，2001．
2) Holland JC, Rowland JH：Handbook of psychooncology 1st ed, Oxford University Press, New York (1990) - 河野博臣，他（監訳）：サイコオンコロジー．第1版，メディサイエンス社，東京，1993．
3) Holland JC：Psychooncology. Oxford University Press, New York, 1998.
4) Regnard C, Hockley J：Flow diagrams in Advanced Cancer and Other diseases. 阿部　薫（監訳）：フローチャートで学ぶ緩和ケアの実際．南江堂，東京，1999.
5) 山脇成人監修，内富庸介編：サイコオンコロジー；がん医療における心の医学．診療新社，大阪，1997.
6) 内富庸介，藤森麻衣子編：がん医療におけるコミュニケーションスキル．医学書院，東京，2007.
7) 内富庸介，小川朝生編：精神腫瘍学．医学書院，東京，2011.

（内富庸介）

6. 不眠

不眠はがん患者において頻度の高い症状のひとつである。遷延する不眠は患者に大きな苦痛をもたらし,そのQOLを損なう。がんのような身体疾患を有する患者における不眠の原因は多様である。よって依頼があった場合には,その背景を十分に評価し,除去可能な原因があれば,まずはその対応を考える。

担当医によっては,不眠についてベンゾジアゼピン系睡眠導入薬を試すことなく依頼を行う場合もある。一次対応の有無は担当医の不眠への対応の習熟度にもよるため,このような場合でもていねいな対応を行うとともに,依頼の返答にあたってベンゾジアゼピン系睡眠導入薬の選択理由(ex「入眠困難型の不眠なので,短時間型の睡眠導入薬を処方します」)を記載するなど,教育的な側面を意識するとよい。

Point 不眠がせん妄やうつ病など他の重篤な精神疾患の前駆症状であったり,あるいは表出症状のひとつであったりすることもあるため,それらを見落とさないよう,不眠を呈する患者の診察にあたっては,常にせん妄とうつ病を鑑別診断にあげる

● 疫学

30〜50%のがん患者に認める。

● 分類

入眠困難型／中途覚醒型／早朝覚醒型／熟眠障害型

● 診断

DSM-IVにおける原発性不眠症の診断基準は以下の通りである。

A. 主要な訴えは,少なくとも1カ月間続く睡眠の開始または維持の困難,または非回復性の睡眠である。

B．睡眠障害（または，それに伴う昼間の疲労感）が，臨床的に著しい苦痛，または社会的，職業的，または他の重要な領域における機能の障害を引き起こしている
C．睡眠障害が，ナルコレプシー，呼吸関連睡眠障害，概日リズム睡眠障害，または睡眠時随伴症の経過中にのみ起こるものではない
D．その障害は，他の精神疾患（例：大うつ病性障害，全般性不安障害，せん妄）の経過中にのみ起こるものではない
E．その障害は，物質（例：乱用薬物，投薬）または一般身体疾患の直接的な生理学的作用によるものではない

　実臨床においては，診断基準や睡眠時間などの客観評価よりも患者の満足感や苦痛といった主観評価を重視し，それに応じてケアを提供することが多い。

●評価

　がん患者の不眠の原因は多肢に及ぶ。対応を検討するにあたっては，以下の5Pを念頭に原因を系統的に評価する。

カテゴリー	ex
身体的 (Physical)	疼痛，嘔気・嘔吐，下痢，消化管閉塞，痰・咳，呼吸困難，低酸素血症，頻尿，尿閉，発熱，発汗，搔痒，倦怠感など
生理的 (Physiological)	環境変化（入院），物音，同室者との関係，医療処置など
心理的 (Psychological)	ストレス，ライフイベントなど
精神医学的 (Psychiatric)	うつ病，適応障害，せん妄，アルコール依存症など
薬理学的 (Pharmacological)	ステロイド，中枢神経刺激薬などの使用，抗不安薬，睡眠導入薬，オピオイドなどの退薬

●対応

評価のプロセスとして、以下のように行う。

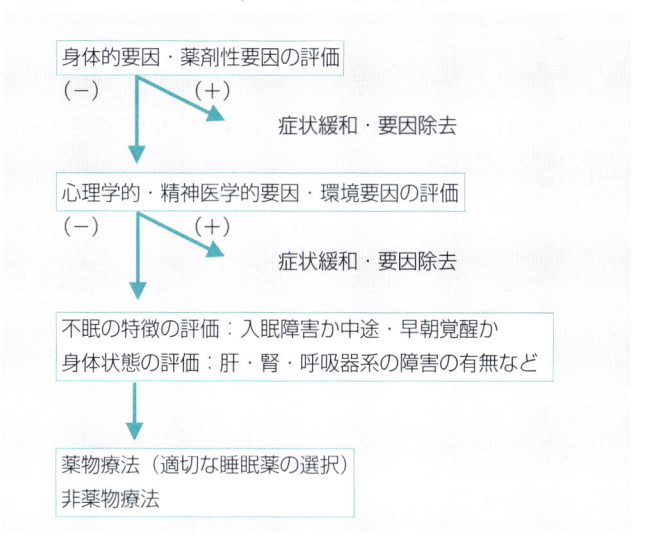

```
身体的要因・薬剤性要因の評価
(−)↓  (+)↘
        症状緩和・要因除去

心理学的・精神医学的要因・環境要因の評価
(−)↓  (+)↘
        症状緩和・要因除去

不眠の特徴の評価：入眠障害か中途・早朝覚醒か
身体状態の評価：肝・腎・呼吸器系の障害の有無など
↓
薬物療法（適切な睡眠薬の選択）
非薬物療法
```

Point 不眠と、せん妄・うつ病の鑑別は必ず行うこと。特にせん妄に関連した不眠において、せん妄を見逃して睡眠導入薬を処方した場合、せん妄が悪化することが予測される

1. 原因の除去

対処可能な原因があれば、それへの対処を行う。

痛みなどの身体症状のために不眠が生じている場合、一次的には痛みへの対応が必要となる。しかしコントロール不能な身体症状で不眠が生じている場合は、患者の全体的な苦痛の程度なども考慮し、痛みのための不眠であっても睡眠導入薬などでの対応が必要となることも多い。

2. 症状管理：薬物療法（内服）

身体的にせん妄のリスクが見あたらなければ、不眠のタイプに応じて睡眠導入薬を使用する。頻用される抗不安薬とその特徴、有害事象について表1，2にまとめた。

表1　睡眠導入薬の特徴

薬物 (商品名)	臨床用量 (mg)	半減期 (時間)	特徴
超短時間作用型			
ゾルピデム (マイスリー®)	5-10	1.5-5	反跳性不眠，前向性健忘
トリアゾラム (ハルシオン®)	0.125-0.25	2-4	ふらつき少（ω1のみに作用）
ゾピクロン (アモバン®)	7.5-10	4-6	味覚異常（苦味）
短時間作用型			
ブロチゾラム (レンドルミン®)	0.25	7	口腔内崩壊錠あり
ロルメタゼパム (ロラメット®)	1-2	10	肝臓への負担が少ない
中間作用型			
フルニトラゼパム (ロヒプノール® サイレース®)	1-2	15	注射剤あり
エスタゾラム (ユーロジン®)	1-2	18-30	
ニトラゼパム (ベンザリン®)	5-10	16-18	
長時間作用型			
フルラゼパム (ダルメート®)	10-20	48-100	持ち越し効果に注意
クアゼパム (ドラール®)	15-30	40-120	ふらつき少（ω1のみに作用）

　また近年，メラトニン受容体作動薬であるラメルテオン（ロゼレム®）が発売となった。ラメルテオンはベンゾジアゼピン系睡眠導入薬と異なり，依存性や筋弛緩作用がないとされることから，がん患者における有用性を検討した研究はないものの，がん患者，特に高齢の患者において安全な選択肢となると思われる。なお高度の肝機能障害のある患者において禁忌，抗うつ薬であるフルボキサミンとは併用禁忌となっている点に注意が必要である。

表2　睡眠導入薬の有害事象

① 過鎮静	⑤ 退薬症候
② 精神運動機能の低下	⑥ 臨床用量依存
③ 筋弛緩作用	⑦ 呼吸抑制
④ 前向性健忘	⑧ せん妄

☞ 不眠とともに他の症状が併存している場合,双方への効果を期待してベンゾジアゼピン系睡眠導入薬以外の鎮静をもたらす薬物を処方することもある(しびれが併存している場合のクロナゼパム,嘔気が併発している場合の抗精神病薬など)

Point 高齢者における睡眠導入薬の有用性に関するメタアナライシスによると,睡眠改善の効果は統計学的には有意であるものの小さいこと,その一方で健忘などの認知機能障害,転倒などの精神運動性障害の出現が統計学的に有意に高いことから,**60歳以上の患者でかつ睡眠導入薬使用以外にも認知機能障害,精神運動性障害のリスクを有する患者においては**,その使用が推奨されないとの報告がある。よってその**使用は常に最小限**にとどめること,薬物療法と非薬物療法を組み合わせることなどの配慮が必要である

☞ 抗不安薬の多くは肝臓で代謝されるため,肝機能障害や肝転移がある場合,効果が増強,遷延することがある
☞ 内服ができない患者における強い不眠に対して,フルニトラゼパム点滴では呼吸抑制の懸念がある場合などは,抗ヒスタミン薬であるパモ酸ヒドロキシジンを使用することがある

Advance せん妄の前駆症状として不眠が生じていると考えられる場合,高齢で身体的に重篤である場合などは,せん妄への対応に準じて抗精神病薬を使用することもある。なんらかの理由で抗精神病薬の使用が不適切と考えられる場合は,トラゾドンやミアンセリンといった抗うつ薬を使用することもある。ただし一般の精神科臨床において,トラゾドンを睡眠導入薬代わりに使用することは推奨されていない

表3 不眠に対する非薬物療法

介入法	目標
睡眠健康教育	・睡眠を障害する生活習慣および環境要因を変化させる
刺激制限	・時間(就床時間)と環境(床と寝室)の刺激を入眠開始と関連づける ・規則的な睡眠覚醒リズムを確立する
睡眠制限	・床で過ごす時間を実際の睡眠時間に短縮する,つまり軽度の睡眠剥奪を行うことで,より集中的で効率のよい睡眠が可能となるようにする
リラックス訓練	・睡眠を障害する身体的および認知的な覚醒を低下させる

3. 症状管理：非薬物療法

乳がん患者を対象とした認知行動療法の無作為化試験などが,不眠に対する非薬物療法の有用性を示している。また睡眠導入薬の使用には表2のような有害事象が生じうることから,たとえ睡眠導入薬を用いる場合でも,表3のような非薬物療法を組み合わせ,その使用を必要最小限にとどめることが望ましい。

● 睡眠導入薬使用の際の本人・家族への説明

睡眠導入薬の使用については,抵抗感や罪悪感を感じる患者も多い。医師の指示を守って内服することのメリットがデメリットを上回る場合はそのように説明し,アドヒアランスを高める工夫を行う。一方で,以下のような点については十分な説明を行うことが重要である。

① 睡眠衛生にも配慮すること
② 人によって効果が異なる
③ 強すぎて朝起きられなかったり,眠れなかったりすることもある(試行錯誤が必要)
④ 有害事象が生じうること

⑤ 認知機能障害，ふらつき，事故
⑥ アルコールと一緒に使用しない
⑦ 前向性健忘：薬物服用後のことを忘れる
⑧ 交差耐性
⑨ 依存が生じる可能性はゼロではない
⑩ 症状のつらさとはかりにかけて，短期的使用

処方例

入眠困難型の不眠に対して：マイスリー® （5）　0.5-1 錠　1xvds
肝機能障害を伴う不眠に対して：ロラメット®　0.5-1 錠　1xvds

●非常勤勤務の場合のポイント

　睡眠導入薬がどの程度効果があるかは，患者によるバリエーションが大きい。週1回程度のコンサルテーションの場合は，患者が自ら，あるいは医療チームや家族と相談し合って調節できるよう，就寝前定時で睡眠導入薬を処方した場合にも，不眠時として無効であった場合の対応方法を決めておくことが望ましい。

参考文献

1) Glass J, et al：Sedative hypnotics in older people with insomnia：meta-analysis of risks and benefits. BMJ　19：331（7526）：1169, 2005.
2) Savard, et al：Insomnia in the context of cancer：a review of a neglected problem. J Clin Oncol 19（3）：895-908, 2001.

（奥山　徹）

7・不安

不安は，不確実な脅威に対する心理反応であり，特徴的な症状を惹起する。不安に伴う症状としては次のようなものがある。自律神経の過活動に伴う動悸や発汗が出現する。行動面では落ちつかずに保証を求めることが多くなる。思考面では，心配事が多くなり，集中できなくなる。身体面では，筋肉の緊張と，倦怠感が生じることもある。

がん患者が不安を抱えていることは一般的であるし，多くの場合は脅威に対する適応的な行動である。しかし，ある条件において不安は非適応的に作用し，時に不安障害に該当する状態を呈することもある。医療者は，非適応的な不安に対して，適切に対応することが求められる。

原因の評価

がん患者に不安を惹起する原因として，次のようなものが挙げられる。

Point

がん罹患　がんは生命を脅かす疾患であるため，がんに罹患することそのものが患者にとって大きな脅威となる。がんが疑われた段階から，精密検査，診断までの過程で，患者は大きな不安を抱く。しかし，診断後の時間経過の中で不安は落ちついていくことが多い

痛み　がん患者において，疼痛と不安は強く関連することが示されており，精神的な安定を得るためにも疼痛コントロールは重要である

治療　手術前には，患者の不安は一時的に高まる。また，化学療法の有害事象に対する不安も一般的であり，特に初回治療前は不安が強い。放射線治療による不安も知られており，特に婦人科がんに対する腔内照射は強い不安を惹起することが知られている

通常の不安と病的な不安を区別するには,次のようなポイントがある。

> 通常の不安と病的な不安を区別するポイント
> ① 脅威の程度に対して,通常予測されるよりも著しく強い不安症状が出現している場合
> ② 時間がたっても不安が軽減しない
> ③ パニック発作など,強い症状が出現する場合
> ④ 誤った信念をもっている場合(すぐに死んでしまうなど)
> ⑤ 日常機能に支障を来たす場合

病的な不安は,全般的な QOL の低下と関連し,身体症状に対する懸念が増すことが示されており,対応が必要となる。これらの患者は,適応障害や不安障害などの精神疾患に該当する状況になる。これらに対する対応は各節の記載にゆずる。

●対応

1. 薬物療法

半減期の短い抗不安薬を少量から開始し,効果に応じて漸増することが実際的である。

処方例
アルプラゾラム(ソラナックス®,コンスタン®)(0.4) ★★
1.5錠 分3 毎食後
ロラゼパム(ワイパックス®)(0.5) ★
2錠   分2   朝・夕

薬物療法に抵抗があり,患者が頻回の内服を希望しない場合は,半減期が長い薬剤を選択することもある。薬剤の蓄積に注意する必要がある。

処方例
ロフラゼプ酸エチル(メイラックス®)(1) ★
1錠   分1   夕

2. 精神療法

詳しくは「精神療法」の節参照。

1）漸進的筋弛緩法

臨床研究において，がん患者の不安が軽減することが示されている。

2）教育的アプローチ

強い不安を感じている患者は，情報の不足により未知の状況に対して最悪の結果を想定してしまう。適切な情報を提供することによって，不安が軽減されることも多い。

> 強い不安を抱えているがん患者は，身体的違和感の知覚→病状の増悪を憂慮→担当医に連絡し，保証を求めるという行動をくり返すことがある。担当医がそのつど「大丈夫」と保証することによって一時的に不安は軽減するが，すぐに不安が強くなり同様な行動をくり返す。身体的な違和感に適度な憂慮を抱くのは当然であり，病状の変化を感じとるために必要な反応であるが，程度が過ぎると，非適応的な反応となる。このような場合は，注意すべき症状と経過観察でかまわない症状のチェックリストを，具体的に提示するような教育的アプローチも有効である

参考文献

1) Payne DK, Massie MJ：Anxiety in Palliative Care. In：Cho-chinov HM, Breitbart W, eds. Handbook of Psychiatry in Palliative Medicine. New York：Oxford, pp.63-74, 2000.
2) Stark DPH, House A：Anxiety in cancer patients. Br J Cancer 83：1261-1267, 2000.

〔清水　研〕

8. 眠気

 がん患者において眠気はさまざまな要因で生じ、日常生活におけるさまざまな活動を妨げる。しかし、がんで身体を消耗するから、オピオイドを服用しているから、ある程度眠くなるのは仕方ないと医療者から無視されている場合も少なくない。

 たしかに、患者の状況によってはある程度の眠気は避けようのないこともあるが、原因によっては軽減可能な場合も存在する。

 以前はオピオイドの眠気に対し、保険適応はないながらもメチルフェニデートが使用されていたが、現在本薬は乱用の問題があり、緩和ケアにおいても使用できない状況にある。

 こういった状況下では、眠気に対するよりきめの細かい評価が必要であり、この役割を精神科医に求められることも多い。眠気、軽度の意識障害、低活動性せん妄といった状態の評価が重要である。

> **Don't** 眠気に関して依頼があったとき、精神科で対応すべき問題ではないと担当医に返さないこと

● 主な原因

A. 薬剤性
　睡眠薬、抗精神病薬、抗うつ薬、抗けいれん薬、抗不安薬
　抗ヒスタミン薬、オピオイド
B. 代謝性
　低ナトリウム血症　高カルシウム血症　肝不全、腎不全、血糖異常、脱水、低酸素血症
C. 中枢神経障害
　脳転移、認知症
D. 体力消耗状態
　放射線治療、化学療法、悪液質など
E. その他
　睡眠障害、睡眠時無呼吸症候群、うつ病、せん妄、低血圧、貧血

> **Point** 原因治療が可能なものに関しては、まず原因治療を行う

がん患者で眠気に関する相談があった場合には少なくとA～Eについて評価を行うことが必要であろう。

以下，特にオピオイドによる眠気を扱う。

● 介入

少し眠くてもできるかぎり痛みがないほうがよいという患者と，少し痛くてもよいから眠くないほうがよいという患者がいる。

まずは眠気が不快かどうかたずね，不快と感じる場合に介入する。

> **Check!** 介入前にこれだけはチェック
> ① オピオイドの初回投与または増量時ではないか
> ② 現在の痛み（化学療法，放射線治療により痛みは軽減してないか）
> ③ 腎機能，肝機能（オピオイドの代謝への影響は）
> ④ 制吐薬の併用はあるか
> ⑤ NSAIDsまたはアセトアミノフェンは併用されているか
> ⑥ 持続痛はコントロールされているのに，突発痛が頻回という理由だけでベースのオピオイド量が増量されていないか

● 対応

上記チェック項目に対し，

① 眠気に対する耐性は早期に出現する。数日～1週間程度経過観察
② 痛みが軽減していればオピオイドを2～3割減量
③ オピオイド・ローテーション（投与経路の変更を含む）を考慮。脱水の場合には補液を考慮
④ 吐き気を認めない場合には中止
⑤ 併用によりオピオイドを減量できる可能性もある
⑥ オピオイドのベース量は増やさず，レスキュー対応のみで痛みがコントロールできる場合がある

● 薬物治療

前述したように，以前であればオピオイドによる眠気にはメチルフェニデートを使用していた。現状で効果のある可能性がある薬剤としてはペモリンだが，推奨レベルは低い。

（木下寛也）

9 不穏

　不穏は精神腫瘍学のコンサルテーションにおいて，自殺企図とともに緊急の対応を要する病態である。不穏の原因としてはせん妄が多く，脱水と感染，薬物が原因として挙げられる。まれではあるが見落とせない病態としてアカシジアがある。

　不穏に対してコンサルテーションを受けた場合，速やかに対応することが求められるが，患者からの協力を得られることは少なく，病歴や経過，既往歴がはっきりしない状況のまま，処置を開始しなければならないこともある。処置をしながら情報を速やかに集め，症状の重症度と原因，今後の見通しを担当医にフィードバックし，連携をとりつつ対応する。急激に精神症状が出現した場合は，家族の動揺も大きい。緩和ケアチームや病棟スタッフと連携して，家族の不安にも配慮をしながら並行して進めることが望ましい。

● 緊急の対応

1. コンサルテーションの依頼を受けて

> **Do　精神症状を評価する**
> ① その症状は不穏として対応してよいのか？
> ② せん妄なのか，認知症はないか，うつ病は除外できるのか，精神病の急性増悪はないか

Check!
意識レベルを評価する
　① 見当識障害を確認する（時間，場所，人）
　② 短期記憶障害の有無を確認する
　③ 注意力障害の有無を確認する

意識レベルに問題がない場合には以下を評価する
　① 適切な身体症状緩和は図れているのか。特に疼痛のコントロール不良は必ず確認する
　② 見落とされていたうつ病はないか
　③ アカシジアはないか

2. 主な不穏の原因と対応

特徴	せん妄	認知症	アカシジア
発症	急激な変化で認知されることが多い	徐々に進行	急激
日内変動	夜間に増悪	安定	安定
意識	低下	清明	清明
注意力	低下	維持	維持
見当識	障害	障害	正常
精神運動	亢進・減退両者がある変動	正常	正常
不随意運動	振戦を伴うことがある（代謝疾患が原因の場合には羽ばたき振戦がある）	通常認めない	下肢の律動的な運動（臥床をしていても出現する）しばしばパーキンソン症状を伴う
原因	身体疾患 薬剤		薬剤（抗精神病薬，制吐薬，Ca拮抗薬など）
精神腫瘍学において注意すべき点	● 原因を的確に同定する ● 可逆性の高い原因を見落とさない ● せん妄が重篤な身体症状の出現に先行して現れることがある（敗血症，DICなど）。せん妄への対処だけではなく，身体変化に注意が必要であることを担当医に連絡し，予測しながら対処を行う ● 脳梗塞を見落とさない	● せん妄の合併を伴う場合がある ● 意思決定能力の判断に注意する	● 原因薬剤を同定・中止 ● 抗コリン性パーキンソン病治療薬を用いる場合には，せん妄を誘発しないように注意する

3. 病棟スタッフや家族から積極的に聞き出す
1）臨床評価
不穏の原因検索を行う。

> **Do** 速やかに確認すべき事項
> ① がんの治療状況：がん種，現在の治療内容，転移の有無，合併症を確認する
> ② 依頼を受けた直前の処方内容・服薬状況：様々な薬剤が原因となりうる。向精神薬，オピオイド，鎮痛薬（NSAIDsを含む），ステロイドの投薬の有無は必ず確認する
> ③ 全身状態：体温，脈拍，血圧，呼吸数，酸素飽和度／胸部所見，腹部所見
> ④ 神経学的所見：少なくとも，頸部硬直の有無，片麻痺の存在の有無，腱反射は調べる
> ⑤ 上下肢や顔面の間代性の動作がある場合には，てんかん重積状態を考える
> ⑥ アルコール多飲歴がある場合には，アルコール離脱性振戦せん妄，ウェルニッケ脳症を考える

> **Check!** 不穏に対して確認すべき検査
> 一般検血
> 血液生化学
> 血糖値
> BUN, Cr, Na, K, Ca
> AST, ALT, γ-GTP, ChE, bil, NH_3
> 胸部 Xp
> ECG

> **Advance** 脳転移・がん性髄膜炎，脳梗塞が疑われる場合；
> 造影CTまたは造影MRI

> ・がん患者には凝固異常が高率で認められる。脳梗塞の発症がないか常に意識する
> ・がん性髄膜炎が疑われる場合は造影 MRI での確認を考える。髄液検査はメリットデメリットを判断してから考慮する

Advance 循環障害が疑われる場合；胸部 Xp，ECG，心エコー

> ・がんの随伴症状として凝固障害を伴うことがある。深部静脈血栓症，肺梗塞にも注意する

2）対応

上記の検索の結果，疑われる原因に応じて対応を進める。担当医と原因と治療の方向性について相談をする。

せん妄が疑われる場合は，せん妄の可逆性の可能性を考慮しながら対応する。

> ・せん妄の場合，複数の要因が重なって生じていることがしばしばある。脱水や電解質異常，薬剤など，速やかに対応できるものから対処していく

鎮静は，患者の行動が身体治療の妨げになる場合に限り，必要最小限行う。投薬は可能な限り経口で行う。投薬量は少量から行い，過鎮静に陥らないように注意する。

> ・不穏で依頼を受けた場合に，疼痛コントロールが不良の場合がある（体動時痛が強く，臥床を強いられている場合）。精神症状を疑う前に，必ず疼痛が緩和されているかどうか確認する。不良の場合は必ず疼痛コントロールと並行して対応を進める

〔小川朝生〕

10 · がん患者の自殺・希死念慮

わが国では，1998年以降連続して自殺者が3万人を超え，一般病院入院患者における自殺事例が罹患していた身体疾患は，がんが最多であった。実際，がん医療の現場では，患者から「早く死んでしまいたい」「安楽死をさせてほしい」などの言葉が聞かれることは決してまれではない。

他科より「希死念慮」「自殺企図」といった理由で紹介になった場合，一般精神科臨床とは異なった点に着目する必要がある。特に進行・終末期のがん患者の場合には，せん妄の可能性を必ずチェックする。なぜなら他科の医療スタッフは，混乱した状態の患者の言葉や，実際には明確な自殺企図の意味をもたない，せん妄に基づく異常行動に敏感に反応することが多いためである。

一方，せん妄の結果として，転落，墜落などによる自殺既遂*が実際にみられることもあるので，せん妄状態にある場合には，安全面に常に留意したい。

> **Do** 終末期の患者ではせん妄の可能性を必ずチェックしよう

●頻度

がん患者の自殺率は概ね0.2%程度である。一般人口に比べて約2倍有意に高い。

> なかでも頭頸部がん患者の自殺率が高いことに留意する

自殺企図についての明確なデータはないが，数%程度と予測される。また，希死念慮は進行・終末期がん患者の10〜20%程度にみられる。

---

*自殺の定義を，デュルケームのように'死が，当人自身によってなされた積極的，消極的な行為から直接，間接に生じる結果であり，しかも，当人がその結果の生じうることを予知していた場合'とすると，せん妄による死は，自殺には含まれない可能性もあるが，本稿では広義の意味で自殺の原因にせん妄を含めることとする。

●診断

希死念慮で紹介になるがん患者の精神医学的な診断の多くは，うつ病，せん妄，適応障害である。診断がないものの多くは，痛みなどの身体症状によるものである。

希死念慮・自殺企図によって精神科コンサルテーションされたがん患者の精神医学的診断 - 国立がんセンター（n=57,1996-99年）

うつ病	25（40%）
せん妄	14（23%）
適応障害	13（21%）
診断なし	5（8%）

●評価と対応の方針

1. 評価およびそのためのコミュニケーション
1）評価

がん患者の場合，希死念慮や自殺企図の背景には，精神医学的な問題に加え，身体的苦痛，乏しいソーシャルサポート，実存的苦痛（ex 他者への依存に伴う苦痛，生きている意味の喪失，絶望感など）（p.173参照）が存在していることも多いので，背景に存在する苦痛症状に関して，系統的に評価する必要がある。

> **Check!** 希死念慮を有する患者の評価
> ① 精神症状：うつ状態（うつ病，適応障害），絶望感，せん妄
> ② 身体症状：緩和されていない痛み，倦怠感など
> ③ 社会的要因：家族からのサポート状況など
> ④ 実存的苦痛：他者への依存に対して抱いている負担感など

せん妄を除くと，ほとんどの場合，「死にたい」という表現の背後には，すくい取られていない何らかの患者ニードや緩和されていない苦痛がある。医療者は，その背景に存在する苦痛を把握し，実際のケアに結びつけていく必要がある。

2)「死にたい」と述べる患者とのコミュニケーション

患者が「死にたい」と述べることによって、すぐに精神科医に紹介となることは比較的少なく、最初は医療スタッフから、間接的に相談されることが多い。

a) 医療スタッフへのアドバイス

まず行うべき最も重要な対応は、避けることなくこの問題に関しての話し合いを行う姿勢を示し、オープンなコミュニケーションを可能にすることである。

Point

① 非審判的な態度で患者の言葉に耳を傾けること
安易な励まし、説明、説得、医療者の価値観の押しつけは患者の心を閉ざしてしまうことになりかねないので慎しむ
NG - ex「死にたいなんていわずに、がんばりましょうよ」「ご家族のことを考えてみたことがありますか」「命を粗末にしてはいけません」「自殺は許されないことです」「緩和ケアの理念には、死を早めることをしないことが含まれています。ですので、そういったことをお手伝いすることはできません」「わが国では安楽死は法律で認められていません」
② 死について患者と話し合うことが自殺を促進してしまうことはないこと　むしろ、話し合いを避けること自体が、患者の苦悩をより深いものにしてしまう可能性がある
③ 患者がこのような心の内を話すのは、その医療スタッフを信頼しているからであり、患者は'たまたま'あるいは'偶然'そのスタッフに話したのではないこと
④ 「死にたい」という言葉を受け取った医療スタッフは、患者の苦痛を適切に受け止めケアに結び付けていくうえでの、最後のゲートキーパーとなりうること

b) 知っておきたいコミュニケーションスキル

「死にたい」と述べる患者とのコミュニケーションの重要な流れは、まずは話し合う姿勢を示し、患者の声を聴くこと、受け入れることであり、これらのプロセスを通して、患者の苦痛を理解し共感的に関わりながら、医療者の理解を患者に伝えることである。

Point コミュニケーションの実際

① 話し合いを始める
「死にたいと思っていらっしゃるのですね。そのことについてもう少しお伺いしてもよろしいですか？」
「今感じていらっしゃることを，もう少しお話しいただけますか？」

② 苦痛を探索する
「死んでしまいたいとおっしゃいましたが，きっと何かつらいことがおありなんでしょうね。よろしかったら，そのことに関して，もう少しお話しいただけませんか？」
「きっと何か気がかりなことや心配なことがおありなのでしょうね。今，一番ご心配なことをお話しいただけませんか？」
「つらく感じていらっしゃることについてお聞きしてもいいですか？」

③ 共感的に関わる
「これだけつらい症状が続いているとそんな気持ちにもなりますね」
「これからのことが不安で，そんな気持ちになられるのですね」
「死にたい，と感じるぐらいつらいのですね」
「本当に無念ですよね」

④ 患者の経験を肯定する（標準化）
「あまりにつらいときには，多くの患者さんがそのようにおっしゃいます」
「今の状態であれば，そのように感じられるのも自然なことなのでしょうね」
「同じようなお気持ちを経験された方は，他にもたくさんいらっしゃいますよ」

3）希死念慮の強さの評価

　一般精神科と同様，がん患者においても，希死念慮から実際に自殺企図や自殺に至るプロセスは階層的であると考えられ，患者はその段階を動揺性に行き来している。適切なコミュニケーションによって，自殺の危機がどの程度差し迫っているかはある程度推測可能である。

　がん患者の場合，つらい身体状態に対する反応として，あるいは，置かれた状況に対しての対処法という意味合いで，人生に対する無意味感‘こんな状態で生きていても仕方ないと感じる’や受身的で軽度の希死念慮‘ふとこのまま死んでしまったほうが楽

じゃないかと感じることがある'と述べることはまれではない。このような場合，患者の言葉を受け止め，話し合いを続けるだけで患者の苦痛が和らぐこともある。

一方，明確で強い希死念慮や自殺の具体的な計画がある場合は，背景に存在する苦痛を評価し，その症状緩和を直ちに開始することが重要である。この際，医療者が理解した苦痛に関して患者に伝えるとともに，その症状緩和に努めることを明確に伝えることが肝要である。

苦痛が難治性であり，症状緩和がすぐに達成できない場合は，患者からの申し出があれば，間欠的な鎮静を行うことも可能であることを伝えることで，患者の自己コントロール感を維持し，今後の経過への不安，恐怖を和らげることができる場合もある。

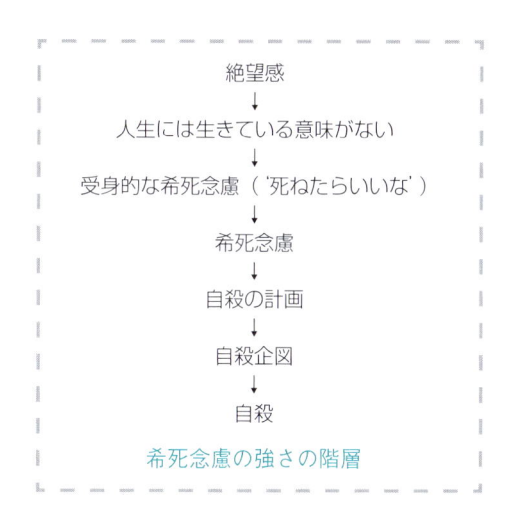

絶望感
↓
人生には生きている意味がない
↓
受身的な希死念慮（'死ねたらいいな'）
↓
希死念慮
↓
自殺の計画
↓
自殺企図
↓
自殺

希死念慮の強さの階層

4）終末期がん患者の希死念慮

終末期がん患者に希死念慮がみられることはまれではなく，これまでその合理性や，背景に存在する様々な要因に関しての検討が行われてきた。その中で代表的な先行研究（Chochinov, et al. 1995）を紹介する。

① 緩和ケアを受けている終末期がん患者の18%に強い希死念慮が認められた
② 強い希死念慮を有していた症例の半数以上がうつ病であった
③ 希死念慮には痛み，抑うつ状態，家族からの社会支援（ソーシャルサポート）の乏しさが有意に関連していた
④ これらの要因の相互関係を検討すると，希死念慮に最も直接的に関係する症状は抑うつ状態であった。痛みと家族のサポートは抑うつ状態を介して間接的に希死念慮に寄与していることが示唆された
⑤ 絶望感と希死念慮の関係について追加検討を行い（Chochinov, et al, 1998），絶望感は抑うつ状態とは独立した関連因子であるのみならず，より強い要因である可能性を示した

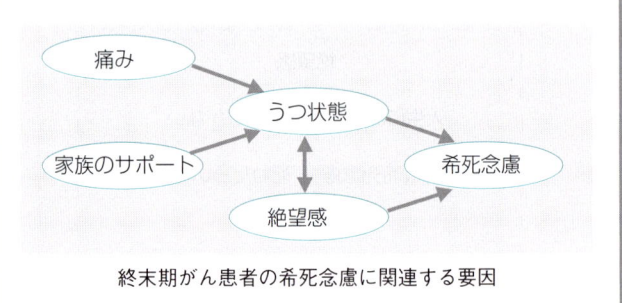

終末期がん患者の希死念慮に関連する要因

Advance 希死念慮の背景に存在する患者の複雑な心理を理解するために，希死念慮を有した進行がん患者を対象とした質的な検討が行われ，背景には隠された要因を含め，多彩な意味が存在することが示唆されている（Coyle et al, 2004）

患者が希死念慮として表現する背景に含まれている意味
・"生きたい"ことに対する逆説的表現
・死にゆく過程のつらさの表現型
・今，現在の耐え難い苦痛（痛みなど）に対する援助の求め
・今後，起こりうる耐え難い苦痛（死にゆくプロセス）から解放される対処法の一つ
・一人の個人として関心を抱いてほしいという欲求

- 愛他性の表現
- 家族から見捨てられる不安
- 悲嘆,苦悩の表現型

5) がん患者の自殺の危険因子

　先行研究から,がん患者の自殺の危険因子がいくつか明らかになっている。多くの研究で自殺は,男性の進行がん患者に多いことやがん診断から数カ月の時点に多いことが示されていることから,まず注意すべきは,進行がんと診断されてまもない時期の男性患者のうち,何らかの強い苦痛症状を有しているものであろう。

がん患者の自殺の危険因子

がんに関連	進行がん,予後不良,頭頸部がん
身体症状	痛み,衰弱・全身倦怠感
精神症状	うつ病,絶望感,せん妄
その他	男性,がん診断から数カ月以内,自殺企図の既往および家族歴,がん罹患以前から存在する精神医学的問題

Attention　頭頸部がん患者に自殺が多い理由

理由ははっきりしていないが,頭頸部がんはアルコール多飲が背景にあることが多いことや(飲酒は一般人口における自殺の危険因子),治療に伴う深刻な機能障害(失声,嚥下障害など)や容貌変化などが原因である可能性が考えられる

Advance　がん患者を対象とした自殺の心理学的剖検研究

先行研究:自殺したがん患者を非がん患者と比較したもの
(Henriksson et al, 1995)

① 両群ともに自殺の最大の原因となっていた精神疾患はうつ病であった。うつ病以外も含めると,自殺したがん患者には,抑うつ状態が80%以上にみられた
② がん患者の自殺群では,非がんの自殺群に比べて,アルコール依存が少なかった

先行研究：在宅緩和ケア受療中に自殺した終末期がん患者 5 例（Filiberti et al, 2001）
① ほとんどの症例に，身体的苦痛のみならず，抑うつをはじめとした精神的苦痛が並存していた
② 全例に自律（autonomy）および自立（independence）を失うことに対しての懸念および他者への依存の拒絶がみられた

☞ 自殺を促進する要因として，がん，非がんに限らず，うつ病が重要である一方で，アルコール依存など一般人口の自殺の原因としてよく知られた要因に関しては，がん患者ではそれほど顕著ではないことを示唆している
☞ 自殺したがん患者の多くが耐え難い身体症状や精神症状を有している一方で，一般人口における自殺同様，精神症状として最も重要なものは抑うつ状態であることが示唆される
また，終末期に特有の問題として，身体状態の悪化に伴う自立性の喪失，依存の増大などに基づく実存的苦痛ともいえる症状が自殺に寄与する要因として推測される

　診断からまもない時期に自殺が多いことから，「悪い知らせ」を伝えるに際して，事実を伝えるのみならず，患者の心理的苦痛に配慮し，適切なサポートを提供することの重要性が示唆される（「コミュニケーション」の節参照）。

6）自殺予防
　最も重要なことは，がん患者における自殺を促進するさまざまな要因を理解するとともに，適切なコミュニケーションを通して，患者の状態（特に希死念慮の強さ）および背景に存在する苦痛を評価し，これらを見すごすことなく，医療チームとして，治療，ケアすることである。緩和ケアチーム，なかでも精神科医の果たす役割は極めて大きい。一方，がん患者においても自殺の危険性を正確に予測することは実際的には不可能であり，確立された確実な予防法が現時点ではないことも知っておきたい。

●自殺企図,自殺後の対応

1) 自殺企図後の対応

医療スタッフがどんなに努力を続けていても,実際には,自殺企図や自殺に遭遇することは避けられないのが現実である。

以下に,自殺企図が実際に起こった場合の対応をまとめた。

① 現在の希死念慮の有無,内省の有無を評価する。命が助かった経験を通して内省が進み後悔の念が醸成され,希死念慮が消失していることが言語的に明確に語られれば,差し迫った再企画の危険は少ないと考えられる。しかし,この際にも再度の自殺企図は行わないこと,および希死念慮が高まる場合には直ちに医療スタッフに伝えることを約束してもらうことが重要である。
② 企図がくり返されないよう,安全で保護的な環境(ex 医療スタッフあるいは家族が常時付き添う環境)を提供する
③ 自殺企図に及んだ背景に存在する苦痛を包括的に評価する。この際,身体的・心理的・社会的な要因すべてに言及する必要がある
④ 同定された苦痛症状を緩和するために,多職種による医療チームを結成する
⑤ 医療者が理解した患者の苦痛を患者自身に伝え,その苦痛を可能なかぎり和らげる努力を継続的に行うことを約束する
⑥ 希死念慮の再度の高まりは,背景に何らかの苦痛の増強があることを示唆するので,自殺企図という行為に及ぶのではなく,その気持ちを医療者に言葉で伝えてもらうよう依頼し,そのことについての約束をしてもらう
⑦ 自殺企図の存在は,その後の自殺既遂の最大の危険因子である。苦痛緩和後も,定期的に患者の状態のモニタリングを行う

Advance 精神科専門病院,病棟への転院,転棟などについて
患者に深刻な自殺企図がみられた場合には,精神科専門病院,病棟への転院,転棟なども一つの選択肢ではあるが,予後が限られた終末期の症例などでは,これらが実行されることは極めてまれである。自殺の危険性の評価を行うとともに,医療スタッフや家族と相談し,安全を考慮したうえで,最もよい QOL を維持可能な療養環境を考

> える必要がある。残された時間の生命や生活の質を保つことを念頭
> におく必要があるので，単に「自殺を予防することを最優先する」
> という観点からのみでは答えが出せず，多くの場合，難しい決定を
> 余儀なくされる

2. 自殺後の対応

自殺既遂があった場合の，家族，周囲の患者，担当医療スタッフへの対応を述べる。

1) 家族

患者の突然の予期せぬ死に直面することは家族にとって極めて大きな衝撃であり，その後に，うつ病や外傷後ストレス障害などに罹患する危険性が高くなることが知られている。

医療スタッフが可能なかぎり早期に面談を行い，家族の抱くつらい感情の表出を促し，それに共感することが重要である。その際，医療スタッフが感じている悲しみなどの気持ちもオープンに伝えることが，家族の感情表出を容易にさせる。また，治療に最善を尽くしたことを伝えることも重要である。

悲嘆が非常に強い場合は，精神科医など精神保健の専門家への受診の手助けをする。状況が許せば家族の了承を得たうえで葬儀に出席することも，家族，医療スタッフ双方にとって喪の作業を進めるうえで有用である可能性も示唆されている。

2) 周囲の患者

入院中に自殺が生じた際には，同室の患者など親しい関係にあった患者への影響を考慮する。まれではあるが，一人の患者の自殺を契機として短期間の間に同じ病院や病棟で複数の自殺が生じる事例（いわゆる群発自殺）が知られており，このような事態を防ぐためにも，患者間の交流や自殺のハイリスク患者を把握し，注意深くモニタリングする必要がある。

3) 医療スタッフ

担当医や看護師の心理的な衝撃も極めて大きい。医療スタッフは，驚愕，否認，孤立感，離人感，自責感，自信の喪失，不安感，

怒りなど様々な感情に苛まれる。同様の経験を有する同僚や上司に相談したり、孤立感や自責感を軽減するなど自分自身に対する援助を積極的に求めることが推奨される。

精神科医は、自殺の事例に直接関与していなくても、他の医療スタッフの衝撃を和らげるために、心理的な援助を提供するなど積極的に働きかけるべきである。

4）デスカンファレンス（症例検討会）

患者の自殺が起こった場合、当該病棟には沈うつで張り詰めた独特の雰囲気が漂い、病棟の健全な療養機能を低下させてしまうことが多い。患者の自殺によってもたらされた影響を適切に扱っておかないと、多くの医療者に心的外傷や後悔の念を残し、その後の医療者のメンタルヘルスや患者ケアに有形無形の影響を及ぼしうる。デスカンファレンスを行うことは、最も重要な取り組みの一つである。精神科医は、直接自分が関わっていない症例であっても、積極的にデスカンファレンス開催のコーディネーションに関わっていくことが望まれる。

> **Do　デスカンファレンスの開催**
> ① 担当医、担当看護師、当該病棟の看護師長をはじめ関係医療スタッフの出席を可能なかぎり促す
> ② できるだけ早期（できれば自殺後1週間以内）に開催する
> ③ 司会はできるだけ精神科医が行う
> ④ 医療スタッフの抱く複雑な感情の表出を促す
> ⑤ 特定の医療者（ex 担当医やたまたま夜勤で担当した看護師など）がスケープゴートにされないよう、十分に配慮する
> ⑥ 自殺に至る治療経過を冷静に振り返る
> ⑦ その際に、自殺に関する一般事項や知識（ex 現実的には自殺を予測することや予防することが難しいこと、自殺を経験した医療スタッフは複雑でつらい感情を抱くことなど）にも触れる
> ⑧ 今後の患者ケアに生かせるような結論に収束できるように進行する

5) がん専門病院での実際の取り組み例

自殺に遭遇した際に,国立がん研究センターで行っていたわれわれの対応を紹介する。なおこれは,精神科に依頼されていた入院患者が自殺した場合を想定したものであるので,適宜職種を読みかえて参考にしていただきたい。

> 実際の取り組み例
> ① 精神科グループとして複数のスタッフで対応する(最低2名)。
> ② 担当精神科医は,担当医,看護スタッフと協力し,家族のケアにあたる。状況に応じて,看護師にしばらくの間(ex 四十九日まで),家族と連絡をとることを提案する
> ③ 他の精神科スタッフが,医療スタッフのケアや症例検討会の開催などのコーディネートを行う
> ④ 個々の医療スタッフに関しては,必要に応じて個別的な面接を行うが,精神医学的問題が顕在化している場合や予防的な介入が望まれる場合は,職場に十分再適応可能となるまでフォローアップする

●おわりに

自殺はまれな事象ではあるが,一度発生すると,その与える影響は極めて大きいものとなる。一方,その前段階の希死念慮で精神科医に紹介されることもまれではないが,なかでも進行・終末期のがん患者の診療にあたっては,一般精神科臨床での知識に加えて,がん患者に特有の関連要因をぜひ知っておきたい。

現時点においては,自殺の完全な予防は不可能であることに加え,ある種の要件を満たせば,その合理性を支持するものもいる。しかし,がん医療に携わる医療スタッフとして心にとめておきたいことは,良好な患者-医師関係が築かれたうえで,身体症状が最大限に緩和され,心理社会的側面に対しても適切なケアが十分提供されていれば,患者が自ら死を望むことは多くはないという事実である。

参考文献

1) Breitbart W：Suicide in cancer patients. Oncology (Williston Park) 1：49, 1987.
2) Breitbart W, Rosenfeld B, Pessin H, et al：Depression, hope-lessness, and desire for hastened death in terminally ill patients with cancer. JAMA 284：2907-2911, 2000.
3) Coyle N, Sculco L：Expressed desire for hastened death in seven patients living with advanced cancer：a phenomenologic inquiry. Oncol Nurs Forum 31：699-709, 2004.
4) Chochinov HM, Wilson KG：The euthanasia debate：attitudes, practices and psychiatric considerations. Can J Psychiatry 40：593-602, 1995.
5) Chochinov HM, Wilson KG, Enns M, et al：Depression, Hopelessness, and suicidal ideation in the terminally ill. Psychosomatics 39：366-370, 1998.
6) Filiberti A, Ripamonti C, Totis A, et al：Characteristics of terminal cancer patients who committed suicide during a home palliative care program. J Pain Symptom Manage 22：543-544, 2001.
7) Henriksson MM, Isometsa ET, Hietanen PS, et al：Mental disorders in cancer suicides. J Affect Disord 36：11-20, 1995.
8) Kaye NS, Soreff SM：The psychiatrist's role, responses, and responsibilities when a patient commits suicide. Am J Psychiatry 148：739-743, 1991.

〈明智龍男〉

11 • せん妄

せん妄とその症状（特に妄想，幻視，精神運動興奮）は，患者のみならず家族，医療者に強い苦痛と負担を強いる。

がんという身体疾患があるからせん妄は治らない，治療する意味がないとの誤解が非常に多いが，予後が数日に迫っても，適切な対応をとることで半数は症状の改善を図ることができる。たとえ難治性のせん妄であっても妄想や行動障害には対処可能である。せん妄に伴う精神運動興奮や気分の不安定さは，疼痛のコントロールが悪化したと誤解されることが多いが，その背景にあるせん妄を見落とさないことが大切である。

低活動性せん妄も患者に苦痛な体験を強いるので，危険行動がなくとも患者の苦痛の軽減を目的に，適切に対応する。

Don't「対応が困難」なせん妄と「難治性」のせん妄は異なる。「対応が困難」だからとむやみに鎮静をかけない

● 主な原因と改善の可能性

Point 治療反応性がよいせん妄と難治性のせん妄を区別する

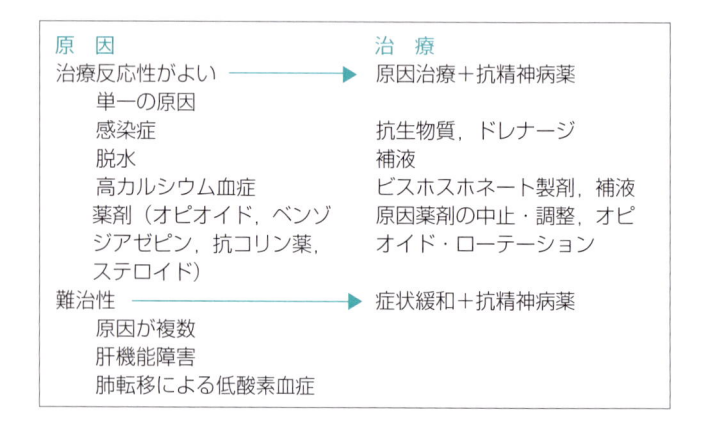

原　因	治　療
治療反応性がよい ──▶	原因治療＋抗精神病薬
単一の原因	
感染症	抗生物質，ドレナージ
脱水	補液
高カルシウム血症	ビスホスホネート製剤，補液
薬剤（オピオイド，ベンゾジアゼピン，抗コリン薬，ステロイド）	原因薬剤の中止・調整，オピオイド・ローテーション
難治性 ──▶	症状緩和＋抗精神病薬
原因が複数	
肝機能障害	
肺転移による低酸素血症	

分類

1) 過活動型，2) 低活動型，3) 混合型に分類される。

診断

DSM-IV の診断基準が標準であるが，一般病棟でせん妄を認知してもらうには CAM のほうが実践的といえる。

AB は必須項目。これに加えて C または D のいずれかを満たせばせん妄状態と判断する。

> Confusion Assessment Method (CAM)
> A 急性発症と症状の動揺
> B 注意力の欠如
> C 思考の散乱
> D 意識レベルの変化

評価と対応の方針

せん妄の鑑別診断は莫大である。それにもかかわらず，患者の注意力が障害されているために，十分な病歴聴取や身体所見が得られないことがしばしばある。上記の問題に対応するために，系統立てた鑑別・検査を行う。

> 系統立てた病歴の聴取・対応
> ① せん妄を生じうる誘因は何か
> ② がん治療がどの段階にあるのか
> ③ 病歴から関係する症候が得られるか
> ④ 誘因から考えられる鑑別診断には何が挙げられるか
> ⑤ どのような処置・治療・投薬が症状に関係しているのか
> ⑥ 診察では症候が存在するのか
> ⑦ 鑑別を進めるためにどの検査が効率的であるか，検査から得られる情報と患者の負担を秤にかけて，患者にとって利益があるのか
> ⑧ 診断を確定する前に，どのような処置が必要か

評価

1. 誘因
1) 高齢：70歳以上で約30%が入院中にせん妄を呈する
2) 認知症, せん妄の既往
3) 脳梗塞の既往
4) 薬剤：内服薬について, せん妄症状出現前後の変更を含めて調べる
5) アルコール摂取
6) 臓器障害：呼吸器障害, 循環障害, 腎機能障害, 肝機能障害
7) 視覚障害：白内障, 眼鏡を忘れた
8) 聴覚障害：難聴, 補聴器を忘れた

2. がんに関連する病歴

① がん種
② 病期：stage, 転移の有無
③ 治療の経過：積極的抗がん治療中, 抗がん治療中止後
④ 受診前の薬剤開始・増量の確認（オピオイド, ベンゾジアゼピン, 抗コリン薬, ステロイド）

Point
1 頭頸部がん, 食道がんの場合, アルコール関連障害の合併が多い。飲酒歴の確認が必要
2 オピオイドは, 増量した直後か, 変更したかどうか, 連続してレスキューを使用したかどうかを確認する

3. 入院中の経過

① 入院時の精神症状
② 薬剤：投薬量, 内容
③ 処置
④ 転倒の有無
⑤ バイタルサイン
⑥ 食事量, 水分摂取量（輸液量）
⑦ 排泄量
⑧ 点滴, カテーテルの留置日数

Point
1 入院時の説明の理解の程度を確認する
2 脱水の有無を皮膚の緊張度,尿で確認する

4. 症状の評価

疼痛の合併,離脱症状の有無を判断するため,自律神経症状に注意。低活動性せん妄は行動障害が少ないため,見落とされがちである。

① せん妄の発症時期
② 経過:急性か慢性か
③ 日内変動:一般に夜間に増悪する
④ 現在の意識レベル
⑤ 症状の動揺
⑥ 幻覚・妄想
⑦ 振戦,頻脈,発汗
⑧ 発熱
⑨ せん妄のサブタイプを判断:過活動型,低活動型,混合型

5. 身体所見

せん妄が重度の場合,疼痛の有無を問診で確認することは難しい。苦悶用の表情がないか,特定の体位ばかりとっていないかなどの客観的な観察,血圧や脈拍など自律神経症状を積極的に調べる。

① 全身状態
② バイタルサイン:発熱,呼吸数,頻脈,徐脈,低血圧
③ 呼吸:呼吸数,喘鳴,喀痰の有無,酸素飽和度
④ 循環:脈の不整
⑤ 皮膚:緊張度低下,褥瘡,黄疸,斑状出血,発疹
⑥ 腹部:膨満,腸雑音,打診,圧痛
⑦ 四肢:チアノーゼ,浮腫
⑧ 疼痛の有無,場所,性状,強度
⑨ 便秘,尿閉の有無
⑩ 悪心,嘔吐の有無
⑪ 呼吸困難感の自覚
⑫ 神経学的所見:高次機能
　　　　　　　　中枢神経　構音障害,眼振,眼球運動障害
　　　　　　　　運動感覚障害　麻痺,脱力,しびれ
　　　　　　　　協調運動　失調

6. 検査

 脱水，高カルシウム血症は治療可能な代表的な原因である。見落とさないようにする。

血算と白血球分画	貧血，脱水，炎症反応の確認
生化学	CRP，電解質（Na，K，Ca），血糖，肝機能，腎機能

Advance
1 頭頸部がん，食道がんの場合は，ウェルニッケ脳症も鑑別に入れる
2 胃がん術後の場合，食事摂取量が低下しており，まれにビタミンB群欠乏がある

```
胸部 Xp
頭部 CT，頭部 MRI
```

- 肺炎の合併，胸水の有無，がん性リンパ管症，無気肺に注意する
- 頭部画像検査では，脳転移や髄膜炎，水頭症の有無に注意する

7. 時に考慮される検査
1) 腰椎穿刺：患者のリスクとベネフィットを考えて施行するか判断する。
2) NH_3血中濃度：肝性脳症
3) 脳波：てんかん発作など他の意識障害との鑑別が必要な場合
4) 凝固系検査：DIC
5) 血清浸透圧，ADH：SIADH
6) 自己抗体：腫瘍随伴症候群

● 意思決定能力の評価

 ここでいう意思決定能力は，担当医や医療チームが行う説明を患者が理解できるか，判断できるか，コミュニケーションの障害の有無を判断することであり，法的能力とは別である。
 判断には一定の基準はあるものの，確立した法的判断基準があ

るわけではない。患者の利益を第一に考えて、患者の意向をふまえて個別に対応する。判断に至る過程を診療録に記載し、くり返し評価する必要がある

① 理解	患者が医学的な診断や治療の内容、治療の選択肢について説明された内容を理解できるかどうか
② 認識	疾患や治療について理解したことを自分の状況にあてはめて考えることができるかどうか
③ 論理的思考	治療に関する情報や自分の希望を論理的方法で処理できるかどうか
④ 選択を表明する能力	選択した内容を伝えられる能力があるかどうか

(Appelbaum P, 1998)

● 対応

せん妄の総合的な管理
1. 原因の同定とその治療
2. 症状管理：薬物療法
3. 症状管理：環境調整
4. 家族支援・教育
5. 担当医・病棟スタッフへの支援・教育

1. 原因の同定と治療

可逆的な原因を確実に同定し、対処する。回復の可能性が高い原因を見落とさない。

回復の可能性が高いせん妄の原因
脱水　高カルシウム血症　薬剤（オピオイド，向精神薬）　感染

- 経口モルヒネ 90mg/日を超えると、せん妄のリスクが有意に高くなる
- オピオイドによるせん妄の場合、同時に脱水による代謝産物の蓄積が重なることが多い。水分補給を同時に行う

2. 症状管理：薬物療法

大半の場合，薬物療法による管理が必要である。抗精神病薬単剤少量から始め，治療効果をみながら漸増する。

> **Don't**
> 1 ベンゾジアゼピン系単剤は用いない（治療効果がない）
> 2 パーキンソン病治療薬は併用しない（特に，抗コリン薬は避ける）
> 3 多剤併用をしない（ノバミン®に注意）

※従来，せん妄に対する抗精神病薬の使用は，保険適応外となり，保険審査上査定の対象であった。2011年9月28日付「医薬品の適応外使用に係る保険診療上の取り扱いについて」（厚生労働省保険局医療課発）があり，ハロペリドール，リスペリドン，ペロスピロン，クエチアピンに関しては，「器質的疾患に伴うせん妄，精神運動興奮，易怒性」に対して処方した場合，当該使用事例を審査上認めるとの通達が出た。

1）内服可能な場合

a 定型抗精神病薬

ハロペリドール（セレネース®）（1.5mg）
1錠　　分1　　眠前（★★★）

・0.5-2mgから開始，効果不十分の場合には同等量をくり返し追加，必要量を滴定し，翌日の投薬量を決定する
・錐体外路症状の発現頻度が高いことから，内服可能な場合は，非定型抗精神病薬を第一選択にする機会が多くなっている

b 非定型抗精神病薬

リスペリドン（リスパダール®）内用液
1mg（1ml）分1　　眠前　（★★★）

・0.5-2mgから開始する。維持量は0.5-4mg。夕方以降に投薬をまとめることが多い
・腎機能障害時の投薬は減量する（活性代謝産物が腎排泄である）

オランザピン（ジプレキサ®） 2.5mg
1錠　　分1　　　眠前　(★★★)

- 2.5-5mg から開始。維持量は 2.5-20mg
- 夕方以降に投薬をまとめることが多い
- 口腔内崩壊錠があり，嚥下が難しい場合でも投薬が可能である
- 錐体外路症状が少ないこと，難治性嘔吐に有効との報告がある
- 糖尿病に忌避

クエチアピン（セロクエル®） 25mg
1錠　　分1　　眠前　(★★★)

- 25-50mg から開始。維持量は 12.5-200mg
- 夕方以降に投薬をまとめることが多い
- 鎮静作用が比較的強い
- 半減期が短く（3-6 時間）残りにくい
- せん妄のリスクの高い不眠に用いられる場合がある（特に高齢者の不眠）
- 糖尿病に禁忌

アリピプラゾール（エビリファイ®） 6mg
1錠　　分1　　夕

- 鎮静作用がほとんどなく，低活動性せん妄を中心に処方される
- アカシジアに注意が必要

2）内服が困難な場合

消化管閉塞や悪心，嘔吐など経口が困難な場合，興奮が著しい場合にやむを得ず非経口投薬を考える。ブチロフェノン系抗精神病薬が基本である。

ハロペリドール（セレネース®）1A（5mg）＋ 生食 50ml
1日1回　　　寝る前　点滴静注　30 分から 1 時間かけて

ハロペリドール（セレネース®）0.5A
1日1回　　　寝る前　皮下注

- 循環器疾患を合併する場合，ハロペリドールを高用量で用いる場合は，不整脈に注意して施行する
- 患者への負担を考慮して皮下注を用いることがある。血中濃度の立ち上がりは筋注と同等といわれ，あえて筋注を選択するメリットはない

● 抗精神病薬単剤で精神運動興奮が治まらない場合，睡眠覚醒リズムが回復しない場合，ベンゾジアゼピン系薬剤を併用する

ハロペリドール（セレネース®）1A（5mg）＋　　　（保険適応外）
フルニトラゼパム（ロヒプノール®）0.5-1A（1-2mg）＋
生食 100ml
1日1回　　寝る前　　点滴静注　1-2 時間かけて

ハロペリドール（セレネース®）1A（5mg）＋　　　（保険適応外）
ミダゾラム（ドルミカム®）1A（10mg）＋
生食 100ml
1日1回　　寝る前　　点滴静注　5 時間かけて

・せん妄の遷延を予防するために必要最小限用いる
・呼吸抑制に注意する

● 興奮が著しく他の方法がない場合，やむを得ずフェノチアジン系抗精神病薬を用いることがある

クロルプロマジン（コントミン®）1A（10mg）＋　（保険適応外）
生食 100ml
1日1回　　寝る前　　点滴静注　1 時間以上かけて

・少量から開始し漸増する
・血圧の変動に注意する
・抗コリン作用がありせん妄の増悪を招くことがある。くり返し症状評価を行い，改善が乏しい場合には他剤を考慮する

● 経静脈路を確保することが困難な場合は持続皮下注を用いる

ハロペリドール(セレネース®) 2A (10mg) + 　　　(保険適応外)
ミダゾラム(ドルミカム®) 2A (20mg) + 　生食 4ml (計10ml)
0.5ml/ 時で持続皮下注
1時間量早送りして開始 (21時から6時まで)
せん妄増悪時1時間量早送り　1時間あけてくり返し可能

3) 低活動性せん妄への対応

> **Don't**　自発性が低下している病態をうつ病と間違えない

　基本は高力価の抗精神病薬での対応だが，治療反応性は概して低い。その場合に，エビデンスとして確立していないが，経験的にガランタミン(レミニール®)，リバスチグミン(イクセロンパッチ®)，ペモリン(ベタナミン®) やドネペジル(アリセプト®)を用いることがある。

ペモリン(ベタナミン®) (10mg) 1錠　　　　　　　(保険適応外)
分1　朝食後

3. 症状管理：環境調整
　注意力・見当識を支持するような調整を行う。
　せん妄の認識は概して低い。具体的な対応方法をチームで協働して試みる。

---
① 睡眠覚醒リズムの回復：睡眠の確保，日中の覚醒を促す
② 見当識低下への支援：時計やカレンダーを置く
　　　　　　　　　　　　眼鏡，補聴器を使う
③ 適度な明るさを保つ
④ コミュニケーションや働きかけはゆっくり簡明に
⑤ 安全への配慮：ルートが見えないようにする
　　　　　　　　24時間の持続点滴を避け日中のみにする
　　　　　　　　持続皮下注にする

> **Don't** むやみに身体抑制をしない
>
> 身体抑制は抑制自体が患者や家族の苦痛の原因になる。重大な事故の危険性が高い，救命のためにやむを得ない場合のような，絶対に必要な場合以外は安易に用いない

4. 家族支援・教育

せん妄に対する家族の誤解が多い。特に，痛みの訴えが混じると，適切な治療を受けていないのではないかとの疑いが生じ，担当医との信頼関係が損なわれる危険がある。

> 家族の心配の例
> ・不安に耐えられなくなっておかしくなったのではないか
> ・痛みが取れないから怒っているのではないか
> ・モルヒネのせいでおかしくさせられたのではないか
> ・病院に無理矢理入れられたと怒っているのではないか

> **Do**
> 1 家族にせん妄とその原因，治療について説明し，家族の不安を解く；特に精神病や認知症になったのではないこと
> 2 家族の苦労をねぎらい，休養を勧め，介護を抱え込みすぎていないか，疲弊していないか確認する
> 3 家族の積極的な関わりを促し，関わり方に関する不安を解くことも大切である；側に親しい人がいるだけでも患者が安心すること，幻視や妄想に無理に合わせなくてよいこと

家族への説明例
【脱水によるせん妄の説明】
・今のように，つじつまの合わないような話をされたり，見えてもいないようなものが見えているような状態をせん妄と言います。これは熱が出たり水分が足りないといった体の状態をきっかけに，脳機能がうまく働かなくなった状態です。ぼーっとしてうつらうつらしたり，夜になると混乱して落ちつかなくなったりします。夢と現実が混ざったような夢うつつのような状態です

・これは体の症状の一つであり，呆けてしまったとか精神病になったわけはありません。「こころのもち方」とか「気が弱いから」出てしまう症状でもありません。あくまでも体の病気からきているものです
・治療のために入院されている方の場合，2割から3割くらいの方が，この症状で困ったり，悩んだりされます。決してまれなことではありません

【対応に関する説明】
・ご家族の方もお疲れではないでしょうか。無理をせず休んでください。心配なことがありましたら，遠慮なくおっしゃってください
・まわりの様子がわからないために，不安になったり混乱されたりすることがありますが，慣れ親しんだものは，混乱したなかでもしっかりとわかります。身近なご家族が側におられるだけでも安心されます
・つじつまの合わないことを話しかけられたりすることもあるかもしれません。そのときは無理に正したり，話を合わせる必要はありません
・側にいて何をしていいかわからないとお困りになることがあるかもしれません。普段通りに声をかけていただき，足をさすったりしてくださるだけでも患者さんは安心されます

【オピオイドの使用に家族が不安を感じている場合】
・がんで治療中の患者さんの場合，せん妄はいくつかの体調不良が合わさって出てくることが多いのです。「麻薬」のせいだけではありません。オピオイドを減らすと痛みが出てきてしまい，かえって悪くなることがありますので，このまま使用しながら，治療を進めていきましょう。どうしても合わない場合には種類を変えることで，痛みを出さずに対応することができます

【治療の説明】
・体に負担がかかって出てきた症状ですので，体の治療を進めながら夜にしっかりと休んでいただけるように併せて進めていきます
・せん妄の症状は脳の機能不全から起きていますので，脳の伝達物質やホルモンの乱れを調整したり，神経を保護する薬を使って治療を進めていきます。治療を進めることで，患者さんのつらさを和らげることができます

・薬による治療を進めるにあたり，副作用はできるだけ出ないように少しずつ慎重に調整をしていきます。しかし，薬の効き方には個人差がありますので，時に効きすぎて眠気が出てしまうことがあります。その場合には，すぐに薬の量を減らしたり，他の薬に切り替えることもします

5. 担当医・病棟スタッフへの支援・教育

情報を担当医・病棟スタッフと共有し，チームでの支援体制を築く（緩和ケアチーム，精神科医だけで抱えこまない）。

> チーム医療での情報の共有
> ① せん妄の原因は何か
> ② 治療反応性はよいのか
> ③ 治療の方向性：抗がん治療を続けるのか，緩和ケアへの移行を考えるのか
> ④ 療養場所：入院を続けるのか，外来に移すのか，在宅医に紹介するのか
> ⑤ 患者を悩ませているものは何か
> ⑥ 家族は疲弊していないか：介護に参加できる家族がいるのか
> ⑦ 患者・家族の希望は何か
> ⑧ 医療チームが困っていることは何か
> ⑨ 目標の設定：治療の完遂か，退院か，在宅への移行か，緩和ケア病棟への転棟か

Point

1 チームでの管理体制（勤務時間外の対応を含めて）を構築する
2 担当医に具体的な見通し（暫定でもよいので，いつ頃までに改善が図れるのか）を明確に伝える
3 担当スタッフにせん妄の症状，観察ポイント，対応について具体的に伝える
4 薬物療法の目的，内容，評価方法，起こりうる有害事象に関する情報を共有する。一般病棟では抗精神病薬に関する経験が少ない。抗精神病薬は睡眠導入薬と異なること，眠らせるために使っているのではないこと，薬効が現れれば見当識や注意力が回復してくることを説明する

担当医への説明例（見通しを伝える）
【脱水によるせん妄】
脱水を主因とするせん妄です．睡眠覚醒リズムの障害，注意力の障害がありますので，補液と同時に抗精神病薬を用いた薬物療法を進めていきます．詳しくは毎日の状況を評価してからになりますが，おそらく脱水が改善し睡眠リズムが戻れば，3日後頃には興奮も落ちつき，簡単なコミュニケーションもとれるようになるかと考えています

病棟スタッフへの説明例
【せん妄の説明】
・○○さんの症状（夕方から落ちつかなくなり，興奮したり，ナースコールを連打）ですが，背景にはせん妄が疑われます．せん妄が生じると十分に注意力が働かなくなります．そのため，周囲の様子がつかめず不安が増したり，あるいは不安や困ったことが生じたとしても，助けを求めたりする考えが浮かばなくなり，まとまった行動がとれなくなります
・注意が続かないために，考えをまとめたり段取りをつけることは苦手になります．脳の機能不全の状態ですので，くり返し説明をしても，理解することは今の段階では難しいです

【症状への対応】
・せん妄の本体は脳の機能不全による認知障害です．認知障害を改善する目的で抗精神病薬を用います（寝かせるためではありません）
・抗精神病薬は睡眠薬ではありません．興奮が強くなった場合はいつでも追加して使用できます．朝方でも問題ありません

【見通しの説明例】
・○○さんの症状ですが，脱水と感染を原因とするせん妄と判断します．本日夕方よりリスパダール内用液を開始します．治療効果が出てくると，睡眠リズムが回復するとともに，注意力も回復し，会話の内容も理解できるようになります．おおよその目安として，3日後には睡眠リズムの回復，1週間後をめどに注意力の回復を目指しています．ただし，毎日の様子を見ながら時期を見極め，修正します
・せん妄の回復とともに，疼痛を自覚すると予想されます．会話が困難なため自覚症状の評価は難しいので，表情や体動など客観的な症状評価も積極的に進めてください

・注意力が回復しましたら,治療状況も判断できるかと存じます。病状説明と今後の治療方針についての面談ですが,週明け頃には可能かと存じます。ただし,せん妄症状は日内変動があります。注意力が安定する午前中のほうが確実です

● せん妄の指示例

1. 投薬
   ○/○より下記の投薬を開始
   1) リスパダール内用液　1ml 分1　寝る前

2. せん妄増悪時（会話のまとまりがないとき,幻視を訴えるとき）
   1) リスパダール内用液　1ml　追加内服
      1時間後再評価,改善なければ再度実施
   2) 興奮が強く内服が困難な場合
      セレネース　0.5A　皮下注

3. せん妄症状評価のため,夜間の睡眠状況（入眠の時間・状況,中途覚醒の有無,起床時間・状況）の観察をお願いします。

4. 緊急時
   興奮が著しい場合,疼痛が出現した場合
   緩和ケアチーム　○○までコール（PHS：○○○）
   症状を評価して,精神科医××に連絡して対応します。

　　　　　　　　　　　　　　　　　　△△病院　緩和ケアチーム

● 非常勤勤務の場合のポイント

　一般病棟のスタッフは,せん妄状態の患者を「患者のなかで何が起こっているのかわからない」不安を抱えながらケアをしている。地道にではあるが,せん妄の症状評価,観察ポイントがわかるチームメンバーを育てていくことが大切である。

① せん妄の病態や症状,起こりうる事態（転倒,点滴抜去,面談が理解できない）をスタッフと相談しながら挙げていき,その場合の対応方法を決める
② 常勤スタッフで対応できないような緊急の事態に対応する体制を決めておく
③ 緊急の連絡先を示す

● 終末期せん妄

せん妄のなかには背景因子が重篤であったり，複数の因子が関係しているために，不可逆的な状況を呈する場合があり，多くは死の過程に重なる面がある。このような状態を総称して終末期せん妄と呼ぶ。

Point 一般的に，
- 原因に対する直接的な対応を実施
- 不可逆的な病態に移行（肝不全，腎不全など）
- 標準的な抗精神病薬による治療に反応しない

段階と判断される場合，終末期せん妄と考える

終末期せん妄であっても，妄想や幻覚は患者にとり苦痛を伴う体験であり，適切な対応が必要である。しかし，薬物療法を実施すると，抗精神病薬の薬効よりも鎮静作用が前面に出てしまい，かえって家族とのコミュニケーションを阻害する場合がある。

Point 終末期せん妄をめぐるポイント
① どの時点で終末期せん妄と判断し，積極的な治療から症状緩和に切り替えるのか
② 適切なケアは何かを意識する

Point 終末期せん妄に対して求められるケア
① 不可逆的となりうることに対して，あらかじめ見通しを立て，家族に伝える
② コミュニケーションがとりづらくなる前に別れの準備を進める
③ 患者の意向に沿った症状緩和を行う
④ 家族と医療者が目標を共有する
⑤ 家族の負担に配慮する
⑥ 適切なケアが実施されているか否か，多職種の視点でくり返し見直す

参考文献

1) Boettger S：Delirium. Psychosomatic Medicine（eds. Blumenfield M, Strane JJ）. pp.493-512, Lippincott Williams & Wilkins, Philadelhia, 2006.
2) 薬物療法検討小委員会編：せん妄の治療指針・日本総合病院精神医学会治療指針1. 星和書店，東京，2005.

（小川朝生）

12 ・ 認知症

　厚生労働省の人口統計によると，2010年に日本は高齢化率が23.0%（65歳以上の人口比率）となり超高齢化社会を迎えるに至った（アメリカは13.1%，イギリスは16.6%）。

　がんも認知症も老化そのものが発症に関係し，がん罹患者が増えているのは，高齢者人口が増加していることを反映してもいる。また，抗がん治療の進歩により，80代のがん患者に治療を行う例もまれではなく，今後も増加すると見積もられる。当然，認知症を合併したがん患者も増加すると予想されるが，認知症を合併しているから治療の適応がなくなるということではなく，個々の患者に合わせた適切な治療を提供する必要が高まる。

　認知症は，高齢者の合併疾患の一つとして重要である。認知症自体がセルフケアの障害を通してリスク因子になるのみならず，せん妄や抑うつ状態など精神医学的対応が必要となったり，適応力の低下から社会的機能不全を呈することもある。介護の負担から家族の精神的健康にも影響する。

　また，高齢者のがんは若年者に比べて進行がゆるやかであるといわれるが，実際は，加齢に伴う合併症によるがん死以外の死亡の割合が少なくない。高齢者の治療を実施するにあたっては，がんの診断のみならず，身体機能評価，精神機能評価，社会的機能評価をふまえた判断が必要である。

● 疫学

　高齢化に伴い認知症患者も増加し，2010年でおよそ200万人が認知症に罹患していると見積もられている。

● 年齢別の罹患率

　65歳:1.5%，70歳:約4%，75歳:約7%，80歳:約15%。

● 分類

　四大認知症について**表1**に示す。

表1 認知症の病型

	発症のメカニズム	障害部位	中核症状
アルツハイマー病	アミロイドβ蛋白の脳内沈着が原因となって，神経原線維変化が生じ，神経細胞死にいたる	側頭葉・頭頂葉を中心とした症状から始まり，次第に全般的な機能低下にいたる	**記憶障害**：最近の出来事が思い出せない，思い出せない・忘れたこと自体に気づくことが難しい **見当識障害**：時間や場所，人物の認識が難しくなる。最初は昼と夜を間違え，夜中に雨戸を開けたりすることで気づかれる。次第に道に迷うようになる **実行機能障害**：物事の段取りを組むことが難しくなる。仕事を効率よくこなせなくなる。女性では，切る・焼く・炒めるなどのそれぞれの動作はできるものの，一つの料理を完成させることができなくなる
血管性認知症	脳血管障害に関連して出現した認知症を総称する	梗塞・出血を生じた部位に関連して機能障害が生じる	**情動の変動**：気分の変化（怒りっぽくなる，ちょっとしたことで泣く）が生じやすい **覚醒レベルの変動**：1日や数日のなかで意識レベルの変動があり，せん妄を生じやすい **記憶障害**：最近の出来事が思い出せない，思い出せない・忘れたこと自体に気づくことが難しい **実行機能障害**：物事の段取りを組むことが難しくなる。仕事を効率よくこなせなくなる。女性では，切る・焼く・炒めるなどのそれぞれの動作はできるものの，一つの料理を完成させることができなくなる
レビー小体病	αシヌクレインが蓄積し，レビー小体となり，神経細胞死を誘導する	後頭葉を中心とした症状（幻視）から始まり，次第に全般的な機能低下にいたる	**覚醒レベルの変動**：1日のなかで意識レベルの変動があり，注意力の障害が出る。せん妄を生じやすい **幻視**：鮮明でありありとした幻視が出やすい **パーキンソン症状**：前傾姿勢やすり足歩行，姿勢反射障害，固縮などが出やすい **抗精神病薬への過敏性**：少量でもパーキンソン症状や過鎮静が生じやすい
前頭側頭葉変性症	3リピートタウの蓄積が関係	前頭葉から側頭葉にかけての機能障害	**常同行動**：同じ言動を日課のようにくり返す **脱抑制**：欲求のコントロールが難しくなり，周囲への配慮に欠ける言動が増える **注意力障害**：注意の転導性亢進，集中維持が難しくなる。ちょっとした周囲の刺激に反応してしまい，作業を続けることが難しくなる

周辺症状	ケアのポイント
抑うつ,意欲の低下:実行機能の低下に伴って,作業の負荷が大きくなるなどの環境要因と神経細胞の脱落という器質的な要素がからむ **妄想**:物盗られ妄想が多い(物をどこかにしまい,しまった場所がわからなくなる。そうなると,身近な介護者が盗んだと確信して責める) **徘徊** **失禁**	認知症の進行を遅らせる塩酸ドネペジルの使用 周辺症状(意欲の低下,妄想,徘徊,失禁)などの行動障害が出現するメカニズムを発見し,その対処をする
意欲の低下,抑うつ:梗塞・出血に関連した脳機能の低下 **人格の先鋭化**:人格の特徴がより強く出てくる。慎重な性格が頑固で融通の利かない人格に,マイペースな性格が自己中心的な人格に,気さくな性格が,無遠慮で横柄な人格になる	梗塞・出血に関連した神経症状への対応(嚥下困難,片麻痺など) 安定した環境の提供 せん妄の予防と対処
抑うつ・不安:病初期には記憶障害や幻視に先行して,意欲の低下や抑うつ気分,不安焦燥感で受診する場合がある **パーキンソン症状**:突進歩行,転倒	抑うつ・不安に対しては,環境調整や薬物療法を行う 幻視に対しては,塩酸ドネペジルを使用する せん妄に対しては,パーキンソン症状の出現しにくい非定型抗精神病薬を少量使用する
被影響性の亢進:外界からの刺激に影響されて,相手の動作をまねたり,同じ言葉を発する(オウム返し)などの症状がでる **自発性の低下,感情の平板化**:進行すると無関心が目立ち始め,最終的には意欲も低下する	常同行為による時刻表的な生活をうまく利用する。外界からの刺激を少なくなるように調整して,同じ時間に同じ職員が同じ対応をとれるようにする

● 診断

DSM-IV-TR による。

認知症の診断基準
① 記憶障害
② 以下の認知障害の1つ
　a) 失語　　b) 失行　　c) 失認　　d) 実行機能
③ 上の認知欠損が，社会的または職業的機能の著しい障害をひきおこしている。病前の機能水準からの著しい低下がある

● 精神腫瘍学における問題点

がん罹患部位によるが，認知症の合併により，非合併に比べ死亡率が上昇する。上昇の理由は，がんとそれ以外の要因両者と関連するが，がん死以外の要因の寄与が大きい。

- 認知症はせん妄，抑うつのリスク因子である
- 意思決定能力の有無が問題になる

● 評価

治療中に認知障害を疑う症状がある場合に，以下の3項目を評価する。

① 精神症状・神経症状の評価，神経心理学的検査
② 安全性の評価
③ 意思決定能力の評価

Advance 認知症を合併した患者の場合，がんの診断時期にすでにstageが進んでいる場合や，病期の評価が不可能な場合が多い

Point 精神症状では，せん妄，抑うつ状態がないか必ず評価する。多発脳転移の場合，精神運動速度の低下などいわゆる皮質下性認知症と同様の症状が進行していることもまれではない

Attention 抗がん治療が考慮・実施されている場合，安全性の評価は重要である。特に，外来の場において以下の問題がある
① 経口抗がん剤の服薬を間違える
② 化学療法に伴うセルフケアができない
③ 治療方針が理解できない，決定できない
④ オピオイドの内服を間違える

意思決定能力の評価

認知症で問題になるのは，インフォームド・コンセントに臨む際に意思決定能力があるか否かであり，治療を行う際にセルフケア能力を評価する。表2を参考に，意思決定能力の有無を判断する（意思決定能力の評価については「うつ病」の節も参照されたい）。

表2 具体的な確認事項

疾患についての理解		診断，疾患の特徴，経過について，患者の理解の度合を確認する
疾患についての認識		説明した疾患の内容が，自分自身に関連していることと認識しているか否かを確認する
治療とその危険性・苦痛についての理解	治療についての認識	治療の名前，治療の特徴を理解しているか確認する
	利点・危険性の理解	利点・危険性を理解しているか確認する
治療についての認識		治療について患者がどのように考えているか確認する
代替治療	選択と理由づけ	名称，特徴，利点，危険性
論理的思考	結果の推測	患者の希望を確認する
	最終的な選択	影響についての理解を確認する
	論理的な一貫性	

> 認知障害が以下の因子と関連するか評価する
> 可逆性の高い認知障害を見落とさない

治療可能な認知障害をひきおこす病態
1. がん（脳転移，がん性髄膜炎，腫瘍随伴症候群）
2. 治療（全脳照射，甲状腺全摘など）
3. 薬物療法（向精神薬，抗コリン薬，オピオイド）
4. 医学的原因
5. 離脱症候群
6. 疼痛その他の身体症状

〈評価項目〉
① 神経心理学検査：MMSE（Mini Mental State Examination）
FAB（Frontal Assessment Battery at bedside）など
② 脳画像検査：頭部MRI（造影），頭部CT（造影）
③ 血液生化学検査：貧血，アルブミン
ビタミンB_{12}，葉酸
甲状腺ホルモン関連（TSH, FT3, FT4）
④ 生理学検査：必要性を判断し脳波検査

Advance　Chemobrain

抗がん治療の進歩により，長期生存者が増加するとともに，抗がん治療自体により認知機能障害を来たすのではないかとの議論がある。特にアメリカで，乳がん患者の生存者を中心に，「集中できない」「頭がぼーっとして考えがまとまらない」などの訴えが出されるようになり，抗腫瘍薬の使用との関連性が議論されている。実行機能障害や空間認知能力の障害などが認められるとの報告もあれば，脳血液関門があるために中枢神経障害はないとの主張もあり，まとまった見解はまだ得られていない

●対応

1. 可逆的な因子があれば，積極的に対応を進める。
2. 適切なサポート（家族，介護保険）があるか確認する。
3. インフォームド・コンセントに支障がある場合には，担当医に伝えて対応を相談する。保護者に情報を伝え，対応を相談する。適宜病院と関係のある法律家に相談をする。
4. 症状管理を行う。意思決定能力を伸ばす働きかけを行う。
   a) 薬物療法：認知改善薬，ドネペジル（アリセプト®），ガランタミン（レミニール®），リバスチグミン（イクセロンパッチ®），抗NMDA受容体阻害薬など
      行動障害に対して，抗うつ薬，抗精神病薬を併用する。使用する際には，抗がん治療薬との相互作用に注意し，併用するメリットがあるか否かを常に判断する。
   b) サポート体制を構築する。
   c) 介護者への支援・教育を行う。特に，抗がん治療に関連するセルフケアについては，担当医との連携を密にとる。

Point 経緯を診療録に詳細に記録する。特に意思決定能力がないと判断した場合には，その判断に至った経緯・根拠を明示する。保護者がいれば承諾書は不可欠である

> 意思決定能力が問題となる場面は，進行がん患者で治療拒否の問題が生じた場合が多い。現時点で，意思決定能力がないと判断された治療拒否のケースにどのように対応したらよいのか，法的な回答はない。成年後見制度の後見人には，生命を左右する医療行為については同意権が与えられていない。意思決定能力の有無は法的な判断ではなく，医師が行う説明を患者が判断できるかどうかを判定するものである。上記のようにその判断には一定の原則はあっても，確立した法的判断基準があるわけではない。原則は患者の利益を第一に，個別に慎重に対応する

認知症をはじめとする加齢が関連する合併症をもった患者の場合，複合要因が多く，若年者に用いられる診療ガイドラインに従う有益性は少ないとの意見がある。がんの早期診断が生命予後の改善に寄与しないとの報告もあり，高齢者に合わせた治療指針が

今後必要になるであろう。

参考文献

1) Appelbaum PS, nad Grisso R: Assessing patients' capacities to consent to treatment. N Engl J Med 319：1635-1638, 1988.
2) 明智龍男：がん患者の意思決定能力に関する諸問題. 医学のあゆみ　205：915-919, 2003.

（小川朝生）

13 • 適応障害

　適応障害は，がん患者に最も多くみられる精神疾患であり，その診断や治療に習熟しておくことは，がん患者の臨床にあたり非常に重要である。しかし，一般の精神科診療の中では適応障害はなじみの少ない診断名であり，それはこの診断の位置づけが曖昧であるからといえよう。すなわち，適応障害はストレス反応性疾患で，通常の心理的反応と大うつ病や不安障害などのはっきりした精神疾患との中間にあって，しかも精神科的なアプローチが必要な状態であり，そうした背景を理解しておかないと，病気ではないと判断して精神科的な治療がなされずに見過ごされる。さらに大うつ病に移行する危険性もあり，精神科的な評価が求められる。

> **Point** 適応障害はストレス反応性疾患である。「病気でない」と判断せず，フォローが必要である

● 診断

　適応障害は，DSM-IV-TR を参考にまとめると，強い心理的ストレスのために日常生活への適応に支障を来たすほどの不安や抑うつなどを呈するものである。そこで，これらの不安や抑うつなどの精神症状が大うつ病や不安障害など他の精神疾患による精神症状ではないことを見分けることが，まず重要である。また，たとえ通常の心理的反応と考えられても，症状は動揺し，その後に大うつ病の診断がなされるほどに悪化する場合もあり，適宜経過を追う必要がある。

> **Do** 大うつ病や不安障害ではないことを鑑別する

　このように，適応障害は成因論的には明らかなストレスの存在を想定する障害であるが，個人の資質や脆弱性の関与も大きく，また症候論的には他の精神疾患との境界に曖昧さをもつという特徴があり，こうしたことを念頭において診断にあたる。

適応障害の診断基準 (DSM-IV-TR)

A. はっきりと確認できるストレス因子に反応して、そのストレス因子の始まりから3カ月以内に、情緒面または行動面の症状が出現する
B. これらの症状や行動は臨床的に著しく、それは以下のどちらかによって裏づけられている：
  (1) そのストレス因子に暴露されたときに予測されるものをはるかに超えた苦痛
  (2) 社会的または職業的機能の著しい障害
C. ストレス関連性障害は他の特定の精神障害の基準を満たしておらず、すでに存在している精神障害または人格障害の単なる悪化でもない
D. 症状は、死別反応を示すものではない
E. そのストレス因子（またはその結果）がひとたび終結すると、症状がその後さらに6カ月以上持続することはない

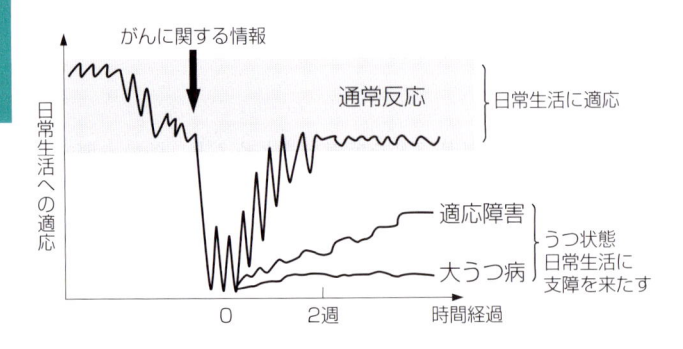

　図は適応障害の経過もふまえた位置づけを模式的に示したものである。がんに関する情報などのストレスに対する通常の心理的反応でも不安や抑うつを来たすが、多くは2週間以内に最低限の日常生活への適応レベルに戻る。これに対し、本来なら現実に適応していく段階で、日常生活への適応レベルが著しく落ちたまま上がらず、大きな支障を来たす状態が大うつ病である。

　適応障害はこの中間で、なかなか通常の適応レベルまで戻らず、2週間を超えても仕事や家事が手につかない、眠れないなど

が続き，治療的な介入を考慮すべき状態を指す。

分類

一般に適応障害には，不安や抑うつなどの情緒的症状が優勢なものと，病院の規則を守れないなどの行為の障害が優勢なものとがあるが，がん患者の場合は，漠然とした不安や死への恐怖など不安が優勢にみられるものや，抑うつ気分や絶望感など抑うつが優勢にみられるもの，あるいはこれらが混合してみられるものが多く，行為の障害を引き起こすことは少ない。したがって，DSM-IV-TRの病型でも以下の3つのいずれかに属するものが多い。

① 抑うつ気分を伴うもの：優勢にみられるものが，抑うつ気分，涙もろさ，または絶望感などの症状である場合
② 不安を伴うもの：優勢にみられるものが，神経質，心配，または過敏などの症状である場合
③ 不安と抑うつ気分の混合を伴うもの：優勢にみられるものが，不安と抑うつの混合である場合

ストレス因子

診断基準に，適応障害の診断は明らかなストレスに反応して発症するとあるが，がん患者におけるストレス因子にはどんなものがあるのであろうか。がんの診断・治療技術が向上し，現在では「がん＝死に至る病」ではなくなってきてはいるものの，いまだにがんは生命を脅かす疾患であることに変わりはない。

がんを疑われた時に始まり，全経過を通じて，がんの診断や再発の告知，進行による新たな身体症状の出現，積極的な抗がん治療の中止の確認を求められるなど，患者の将来への見通しを根底から否定的に変える「悪い知らせ」を伝えられることが多く，ストレス因子となりうる出来事が多いのが特徴である。

したがって，がん医療に適応する過程で様々なストレス因子が出現してくることを理解し，対応していかなければならない。

> がんの経過中には「悪い知らせ」を受けることが多い

●危険因子

適応障害は，ストレス因子のほかに，不安を抱きやすいなどの個人の資質，精神疾患の既往があるなどの脆弱性といった心理的側面が素地となる。さらに様々な危険因子の関与も大きい。痛みが強い，治療による有害事象が大きい，身体的活動性が低下しているなどの身体的側面は大きな影響を与える。また，夫婦間をはじめ家族内の問題がある，経済的に苦しい，ソーシャルサポートが少ないなど，社会的側面も無視できない。

- ・心理的側面
- ・身体的側面
- ・社会的側面

●頻度

米国の3つのがんセンターにおいては，入院・外来を問わず47％の患者が何らかの精神医学的診断基準を満たしていた。その内訳は，適応障害が全体の32％，ついで大うつ病が6％，せん妄が4％であった。わが国で行われた調査でも，適応障害は終末期を除く全病期において，概ね10〜30％の患者に認められる。

●臨床への影響

がん患者の適応障害および大うつ病を併せたうつ状態は，自殺の最大の原因になるだけではなく，QOL（生活の質）の全般的低下，アドヒアランスの低下，入院期間の延長，身体症状の増強，さらに家族の精神的負担の増加などに影響する。

●治療

適応障害の治療は，大きく精神療法と薬物療法に分けられる。

なかでも精神療法は必要不可欠であり、これに薬物療法を適宜併用する。また、上記に挙げた危険因子を減じる工夫も必要で、特に痛みなどの身体的側面やソーシャルサポートなどの社会的側面を改善するなど、環境調整を図ることも大切である。医療環境の役割も大きく、このためには担当医や看護師とのコミュニケーションを通じて心理的援助を行うとともに、他の医療スタッフも加えて医療チームとして患者を支えていく体制を整えることが重要である。

Point 適応障害に対する治療のポイントは、
1. 精神療法　2. 環境調整　3. 薬物療法　である

1. 精神療法
1）心理教育的介入

Do 患者のおかれている状況について保証を与える

心理教育的介入をすることの意味は、患者に正確な医学的情報を提供することにより、不確実な知識や誤った思い込みから生じている猜疑心や不安感を改善することにある。そのためには、患者の病状や治療をできるだけ詳しく把握しておくとともに、これらについて医療者から患者にどこまで説明がなされているかを担当医や看護師に聞いておく必要がある。

Point 実際に患者が自分の状況についてどこまで、あるいはどう理解しているかをたずねていく。患者の理解が不十分な場合はこれを補足し、誤った思い込みをしている場合はこれを訂正する

一度の面接で済むとは限らず、何回かくり返し説明することによって患者はやっと自分の状況について正しく理解できるようになることもまれではない。こうして、患者のおかれている状況について保証を与えることは、患者の精神状態の安定化を図るうえで大切なことである。

2）支持的精神療法

支持的精神療法の目標は，がんに伴って生じた不安や抑うつを支持的な医療者との関係やコミュニケーションを通して軽減し，現実への適応的な対処行動を強化し，ひいては困難への適応を促進することである。その基本は，患者の言葉に対して批判，解釈することなく，非審判的な態度で支持を一貫して続けることにある（「精神療法」の節参照）。

2. 環境調整

環境調整の目標は，周囲からのサポートが効果的に働くように調整・働きかけを行うことにある。プライマリーチーム，特に担当医や看護スタッフが提供する医療環境が最適になるよう，チーム内の意見交換を積極的に進めたり，家族の希望をくみとったりする。在宅移行に際しては，在宅スタッフとの支援，連携を働きかける。

> **Do**
> 1 ストレス因子やそれを持続させている危険要因を最小限にする
> 2 本人の適切な対処行動を強化する
> 3 家族・周囲からのサポートが最大限に発揮されるように工夫する

3. 薬物療法

薬物療法は，患者の症状が強く精神療法だけでは効果が期待できない場合や，早期の症状改善を図る必要がある場合に用いる。

一般には，不安に対する作用だけでなく抗うつ効果も併せもち，効果の発現が早い抗不安薬アルプラゾラムを最初に選択する。アルプラゾラムで改善が十分得られない場合，不安が主体であればより抗不安効果の強いロラゼパムなど他の抗不安薬に変更し，抑うつ気分が主体であれば大うつ病の治療に準じて抗うつ薬への変更または併用を行う。

抗うつ薬については，患者への負担を考えて SSRI や SNRI，NaSSa のなかから，患者の精神症状や身体状態，使用薬物などを考慮して選択し使用する。いずれの場合も，眠気やふらつきといった有害事象の出現などの状態をきめ細かく観察しながら，状

態に応じて適宜漸増していくことが原則である。

●予後

適応障害と正しく診断し，適切な治療がなされれば，病状は改善していくことが多い。しかし，がんの経過中には適応を阻害するような要因が多くあるため，これらがどこまで解決されるかによって予後は異なる。さらに，いったん適応障害と診断されても，症状が増悪し大うつ病の診断基準を満たすほどに発展していくことがあり，症状が変化することを念頭におかなければならない。

参考文献

1) 明智龍男，森田達也，内富庸介：進行・終末期がん患者に対する精神療法．精神神経学雑誌 106：123-137, 2004.
2) 明智龍男：がん患者の抑うつへのアプローチ．山脇成人（編），新世紀の精神科治療第4巻　リエゾン精神医学とその治療学．中山書店，東京，pp67-77, 2003.
3) 内富庸介：がんへの通常の心理的反応．山脇成人（編），新世紀の精神科治療第4巻　リエゾン精神医学とその治療学．pp51-58, 中山書店，東京，2003.

（松島英介）

14・うつ病

　うつ病（大うつ病）は，がん患者を精神医学的に援助するうえで最も重要な精神症状の一つである。うつ病を合併したがん患者は，不安が強い患者に比較して，概して自ら症状を訴えてくることが少なかったり，気分が沈んであたりまえと正常反応として解釈されたりするために，担当医や看護師に見落とされたり，症状が認められても見すごされることが多い。したがって，がん患者のうつ病を早期に発見し，適切に加療するうえで，精神科医の果たす役割は大きい。

> がん患者のうつ病は以下のような様々な側面に影響を与えうる
> ・自殺（がん患者における自殺の最大の原因）
> ・患者のQOLの全般的低下
> ・がん治療に対するアドヒアランス低下
> ・生存期間の短縮
> ・家族の精神的負担の増大
> ・入院期間の長期化

● 疫学

　がんの種類，病期を問わず，概ね4〜7％のがん患者にうつ病が認められる。

わが国におけるがん患者のうつ病の有病率 - 国立がんセンター

がんの部位	調査時期	症例数	有病率（％）
早期肺がん	術後1カ月	223	4
進行肺がん	がん診断後，初期治療前	129	5
頭頸部がん	がん診断後，初期治療前	107	4
早期乳がん	術後外来通院中（無作為抽出）	148	5
再発乳がん	初回再発後3カ月	55	7
進行肺がん	がん診断後6カ月	89	4
終末期がん	死亡前約3カ月	209	7

Attention うつ病の評価は患者のおかれた臨床状況とは独立して行う。'こんな状態であれば重いうつ状態になっても当然'と安易に考えてしまうと適切な診断を阻んでしまう。実際，がんになってもすべての患者がうつ病を経験するわけではなく，わが国のデータでは，終末期であっても，うつ病の有病率は10％以下である

評価と対応の指針

患者が担がん状態であったり，がん治療を受療中である場合，がん患者のうつ病の診断と治療に際しては，いくつかの注意点が存在する。

1. 診断

がん患者のうつ病を診断するうえでの問題点の一つは，がんによる身体症状が，食欲低下や倦怠感などうつ病の身体症状と鑑別困難なことである。

身体症状との鑑別が困難な可能性がある症状
（DSM-IV の大うつ病診断基準項目）
- 食欲減退，体重減少
- 不眠，過眠
- 精神運動制止
- 易疲労性，気力減退
- 思考力，集中力の減退

Attention がんのうつ病は見逃されやすい

がんを含め，身体疾患患者のうつ病診断に関しては，以前から様々なアプローチが提唱されてきた。
いずれの診断基準にも長短が存在するため，現在確立した診断基準は存在しないが，臨床的観点からはうつ病を見逃さないことがより重要であるので，inclusive criteria に基づいて診断し，うつ病症例を過小評価しないほうが望ましい。また，がん患者

身体疾患患者のうつ病診断の4つのアプローチ

アプローチ	診断方法	備考
Etiologic criteria	身体症状が身体疾患に起因するものか、うつ病によるものかを鑑別する（DSM-IV）	現実的には、鑑別が困難なことが多い
Inclusive criteria	身体症状が存在すれば病因のいかんを問わず診断基準に含める	見落としが少なくなる一方、偽陽性症例が含まれる。臨床的には最も推奨される
Exclusive criteria	身体症状をもともとの診断基準から除く	いずれも、妥当性を支持する明確な根拠は示されていない
Substitutive criteria	身体症状項目を除き、代替項目に差し替える	

のうつ病を診断するうえでは，希死念慮や自責感の存在が一助となることが示唆されている。

2. がん患者のうつ病の危険因子

がん患者のうつ病の発現には，がんによってもたらされる側面，および患者に固有の心理社会学的側面が複雑に絡み合っていることが多いため，その評価に際しては，身体的および心理社会的側面を含め包括的に検討することが重要である。

がん患者におけるうつ状態*の危険因子

	危険因子
身体および医学的要因	痛み，進行・再発がん，身体機能の低下など
薬剤性要因	インターフェロン，ステロイドなど
心理および精神医学的要因	神経症的性格傾向，悲観的なコーピング，うつ病の既往，アルコール依存など
社会的要因	乏しいソーシャルサポートなど
その他	若年，独居者など

* 大うつ病性障害のみではなく，薬剤性を含め，臨床的関与が必要となるものを広く含めた。

Point　がん患者の痛みとうつ病

① コントロールされていない痛みの存在は，うつ病の最大の原因の一つである
② 痛みが原因と想定される場合には，適切な疼痛コントロールの提供が優先する
③「原因となる器質的病変がない＝心因性疼痛」といった安易な診断は慎みたい．実際に，進行がん患者の痛みが純粋に精神的要因で生じることはほとんどなく，痛みの器質的原因が臨床上また画像上明確に同定できなくても，その後の経過でがんの病変として顕在化してくることもまれではない
④ 肺がんの手術後などに，創部の痛みが長期間続く症例などが，'心因性疼痛' といった理由で紹介されることがあるが，これらの多くは手術で神経を障害したことによって出現する神経障害性疼痛である
⑤ 一方，痛みには本来的に，抑うつ，不安などの精神症状が関与しうるので，適宜，精神的ケアを提供することは，痛みの緩和にも有効であることを知っておきたい

Advance　抗がん剤と抑うつ

抗がん剤の使用と抑うつ発現の関係を示唆する報告があるが，抗がん剤による薬物誘発性のものなのか，苦痛を伴う有害事象の発現などを介しての抑うつなのかをはじめとして不明な点が多い．既存の報告からは，ビンクリスチン，ビンブラスチン，プロカルバジン，パクリタキセルと抑うつとの関連が示唆されている

Advance　がん患者のうつ病の生物学的マーカー

抑うつ状態を呈しているがん患者と呈していないがん患者の脳機能をPETで比較した検討から，抑うつ状態群では，身体的に健康なうつ病患者で観察されている所見と類似した結果（前頭葉，帯状回，大脳基底核などの糖代謝異常）が報告されている．その他，抑うつ状態にあるがん患者で，左扁桃体の体積が小さいことが報告されている．しかし，現時点においては，がん患者の抑うつ状態の生物学的病因に関して十分な知見は存在せず，一般人口におけるうつ病との異同も明らかではないのが現状である

3. 抑うつの早期発見，スクリーニング
1）抑うつの早期発見，スクリーニングが重要な理由

がん医療の現場では患者の抑うつは見すごされやすいことがくり返し示されている。米国のがん専門医，看護師を対象として，がん患者の抑うつを適切に評価できていた割合を検討した報告では，がん患者の抑うつは，医療者から全般的に軽く見積もられやすいことに加え，この傾向は，患者の抑うつが重篤になるほど顕著であることが示されている。

がん専門医によるがん患者の抑うつの認識：
がん患者の抑うつとがん専門医による評価の一致率（％）

がん専門医による	がん患者の抑うつの程度		
患者の抑うつの評価	なし	軽度	重度
なし	79	61	49
軽度	18	33	38
重度	3	6	13

看護師によるがん患者の抑うつの認識：
がん患者の抑うつと看護師による評価の一致率（％）

看護師による	がん患者の抑うつの程度		
患者の抑うつの評価	なし	軽度	重度
なし	81	61	53
軽度	15	29	33
重度	4	10	14

Point がん患者の抑うつが見すごされやすいのはなぜか？

① がんという疾患の有する深刻さのために，医療者を含め，患者が抑うつ状態にあっても'ごく自然な心理的反応'と解釈してしまう
② 抑うつ状態に特異的な所見，症状が存在しないため
③ 医療スタッフの精神医学に関する知識の欠如
④ 医療スタッフの多忙
⑤ 抑うつを同定できてもマネジメントできないので，積極的に発見しようと試みない

2）がん患者のうつ病のスクリーニング

多忙な医療現場でがん患者のうつ病をはじめとした抑うつを早期に発見しようという試みがなされ，いくつかのスクリーニング方法の有用性が示されている。詳細は「スクリーニング」の節を参照されたい。

がん患者の抑うつのスクリーニング法

HADS*		
本来の目的	全体の項目数	特記事項
身体疾患患者の抑うつ，不安のスクリーニング	14	身体疾患患者への使用を想定し，身体症状項目が含まれていない カットオフ値は，総スコア20点

つらさと支障の寒暖計		
本来の目的	全体の項目数	特記事項
がん患者の抑うつ，不安のスクリーニング	2	http：//pod.ncc.go.jp/b_6/b_6.pdfでダウンロード可

1問の質問（ワンクエスチョンインタビュー）**		
本来の目的	全体の項目数	特記事項
抑うつのスクリーニング	1	スクリーニングツールとしての感度はやや低い

*HADS：Hospital Anxiety and Depression Scale
**「気持ちの落ち込みが続いているようなことはありませんか？」とたずねる。

3）うつ病に付随して評価する必要が生じるもの
a. 自殺の危険性の評価

がん患者においてもうつ病が自殺の最大の危険因子である。詳細は，「がん患者の自殺・希死念慮」の項を参照されたい。

b. 意思決定能力の評価

がん医療の現場では，メリットとデメリットが拮抗した治療選択をはじめとした難しい意思決定（ex 治療が期待できる一方で致死性も高い治療を選択するか，治癒は望めないが安全性が高い治療を選択するか）を必要とする臨床状況もまれではない。患者が意思決定能力を有することを前提とするインフォームド・コンセントのプロセスにおいて，患者の意向と医学的推奨との間に対立が生じた場合に倫理的ジレンマが生じやすく，なかでも医学的なメリットがデメリットを上回ると考えられる治療の拒否（ex 治癒が期待されるがん治療の拒否など）や潜在的には危険性の高い抗がん剤の第Ⅰ相試験へのエントリーを強く希望した際など，慎重にその心理的背景を検討する必要がある。意思決定能力については「認知症」の節も参照されたい。

> ☞ がん医療の現場においては，意思決定能力の評価に関して精神科医に依頼されることが多い

c. うつの既往，うつ病の状態にある患者に「悪い知らせ」を伝えてもよいか？

患者，家族の意向，うつの症状（特に強い制止，集中力，認知の歪み，絶望感の有無），意思決定能力をみて総合的に判断する。患者自身に知りたいという意向があり，意思決定能力も保たれている場合，治癒が望めないがんであっても伝える方針となることも多い。その場合，もちろん継続的な精神医学的モニタリングおよびサポートが不可欠となる。

4. 対応
1）評価から治療の流れ

まずは，抑うつ状態の診断，評価を行い，次に治療可能性がある原因の有無を検討する。最終的にうつ病と診断された場合は，一般精神科臨床と同様，その治療の柱は精神療法と薬物療法である。

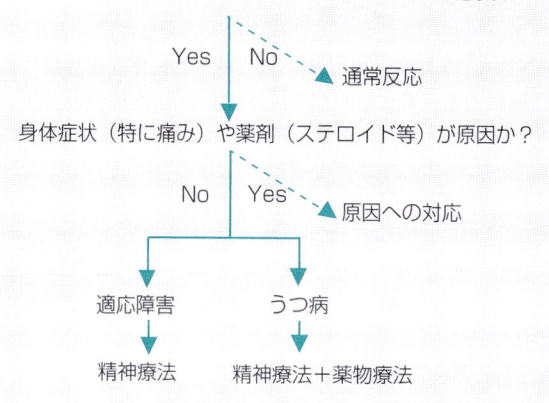

```
抑うつ状態の評価：機能障害があるか？／ケアが必要か？
         │
    ┌────┴────┐
   Yes       No ---▲ 通常反応
    │
身体症状（特に痛み）や薬剤（ステロイド等）が原因か？
         │
    ┌────┴────┐
    No       Yes ---▲ 原因への対応
    │
  ┌─┴─┐
適応障害  うつ病
  │      │
精神療法  精神療法＋薬物療法
```

> ☞ 患者に「悪い知らせ」が伝えられてまもなくの時期（1～2週後）にあり，操作的診断を適応すると大うつ病エピソードを満たしても，状態が軽症で改善傾向にある場合は，危機介入技法等のみで経過観察することも多い

2）精神療法

がん患者に接する際にも，精神科一般臨床における基本的な面接技法として重要な，患者との良好なラポールの形成，温かさ，礼節,感受性といった要素は必須である。さらに，身体状態が日々変化しうることも念頭におき，一般精神科臨床において重要視される，時間，場所といった面接構造を患者の状態に合わせて柔軟に考慮する必要がある。

用いられる技法として，がん患者に対して特異的に有用な方法があるわけではないが，身体疾患という現実的な困難状況を背景にしていることもあり，一般的に，支持的精神療法を基本としながら，患者の状況やニードに合わせて，心理教育的介入，問題解決技法，集団精神療法，行動療法（漸進的筋弛緩法等）などを柔軟に組み合わせることが多い。詳細は，「精神療法」の節を参考にしていただきたい。

3）薬物療法
a. がん患者に対する薬物療法の実際

がん患者は比較的高齢でがんに伴う様々な身体症状を有していることが多いため，薬物投与に際して，特別な配慮を必要とする。担がん状態にある患者に対しての抗うつ薬の使用法について，国際的にコンセンサスの得られたものが存在しないが，一般的には下記を総合的に考慮して薬剤を選択する（「薬物療法」の節参照）。

> がん患者のうつ病治療の薬剤選択に際しての評価事項
> ① 投与経路（経口投与が可能か否か）
> ② 患者の身体状態（特に現に存在する苦痛の原因となっている身体症状の把握）
> ③ 推定予後（週単位か，月単位か）
> ④ 併用薬剤（相互作用を有する薬物が使用されていないか）
> ⑤ 抗うつ薬の作用・有害事象プロフィール（無用な身体的負荷を避けるために特に有害事象プロフィールが重要）

b. がん患者に抗うつ薬を投与する際のより具体的な注意事項

いずれの薬剤も精神科一般臨床における通常使用量より少量から開始し，状態をみながら漸増していく（処方例 (p.130) 参照）。

患者の身体状態および各薬剤の有する特徴を十分ふまえたうえでの投与計画と投与後のきめ細かいモニタリングが必須である。

また，多剤併用は可能なかぎり避ける。

Do 抗うつ薬の特徴を十分説明しよう

もともと何らかの身体症状を有していることが多いがん患者の治療にあたっては，いたずらに不安を抱かせぬよう，抗うつ薬の効果発現上の特徴（効果発現までに 2〜4 週間を要し，有害事象が効果に先行して出現することが多いこと）を患者に十分に説明したうえで用いる。

Attention せん妄に注意

身体状態の悪化している状態に抗うつ薬，なかでも三環系抗うつ薬が投与された場合，せん妄の誘因になることもまれではないため，慎重な判断が必要である

がん患者に使用する際に考慮すべき有害事象

SSRI
悪心・嘔吐などの消化器系有害事象（抗がん剤や悪液質による悪心・嘔吐，食思不振が存在する時には注意）

SNRI
悪心・嘔吐（同上）や排尿障害（特に前立腺肥大を有する男性患者）

三環系，四環系抗うつ薬
抗コリン性，抗ヒスタミン性の有害事象（モルヒネによる口渇，便秘，排尿障害・尿閉，眠気，せん妄を増悪）

アモキサピン
錐体外路症状（特に制吐剤としてハロペリドール，メトクロプラミドが併用されている時）

マプロチリン
けいれん閾値の低下（脳転移症例におけるけいれん誘発）

がん患者に使用する際に考慮すべき相互作用

フルボキサミン
CYP1A2（特に強い），CYP2C19，CYP2D6，CYP3A4を阻害するため，同酵素で代謝される薬物の血中濃度を上昇させる。造血幹細胞移植後に使用される免疫抑制剤シクロスポリンとの併用で，シクロスポリンの血中濃度が上昇する可能性があるので，注意が必要である

パロキセチン
CYP2D6で代謝されるが，そのCYP2D6による代謝に飽和が生じ，CYP2D6で代謝される薬剤の血中濃度を上昇させる危険がある。乳がんに対するホルモン療法として使用されるタモキシフェンとの併用は原則避ける（タモキシフェンはプロドラッグであり，CYP2D6で代謝された代謝産物に抗腫瘍活性がある。したがって，両薬剤の併用でタモキシフェンの効果を低下させてしまう可能性があるため）

ミルナシプラン
チトクロームP450系によって代謝されず，直接グルクロン酸抱合を受けることから，他の薬物との相互作用に及ぼす影響は少ない

処方例（開始時）
●軽症の場合
アルプラゾラム（ソラナックス®，コンスタン®）(0.4mg)
 1.5錠 分3 あるいは 2錠 分2 朝・夕
●中等症以上
① エスシタロプラム（レクサプロ®）(15mg)　　　1錠 分1 夕
② セルトラリン（ジェイゾロフト®）(25mg)　　　1錠 分1 夕
③ トラゾドン（レスリン®，デジレル®）(25-50mg) 1錠分1 眠前

4) 予後が差し迫った臨死期のうつ病のマネジメント

うつ病は基本的には治癒可能な病態ではあるが，予後が1ヵ月以内の場合などでは，あらゆる方法を尽くしても改善できない場合も少なくない。

Point 抗うつ薬はせん妄の原因になることも多く，状況によっては抗うつ薬の使用は避け，一般的な支持やケアに加え，睡眠や不安などの部分症状緩和に徹する方針を，精神科医として明確にする必要がある場合もある

さらに，倫理的な議論は残されているものの，うつ病がもたらす深い苦悩を鑑み，「鎮静（既存の方法では症状を和らげることができないので，意識を落とすことで症状を緩和すること）」の可否に対しての判断を求められることもある。

また，この時期には高頻度にせん妄が出現するため，常にせん妄の発現に注意するとともに，**せん妄が出現してきた場合には，原則的にせん妄の治療を優先する**。

5) 病棟スタッフへの説明

医療スタッフは，うつ病の治療に一定の時間がかかることを知らないことが多いので，治療方針に加えて，大まかな見通しを伝えておくことが望まれる。また，自殺のリスクやスタッフの気がかりをたずねて，説明を加えておくことも重要である。

家族支援・教育

> **Do** 家族へのケアを行いながら説明する

　患者に適切な援助をしてもらううえでも，家族に対するケアという意味でも，家族に適切な説明を行うことは重要である．内容は，一般精神科臨床と概ね同じであるが，家族自身が患者の苦痛をまのあたりにして，極めて強い精神的苦痛を感じていることが多いので，家族へのケアを行いながら説明するという視点を忘れないようにしたい．以下，家族への説明と助言内容の例を記した．

---

① 性格的な弱さによるものではないこと
② 多くのがん患者が経験するものであること
③ がんという現実的な困難が背景に存在しても，治療で症状を和らげることが可能であること
④ 安易に 'がんばれ' といわないこと
⑤ 休養が重要であること
⑥ 薬の効果が期待できること
⑦ 治療には時間が必要であること
⑧ 健康人にとって楽しめること（旅行など）が負担になることが多いこと
⑨ 患者自身が楽しいと感じられていることは，続けて行ってもよいこと
⑩ 家族がそばにいると感じることができるだけで，大きな心の支えになること
⑪ 何か特別な言葉を言う必要があるわけではなく，ただ話を聴くだけで十分であること

　患者の家族は，医療者からケア提供者という視点でみられていることが多く，家族自身もそのように感じている．なかでも終末期がん患者の家族は，患者と同等あるいはそれ以上の不安，抑うつを感じていることが多いので，常に，家族にもケアを提供するという姿勢で接したい．

●おわりに

うつ病は，がん患者が経験する最も深い苦悩の一つである。精神科医の役割は，個々の患者を十分理解したうえで，こまやかな配慮を積み重ね，適切な精神療法的アプローチおよび薬物療法をはじめとした，患者の個別性に最大限配慮したケアを提供することであろう。また，患者を支える医療チームの一員としての自覚をもち，常に他の医療スタッフと十分なコミュニケーションをとりながら，良好な協力関係のなかでコンサルテーションを行うことが重要である。医療チームによる十分なケアが提供されれば，たとえ治癒が望めず死が間近に迫った状況にあっても，無用な抑うつ感，絶望感から患者を救うことは十分可能である。

参考文献

1) Akechi T, Okuyama T, Onishi J, et al：Psychotherapy for depression among incurable cancer patients. Cochrane Database Syst Rev 2008：CD005537.
2) Chochinov HM：Depression in cancer patients. Lancet Oncol 2：499-505, 2001.
3) McDaniel JS, Musselman DL, Porter MR, et al：Depression in patients with cancer. Diagnosis, biology, and treatment. Arch Gen Psychiatry 52：89-99, 1995.
4) McDonald MV, Passik SD, Dugan W, et al：Nurses' recognition of depression in their patients with cancer. Oncol Nurs Forum 26：593-599, 1999.
5) Passik SD, Dugan W, McDonald MV, et al：Oncologists' recognition of depression in their patients with cancer. J Clin Oncol 16：1594-1600, 1998.
6) Williams S, Dale J：The effectiveness of treatment for depression/depressive symptoms in adults with cancer：a systematic review. Br J Cancer 94：372-390, 2006.

（明智龍男）

15 ・ 不安障害

がん患者が不安を抱えていることは一般的であるが、ある条件において不安は非適応的に作用し、DSM-IV に基づく精神疾患の診断基準に該当する状態を呈することもある。Derogatis らの観察研究にあるように、一般的には強い不安は適応障害の診断基準に該当することがほとんどである。数％の割合でパニック障害、全般性不安障害、外傷後ストレス障害などが合併することが過去の観察研究で示されている。

【パニック障害】

適応障害に比べると有病率は低いが、呼吸困難感などの身体症状に伴って出現することも多く、精神科医に紹介となるケースがある。肺がんや、転移性肺腫瘍、肺に対する放射線照射による反応から呼吸困難感が生じているケースや、頭頸部がんに合併する頸部絞扼感に続いて、パニック発作を生じるケースに時々遭遇する。

● 評価

1. 身体疾患の鑑別

パニック発作と診断するには、身体疾患を鑑別する必要がある。

一般検血、血液生化学（電解質、空腹時血糖、肝機能、腎機能）、甲状腺機能、尿中カテコラミン、ECG、頭部 MRI

2. 精神症状の評価

DSM-IV の基準に基づいた評価を行う。また、広場恐怖が存在するか否かを併せて評価する。パニック障害は比較的若年で発症することが多いとされているが、がん患者の場合は、強いストレスにより、高齢で発症するケースに時々遭遇する。また、持続せずにパニック障害の基準を満たさず、パニック発作が数回生じた後に改善するケースも存在する。

● 対応

1. 薬物療法

　パニック障害に対する薬物療法の第一選択は，セロトニン選択的再取り込み阻害薬（SSRI）である。三環系抗うつ薬（TCA）も SSRI と同様に有効であるが，様々な有害事象が出現するため，SSRI を優先して使用する。ただし，経口摂取ができない場合，わが国では経静脈的に投与できる SSRI が存在しないため，有害事象の出現に留意しながら，クロミプラミンの経静脈的投与を行うこともある。

　また，SSRI や TCA は，効果が出現するまでに数週間を要するため，苦痛が強い場合や，身体的治療を遂行するために速やかな症状緩和が必要となる場合は，速効性のベンゾジアゼピンを併用する。もっとも効果が期待される抗不安薬はアルプラゾラムであるが，経口摂取ができない場合は，ジアゼパムの点滴静注やブロマゼパム坐薬が必要となる場合もある。

処方例
①〜④のいずれかを使用

① パロキセチン（パキシル®）（10）★★★
　　1錠　分1　夕（1週間おきに10mgずつ増量し，40mgまで）
② フルボキサミン（デプロメール®，ルボックス®）（25）★★★
　　2錠　分2　朝・夕（1週間おきに50mgずつ増量し，150mgまで）
③ セルトラリン（ジェイゾロフト®）（25）★★★
　　1錠　分1　夕（1週間おきに25mgずつ増量し，100mgまで）
④ クロミプラミン（アナフラニール®）（25）0.5 A ＋生理食塩水50ml
　　★★★
夕方1時間で点滴静注。有害事象を見ながら漸増し，50mg程度まで
速やかな症状緩和が必要な場合は下記のいずれかを併用
⑤ アルプラゾラム（ソラナックス®）（0.4）★★★
　　1.5錠 分3　（眠気，ふらつきに注意しながら，1.2mg程度まで増量）
⑥ ジアゼパム（セルシン®）★
　　5mg　　朝・夕　2回　点滴静注
⑦ ブロマゼパム坐薬（セニラン®）（3mg）★　　　　　（保険適応外）
　　0.5個　1日　　2回　挿肛

2. 精神療法

最初に，パニック発作を死に至る身体症状ではないかという誤った認識を持っている患者に対して，純粋な精神症状であり，身体的に重篤な結果に陥ることはないこと，**薬物療法等で緩和可能であることを十分説明し，安心を与えること**が肝要である。認知行動療法の有効性が実証されており，全身的筋弛緩法を併用することも有効である。

【全般性不安障害】

がん患者に数％の割合で合併することが示されているが，一般人口の有病率に比べて必ずしも高いものとはいえない。ストレスにより全般性不安障害の臨床像を一時的に呈する患者は存在するが，診断に必要な6カ月の期間にわたって持続することはまれである。

● 診断

身体疾患の鑑別

全般性不安障害と診断するには，身体疾患を鑑別する必要がある。標準の血液生化学検査，ECG，甲状腺機能検査を行う。

また，精神刺激薬，アルコール，鎮静薬，抗不安薬等の離脱を除外する必要がある。

● 精神症状の評価

DSM-IVの基準に基づいた評価を行う。基準となる，6カ月の症状の持続を満たす症例は比較的まれである。

● 対応

1. 薬物療法

全般性不安障害に対する薬物療法の第一選択は，セロトニン選択的再取り込み阻害薬（SSRI）である。経口摂取ができない場合，わが国では経静脈的に投与できるSSRIが存在しないため，有害

事象の出現に留意しながら，クロミプラミンの経静脈的投与を行う。

　速やかな症状緩和が必要となる場合は，速効性があるベンゾジアゼピンを併用する。ただし，全般性不安障害は長期的に症状が継続する可能性が高い疾患であり，依存性，耐性の観点からは，ベンゾジアゼピンの使用には慎重になる必要がある。

　処方例についてはパニック障害に準ずる。

2. 精神療法

　支持的精神療法が基本となる。認知行動療法の施行も考慮する。

【外傷後ストレス障害】

　がん患者に外傷後ストレス障害が合併することはまれである。しかし，その部分症状である再体験症状は，がん患者にしばしば出現することが示されている。外傷後ストレス障害の診断に至らない再体験症状への対応に関して定まった治療法は存在しないが，支持的精神療法が基本となり，適宜 SSRI，抗不安薬の使用が考慮される。

参考文献

1) Derogatis LR：The prevalence of psychiatric disorders among cancer patients. JAMA 249：751-757, 1983.
2) Matsuoka Y, Inagaki M, Sugawara Y, et al：Biomedical and psychosocial determinants of intrusive recollections in breast cancer survivors. Psychosomatics 46：203-211, 2005.
3) Shimizu K, Kinoshita H, Akechi T, et al：First panic attack episodes in head and neck cancer patients who have undergone radical neck surgery. J Pain Symptom Manage 34：575-578, 2007.
4) Stark DPH, House A：Anxiety in cancer patients. Br J Cancer 83：1261-1267, 2007.

（清水　研）

16 • アルコール依存

アルコールと発がん

1) 頭頸部，食道，乳腺，大腸などで関連性が高い。
2) 頭頸部がんの8割にアルコール，タバコの過剰摂取の既往がある。

アルコール依存とがん医療

> がん治療におけるアルコール問題
> ① アルコール離脱症候群／② 肝機能障害
> ③ 脳機能障害／④ 飲酒渇望，外泊時の飲酒
> ⑤ せん妄の危険因子／⑥ 認知機能障害
> ⑦ 他の精神疾患（気分障害，適応障害）の合併

① がん治療中に離脱症候群を呈することは非常に危険であり，重大な合併症を引き起こすことがある。致死的な場合もある。
② 長年にわたる大量飲酒により肝機能が悪化している場合がある。手術時の合併症のリスクが高まる。
④ 飲酒渇望により，外泊時に飲酒を行うなどの問題行動が生じることがある。
⑤ アルコール依存の既往は，せん妄のリスクファクターである。アルコールによる脳機能障害の合併も，せん妄のリスクを高める。
⑥ アルコール依存患者は，不安障害，気分障害など，他の精神疾患の合併率が高い。

対応

アルコールの問題は入院してはじめてわかるということも多い。入院時には，本人のみならず，家族および関係者より飲酒歴などについて詳細に調査することが必要である。がん医療を円滑に進めるため，アルコールの問題があると判明した場合，多職種によるチーム医療を行うことが望ましい。がん医療においては，アルコール依存そのものの治療というよりも，がん治療を円滑に

進める方策をとるようにする。

> アルコール依存患者は,コーピングの手段としてアルコールを用いていることが多い。したがって,がんの診断を受けたとき,アルコールへの渇望が強いあまり,アドヒアランスの低下,中断という可能性もあるため,注意しなければならない

　精神療法は,コーピングスキルを上げること,アドヒアランスを上げることが中心となる。
　薬物療法は,合併する不安障害,気分障害などの治療で用いられることが多い。

> 初期のがん治療終了後もアドヒアランスの確認のため,定期的にモニターすることが望ましい
> Alcoholics Anonymous(AA), 断酒会などの出席もアドヒアランスを上げるために有効と思われる

　アルコール離脱せん妄が生じた場合,治療薬はベンゾジアゼピン系の薬剤が第1選択薬となる。せん妄の時に生じる合併症への対策も必要である。時に全身管理が必要となることもある。

● 診療上のポイント

① アルコール歴について,入院時に詳細な病歴聴取を行う
② がん治療を円滑に進める方針をとる
③ アドヒアランスの低下に注意
④ 合併する精神疾患の治療も行う
⑤ 初期治療が終了後も定期的なフォローが必要
⑥ 離脱の治療はベンゾジアゼピン系の薬剤が第1選択である

Advance 頭頸部がんはアルコール依存の合併症といわれる側面があり,アルコール関連障害との関わりが強い。物質依存の側面だけでなく,
1) 家族サポートが弱い
2) 社会・経済的に脆弱である
3) 抑うつ状態を呈しやすいうえに,失声,ボディイメージの障害が加わり,不適応を呈しやすい
などの問題がある

（大西秀樹）

17 • パーソナリティ障害

　パーソナリティ障害を有する患者は、ストレスに対して脆弱である。そのような患者ががんのような重篤な身体疾患に罹患した場合、諸般のストレス状況に際してがんになる前から有していた不適応行動パターンが顕在化し、医療者との対応のなかで大きな問題を生じることがある。このようなケースでは患者から精神科診療の了承を得ることが困難であることが多く、対応に難渋した医療スタッフの相談に乗るという形となる。間接的な関わりであっても、問題を整理したり、医療としての目標を明確化したり、限界設定をしたりといった対応は、疲弊、困惑している医療スタッフをサポートするという点からも有用であり、ひいては患者が適切ながん治療を受けられるよう援助するうえでも有用である。

> **Don't** 性格の問題だからどうしようもない、関わりたくない、という態度をとることはぜひとも避けるべきである

● 分類

DSM-IV では記述的類似性に基づき次の3群に分類される。

・クラスターA：統合失調質、統合失調型、妄想性
・クラスターB：自己愛性、境界性、演技性、反社会性
・クラスターC：回避性、依存性、強迫性

　情報不足などで特定のパーソナリティ障害が同定できなくとも、どのクラスターに近いかを考えることは、患者の出来事への反応や患者への対応を考える際に有用である。
　実際には、他者を巻き込むことの多い、クラスターBパーソナリティ障害を疑わせるケースに関するコンサルテーションが多い。クラスターB全般にいえるが、例えば、がんの治療のために入院していた患者が過度な要求をくり返し求めるため、満たされない患者が不満や怒りを医療者に向けたり、あるいはちょっと

したコミュニケーションの行き違いや医療スタッフのミスを契機に，病棟の規則の不遵守や治療へのアドヒアランスの低下，情緒の不安定性などが現れるなどで顕在化する。

●診断

今まさに深刻な危機を経験している時には，パーソナリティ障害ではない患者においても他罰的となったり，怒りのコントロールが困難となったりすることもあり，クラスターBパーソナリティ障害に類似した表現型となることもある。パーソナリティ障害との診断を検討するためには，対人関係／社会適応，物事の認知の仕方，衝動性，空虚感／希死念慮などを思春期，成人期早期にまで遡って評価を行う必要があり，安易に診断すべきではない。

また，抑うつに伴って対人関係における拒絶への敏感さが認められる場合，非定型うつ病も鑑別におくべきである。

●評価と対応の方針

1. 問題点の整理
2. 医療としてのゴールの明確化
3. 問題の優先順位づけと対応の検討
4. カンファレンスの開催（医療者のサポート）
5. 限界設定
6. 家族に協力を得る

1. 問題点の整理

Do 何が問題になっているのか（患者の言動なのか，医療行為に対しての低いアドヒアランスなのかなど）を明確にする

患者側のみならず，医療者側の本人理解，これまでの対応などについても振り返る。この際，医療者に当然起きていると思われる患者に対する逆転移感情を十分に理解するとともに，それに配慮する（医療者の多くは，陰性感情を他科の医療者に伝えにくいことを知っておきたい）。

2. 医療としてのゴールの明確化

　パーソナリティ障害の患者との治療関係がひとたび破綻すると，様々なトラブルが引き起こされ，それに対応しているうちにそもそもの医療としてのゴール（何のために入院をしているのかなど）が見失われることも多い。ゴールの明確化をすることで，次の優先順位づけに進むことができる。

3. 問題の優先順位づけと対応の検討

　ゴールを達成するために，今何をすべきかを考え，起きている問題に対し優先順位をつけるとともに，現実的な目標設定および，可能な解決方法をチームで検討する。この際，医療倫理の4原則「自律」「恩恵」「無害」「公正・正義」に照らし合わせ，その対立部分＊のバランスや釣り合いを考え，判断の助けにするとよい。

＊例えば，患者が要求している医療行為をその要求水準に応じて行う「自律」と，他の患者のケアが十分できなくなってしまう「公正」，あるいは患者の治療拒否「自律」は患者に大きな害をもたらす可能性がある「恩恵」。

4. カンファレンスの開催

　Point カンファレンスの開催は，問題を医療チームとして検討するために重要であり，また最も実りがある介入であることも多い

　複数の視点から話し合うことで問題が整理されたり，情報やゴールを共有したりすることなどが可能となる。また医療スタッフに感情の言語化を促したり，感情を共有することで医療者の心理的サポートの場ともなりうる。この際，特定の医療スタッフが全ての負担を抱え込んでしまうことがないよう配慮する。

5. 限界設定

　たとえ患者がパーソナリティ障害を有する場合であっても，患者自身が危機を感じているからこそ様々な行動化につながっていることが多く，まずは限界設定よりもその危機への懸念を共有することが優先されるべきである。しかし現実の臨床においては，許容しうる行動化に限度がある。その限度を超えるような場合に

は，治療契約が必要となることもある。

6. 家族に協力を得る

　家族や親族がいる場合には，連絡をとり，情報を得たり，問題を共有したりする。家族間で問題の解決を依頼することもありうる。しかし長年の患者の不適応の結果，家族の協力が得られないケースも多い。

おわりに

　多くの場合，特効薬となるようなよい対処法があるわけではなく，個々の事例に対して，医療チームとして皆で話し合いながら（カンファレンスを開きながら）対応するのが現実的である。その際も，患者の苦痛に共感を示しながら可能な範囲で誠実な対応を続けることが，回り道であってもベストソリューションであることが多い。

　最も大切なことは，医療の本来の目標を医療スタッフが思い起こせるように援助しながら，医療者を間接的に支えていくことである。大きな力にはなれなくても，チームとして難しい事例を一緒に考えてくれる医師の存在を感じることができるだけで，他の医療スタッフにとって大きな支えとなる。医療スタッフのサポートとしては，逆転移感情を含めた感情の表出，言語化と医療者が抱く陰性感情の妥当性を伝えること，医療者の対応に問題があるわけではないことの説明・保証，医療者が無力感を抱くことがないよう積極的な問題解決の援助などが重要である。

参考文献

1) Hay JL, Passik SD：The cancer patient with borderline personality disorder：suggestions for symptom-focused manage-ment in the medical setting. Psychooncology 9（2）：91-100, 2000.

（奥山　徹）

18 統合失調症などの精神科疾患

がん医療の現場では，統合失調症をはじめとした精神疾患の既往を有する患者が入院する場合がある。ふだん，精神疾患の患者に接していない身体科のスタッフは，精神疾患患者の思考障害や行動面の障害にとまどうことがある。がん医療における精神疾患の治療は，身体的に健康な患者と同様に行われるべきであるが，統合失調症患者は，思考，行動面での問題から診断，治療に問題が生じることが多い。精神疾患を合併していても，問題なく治療を受けられるようにするのが，精神科医に求められる役割である。

●様々な場面での対応

1) **告知** 現代のがん治療で，告知を行わずに治療を進めることは不可能に近い。精神疾患合併患者においても，病名告知および治療に関する説明は欠かせない。

ただし，精神疾患により理解力，現実検討能力の低下を来たしている場合も多いので，慎重な手続きによる判断が必要である。

2) **周術期の投薬調整** 精神疾患合併患者は抗精神病薬をはじめとして長期にわたる服薬をしている場合が多いので，周術期の服薬管理が問題になる。

多くの場合，手術前日まで服用し，術後は経口摂取が可能になった時点で服薬を再開するが，服薬管理，特に**術前の服薬に関しては麻酔科医の意見を求めるべきである**。

手術後，長期にわたり経口摂取のできない場合も生じるが，そのような場合には点滴による治療が必要となる。

●フォローアップの期間

初回治療が終了すると元の病院へ戻ることも多いが，身体医の求めに応じたアドバイスが必要になる。

再発・進行がん

　精神疾患を有していない人と同じように治療を受けられるよう援助を行うことが、精神科医に求められる役割である。妄想的な患者、思考が解体した患者では、身体症状をとらえにくいため細心の注意が必要である。痛みの訴えも少ないので、臨床症状の確認が大切となる。

　身体症状によっては、向精神薬の経口摂取が困難になる場合もあるため、投与経路の工夫も必要である。

その他、診療上のポイント

① 統合失調症は、がん治療病院併診患者の中で1〜4%である
② 統合失調症の精神症状、妄想、解体した思考などは、がんの発見を妨げる場合がある
③ 統合失調症患者におけるがんの有病率は一般と有意な差はない。しかし、統合失調症患者は、一般と比較して喫煙率、タバコ消費量が多いので、肺がんなど喫煙がリスクとなるがんに注意することが必要である
④ 身体的な訴えが日常的にある患者では、がんによる身体症状が見すごされやすい
⑤ 統合失調症患者は、痛みをはじめ、身体的苦痛を訴えることが少なく、抗精神病薬の使用で、腸閉塞などが誘発されやすい状況にある。したがって、担当医師、看護師に対しては、痛みおよび身体状況の変化に注意するよう指導することが必要である
⑥ 多くのスタッフによるチーム医療を好まない患者の場合には、特定の医師、看護師による治療が好ましいこともある
⑦ がん患者で、統合失調症が新たに発症することはまれである。したがって、幻覚、行動面の障害などの併診では、統合失調症以外の疾患を考えることが望ましい
⑧ モルヒネ等、オピオイドの使用に関して、統合失調症患者に使用することは問題がないが、コンプライアンスが低い場合があり、オピオイドの服用を急に中断すると離脱症状を起こす危険性があるので、服薬管理には十分注意する

（大西秀樹）

19 神経症状
けいれん発作，末梢神経障害

【けいれん発作】

けいれん発作は，がん患者では一般的に認められる神経学的合併症である。原因には，解剖学的変化（脳転移）によるものから，循環器系疾患，薬剤性白質脳症，放射線治療に伴う有害事象など様々ある。また，代謝性障害（たとえば，膵がんや肝機能障害時に認められる低血糖），電解質異常（低カルシウム血症），抗腫瘍薬による薬剤性のけいれんも認められる。

一方，傾眠が続く患者やせん妄をくり返す患者のなかに，てんかん後もうろう状態やけいれん重積状態が混じることがある。意識障害を診察する場合には，必ずてんかんを除外診断に含める必要がある。

けいれん発作のなかには，白質脳症など重篤な後遺症を防ぐために積極的な抗けいれん薬の使用が必要な病態もある。一方，脳転移を認めただけの場合には，予防的に抗けいれん薬を使用することは，ADLを低下させるために推奨されていない。個々のADL，予後に応じた対応が必要である。

また抗がん治療中に抗てんかん薬を使用する場合には，相互作用に注意をする。

- 精神科医の役割として，適切に意識障害を見分けること，ADLを落とさないけいれん発作の管理が求められている
- 持続する意識障害，せん妄が適切な対処をしているにもかかわらず遷延する場合に，てんかんを疑い積極的に検索をする

疫学

1）海外では，がん患者の13％になんらかのけいれん発作を認めたとの報告がある。発作の原因の50％は頭蓋内転移，残りの大半は代謝異常であった。
2）脳転移は全がん患者の10％に認められる。その内の約20〜

27%になんらかのけいれん発作を認めている。
3） 脳転移の頻度は原疾患により大きく異なる。頭蓋内転移の頻度が高いのは，悪性黒色腫（67%），肺（48%），乳腺（32%），原発不明がん（55%）である。

Advance 小児がん患者は大人と比較してけいれんを生じる率が高いが，小児の場合は多くは急性白血病であり，骨髄移植に伴う抗腫瘍薬により生じることが多い

● 原因

中枢神経系	
脳転移，脳梗塞・脳出血，RPLS	造影 MRI で確認
放射線照射	急性または遅発性有害事象，T2 強調画像で確認
髄膜脳炎	髄液検査を考慮する
髄膜播種	MRI 検査または髄液検査を考慮する
薬剤性，代謝性	
薬剤性，代謝性	投薬歴，薬物使用歴の確認，ベンゾジアゼピン系薬剤の中断，エタノール
肝・腎不全	クリアランスの低下
感染症（中枢神経以外）	以前からあるてんかん発作を刺激
TLS (tumor lysis syndrome)	腫瘍崩壊症候群が尿毒症を誘発する
TTP (thrombotic thrombocytopenic purpura)	血栓性血小板減少性紫斑病
電解質異常	Na，Ca，Mg 血中濃度の確認，抗腫瘍薬あるいはある種のがん（小細胞がん）による SIADH
低血糖	インスリン治療，食事量の低下，インスリノーマによる，発作は局在性が多い
低酸素血症，肺塞栓	酸素飽和度の測定，血液ガス，CT アンギオ
薬剤性	
化学療法	
シタラビン，メトトレキサート，シスプラチン，ベバシズマブ，エトポシド	高用量，髄注 PRLS シスプラチンは腎機能障害をもたらし，低 Mg 血症や低 K 血症を引き起こすことがある

イホスファミド シクロホスファミド	SIADH
L-アスパラギナーゼ	静脈洞血栓症，TLS
ビンクリスチン	SIADH，TLS
アンスラサイクリン	TLS
高用量の神経遮断薬	
ビスホスホネート	低Ca血症によりけいれんを生じる
オンダンセトロン，イミペネム，抗菌薬	けいれんを起こしうる可能性がある

1. 頭蓋内転移

1) 原発性脳腫瘍と比べて，転移性脳腫瘍ではけいれん発作は比較的生じにくい。頭痛（頭蓋内圧亢進），行動の変容，認知障害で出現することが多い。転移性脳腫瘍は一般に多発性であること，後頭蓋に生じやすいことによる。
2) けいれん発作を生じる脳転移で，最も一般的なものは肺がんである。肺がんの場合，原発巣が診断された時点で脳転移を伴うことが多い。
3) 乳がんの場合，脳転移が明らかになるのには2，3年かかる。一般には実質内腫瘍であるが，髄膜播種で生じることもあり，造影MRIで診断する。

2. 薬剤性けいれん

> **Do** 抗がん治療中に発作を生じた場合には薬剤性を積極的に疑う

臨床の場において，薬剤性のけいれんに遭遇するのは，高用量の抗腫瘍薬を用いる場合（骨髄移植の際のmyeloablative treatment）や肝機能障害，腎機能障害を合併した場合である。

3. Reversible posterior leucoencephalopathy syndrome（RPLS）

Hincheyらが提唱した概念で，抗腫瘍薬のほか高血圧性脳症，免疫抑制剤と関連して起こるとされる。薬剤投与後1～4週の頃に，ふらつきや記憶障害が出現，意識障害まで進行することもある。対応は原因薬剤の中止である。治療としてステロイドや浸透圧利尿薬（濃グリセリン，マンニトール）が試みられることもあるが，治療効果は少ない。

支持療法を行いながら，回復を待つ。当初は 2 週ほどで可逆的と考えられたが，遷延する症例が報告されている。

4. シスプラチン

シスプラチンは時に電解質異常（特に低 Mg 血症，低 Na 血症，低 K 血症）を誘導し，けいれん発作を生じる。腎機能障害が関連することが多い。

5. 脳血管障害・循環器系障害

1 ）脳梗塞は脳転移に次いで認められることの多い病態である。脳梗塞を発症したがん患者のうち，8 ％にけいれん発作が認められたとの報告がある。
2 ）がん患者では90％以上に，何らかの血液凝固異常が認められる。一部の患者では急性冠症候群や静脈血栓症を生じ，急性循環不全を生じることがある。
3 ）静脈洞血栓症は脳梗塞や脳出血を起こし，けいれんの原因となる。
4 ）脳内出血もけいれんの原因となるが，急性骨髄性白血病による凝固障害が原因の場合が多い。

6. 放射線治療

脳転移に対する全脳照射や定位放射線治療により，転移部位周囲に浮腫を生じることで，けいれん発作を誘発することがある。特に，治療前から発作がある場合に危険性が高い。

●評価と対応

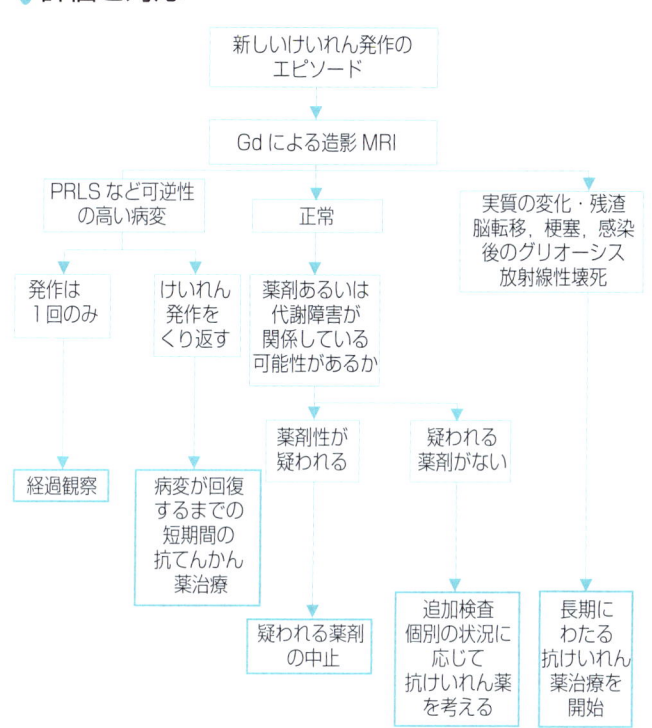

```
              新しいけいれん発作の
                 エピソード
                     ↓
              Gdによる造影MRI
```

- PRLSなど可逆性の高い病変
  - 発作は1回のみ → 経過観察
  - けいれん発作をくり返す → 病変が回復するまでの短期間の抗てんかん薬治療
- 正常
  - 薬剤あるいは代謝障害が関係している可能性があるか
    - 薬剤性が疑われる → 疑われる薬剤の中止
    - 疑われる薬剤がない → 追加検査 個別の状況に応じて抗けいれん薬を考える
- 実質の変化・残渣　脳転移, 梗塞, 感染後のグリオーシス　放射線性壊死 → 長期にわたる抗けいれん薬治療を開始

> 部分発作はしばしば生じるが, 分単位で持続することは少ない。発作がすぐに消失し, 患者が苦痛を感じていないのであれば, 必ずしも全てを治療をする必要はない
> 全般発作は, 患者自身に苦痛を伴う体験であること, 目撃する家族にとっても恐ろしい体験であることから, 対応が必要である

●発作への対応

1. 全般発作

1) 気道確保, 酸素の投与, 静脈ルートの確保, モニターの装着, SpO_2測定を実施。

Attention 膵がんなど一部の腫瘍，肝転移のある患者など，低血糖のリスクの有無に注意。リスクがある場合には血糖を確認する

2）けいれん発作への対応を行う。

処方例
① ミダゾラム（ドルミカム®）5〜10mg（0.5〜1A）
　皮下注　　　　　　　　　　　　　　　　　　　（保険適応外）
② ミダゾラム（ドルミカム®）（10mg）1A＋生食18ml
　ゆっくりと静注　　　　　　　　　　　　　　　（保険適応外）
③ ジアゼパム（セルシン®）10mg　静注
④ ブロマゼパム（セニラン®）坐薬3mg　1個　挿肛
　（保険適応外，在宅などで注射の医療処置がすぐにとれない場合）
無効の場合
⑤ フェノバルビタール（フェノバール®）100mg
　皮下注　無効の場合はくり返し施行
⑥ ホストイン（750mg）1-2A
　10〜20分かけて静注

●発作のコントロール状況を評価する

1）抗けいれん治療を見直す。
2）アルコール乱用歴がある場合はビタミンB群の投与を考える。
3）発作をくり返す可能性を判断する。

Point 下記ではけいれん発作のリスクが高い
① ミオクローヌスや部分発作をくり返す場合
② けいれん発作のコントロールが不良になってきた場合
③ 頭蓋内圧亢進症状が出現してきた場合

●維持療法を考慮する

1. 内服可能の場合

全般発作，部分発作を含めて，発作のコントロールの具合と，眠気，鎮静等の有害事象のバランスを考慮する。バルプロ酸（デパケン®，セレニカ®）が第一選択薬となることが多い。

フェニトイン，カルバマゼピンも代用薬となる。
　鎮静，転倒のリスクを評価して，用量は通常維持用量の最低用量から有害事象の発現の有無を確認しながら漸増する。

> 抗がん治療中の場合，抗腫瘍薬と抗てんかん薬の相互作用に注意が必要である。特に，フェニトイン，カルバマゼピン，フェノバルビタールは cytochrome P-450（CYP-450）を誘導し，抗腫瘍薬の効果を減弱または増強し，生存率に影響しうる。バルプロ酸は CYP-450 の阻害剤として働き，シスプラチンやエトポシドなどの抗腫瘍薬の毒性を高める危険がある

抗てんかん薬・抗腫瘍薬の血中濃度の変化

化学療法	フェニトイン	カルバマゼピン	フェノバルビタール	バルプロ酸
シクロホスファミド	↓／−		↓／−	↑／−
イホスファミド	↓／−		↓／−	
チオテパ	↓／−		↓／−	
ブスルファン	↓／−			
ニトロソウレア	−／↓		↓／−	↑／−
メトトレキサート	↓／↓	↓／−	↓／−	−／↓
ビンクリスチン	↓／↓	↓／↓	↓／−	
5-フルオロウラシル	−／↑			
パクリタキセル	↑／−	↓／−	↓／−	
トポテカン	↑／−			
イリノテカン	↑／−			
9-Aminocamptothecin	↑／−	↓／−	↓／−	
テニポシド	↑／−	↓／−	↓／−	
エトポシド	−／↓			↑／−
ドキソルビシン	−／↓	−／↓		−／↓
プロカルバジン			↓／−	
タモキシフェン	↓／↑	↓／−	↓／−	
シスプラチン	−／↓	−／↓		
カルボプラチン	−／↓			↑／↓
ブレオマイシン	−／↓			
デキサメタゾン	↓／↑↓		↓／−	
プレドニゾン	↓／−		↓／−	

↑：血中濃度の上昇　↓：血中濃度の低下
抗てんかん薬の血中濃度／抗腫瘍薬の血中濃度

（van Breemen, 2007 より改変）

抗がん治療中の場合，抗けいれん薬は海外ではガバペンチンやラモトリギン，レベチラセタムなど新規抗けいれん薬の使用が推奨されている（日本ではガバペンチン（ガバペン®），トピラマート（トピナ®），ラモトリギン（ラミクタール®），レベチラセタム（イーケプラ®）は難治性てんかんへの追加投与以外は保険適応外になる）。

2. 内服が困難な場合
　悪心・嘔吐のある場合や終末期など内服が困難な場合には，別の投与経路を考える。

> 抗てんかん薬の半減期は一般に長いので，まずは単回投与を考える

〈非経口投薬の選択〉
①フェノバルビタール
　あらゆる発作型に有効。100〜200mg/日，1日1〜2回皮下注から開始して漸増する。軽い鎮静作用がある。

処方例　フェノバール®（100mg）1A　1日　2回　皮下注

　半減期が長いため，持続投与にする必要は少ない。もしも持続皮下注を考える場合には，他の薬剤との相互作用があるため，別のシリンジにする。

②ミダゾラム
　あらゆる発作型に有効であるが，鎮静作用が強い。10〜20mg/日で持続皮下注/持続静注で用いる。

処方例　ドルミカム®（10mg/2ml）1A 0.1ml/時で持続皮下注

③ホストイン
　経口フェニトインの1日投与量の1.5倍を1〜数回分注する。

【末梢神経障害】

抗悪性腫瘍薬の多くは神経毒性を有している。また，悪性腫瘍に対する薬物療法の進歩は，新規抗腫瘍薬の開発のほか，多剤併用療法による面もあり，神経障害の発現はまれではない。

特に外来化学療法が普及し，神経症状（主に末梢神経障害）が患者の ADL を低下させることも多く，症状への対応についてコンサルテーションの依頼が出されることも少なくない。精神症状を評価し生活に関する提案をするうえで，神経障害に関して熟知することが望ましい。

● がんに関連する末梢神経障害

悪性腫瘍と末梢神経障害
1 悪性腫瘍の転移，直接浸潤
2 遠隔効果（感覚運動性ニューロパチーなど）
3 抗がん治療に伴う有害事象
 1）放射線照射による末梢神経障害
 2）抗腫瘍薬による末梢神経障害
  ・白金製剤
  ・タキサン系薬剤
  ・サリドマイド
  ・インターフェロンなど
4 その他の要因
  栄養障害・微量元素の欠乏など
  血清蛋白異常

● 主な抗腫瘍薬による神経障害

1. パクリタキセル

末梢神経障害の発症頻度は 60% と高く，用量規定因子となっている。

投与開始 3 日目あたりより始まる四肢末梢や口周囲の感覚障害が多い。時に近位優位の筋力低下や関節痛，筋痛を生じることもある。

リスク因子として，糖尿病，大量飲酒歴，シスプラチンの前投

与歴がある。

2. シスプラチン

末梢神経障害と聴神経毒性がある。用量依存性に下肢の振動覚の低下が主に出現する。運動神経障害はまれである。

聴神経毒性も用量依存性であり，高音域感音性難聴がある。難聴を自覚するのは約20％であるが，聴力検査では約80％に障害が認められる。

3. オキサリプラチン

投与開始後数時間以内に出現する，四肢・口周囲の感覚障害が特徴である。感覚障害は寒冷刺激によって悪化する。また，口周囲に加えて咽喉頭の感覚障害から呼吸困難や嚥下障害を生じることがあるため注意が必要である。

4. ビンクリスチン

糖尿病に類似した末梢神経障害・自律神経障害を生じる。初期にアキレス腱反射の低下，四肢の感覚障害が出現し，次第に上行，筋力低下に至る。動眼神経麻痺や自律神経障害もある。自律神経障害は，便秘，腹痛，頻尿，起立性低血圧などがあり，麻痺性イレウスは致命的になるので注意をする。

5. サリドマイド

多発性骨髄腫の治療薬として使用されるようになった。有害事象として，胎児への催奇形性に加えて，末梢神経障害がある。下肢優位の感覚障害があり，用量依存的に障害は増悪する。

●評価と対応

残念ながらエビデンスのある対応方法はない。くり返し症状の評価を続けるとともに，患者の苦痛に焦点を当て，ていねいに対応する。疼痛が持続する場合も多く，うつ病の合併に注意する。

症状緩和を目的に，ガバペンチンやアミトリプチリン，クロナゼパムを少量使用することがある。

処方例

1) プレガバリン（リリカ®）（75mg）　　1錠1日1回寝る前
2) アミトリプチリン（トリプタノール®）（10）1錠1日1回寝る前
3) デュロキセチン（サインバルタ®）（20mg）1カプセル1日1回寝る前

参考文献

1) El Kamar FG, Posner JB：Brain metastases. Semin Neurol 24：347-362, 2004.
2) van Breemen MS, Wilms EB, Vecht CJ：Epilepsy in patients with brain tumors：epidemiology, mechanisms, and manage-ment. Lancet Neurol 6：421-430, 2007.

（小川朝生）

20. 薬物療法

がん患者は比較的高齢でがんに伴う様々な身体症状を有していることが多いため,処方をするにあたり特別な配慮を必要とする。また,進行・終末期のがん患者では,モルヒネをはじめ様々な薬剤が使用されていることもまれではなく,相互作用などに常に注意を払う必要がある。

> **Point** がん患者の向精神薬投与は少量から
> ① 全身状態の悪化（肝機能障害等）
> ② オピオイド等鎮静作用がある薬剤の併用
> ↓
> 通常の向精神薬投与量の 1/3 程度から開始

International Association for Hospice and Palliative Care が,緩和ケア領域におけるエッセンシャルドラッグを 33 剤指定しているが,そのうち 12 剤が向精神薬である（表1）。抑うつ,不安,せん妄,不眠などの精神症状に加え,嘔気や疼痛緩和などの身体症状に対して向精神薬が用いられることも多い。精神腫瘍医は,向精神薬に精通しているという点で,使用法に関してアドバイスを求められることも多い。

● 抗不安薬の使用法

抗不安薬は不安に対して使用されることが一般的ではあるが,アルプラゾラムなどの高力価抗不安薬は,軽症の抑うつにも効果があることが示されている。また,クロナゼパムは神経障害性疼痛に対して使用されることもあるし,アルプラゾラム,ロラゼパムに関しては抗がん剤による予測性嘔吐を緩和する効果を有する。

顕在化している症状や患者の身体状態によって選択薬剤が異なるが,抗うつ効果も期待でき,また半減期の短い抗不安薬アルプラゾラムから投与することが実際的である。また,がん医療における特徴として,アルプラゾラムには抗がん剤による予測性嘔吐を緩和する効果や鎮痛補助作用を有することが示されている。例

表1 緩和ケアにおける必須薬剤に指定された向精神薬
International Association for Hospice and Palliative Care(IAHPC)

	薬剤	対象となる症状
抗精神病薬	ハロペリドール	せん妄・嘔気嘔吐
	レボメプロマジン	せん妄・終末期の焦燥
抗うつ薬	アミトリプチリン	抑うつ・神経障害性疼痛
	*citalopram	抑うつ
	*mirtazapine	抑うつ
	トラゾドン	不眠
抗不安薬・睡眠薬	ジアゼパム	不安
	ロラゼパム	不安・不眠
	ミダゾラム	不安・終末期の焦燥感
	ゾルピデム	不眠
抗けいれん薬	ガバペンチン	神経障害性疼痛
	カルバマゼピン	神経障害性疼痛

＊本邦未発売

えば，アルプラゾラムを 0.4 〜 1.2mg/ 日程度の少量から開始し，適宜増減する。アルプラゾラムで効果が十分得られない場合，抑うつ気分を主体とした適応障害であれば，大うつ病治療に準じて抗うつ薬への変更または併用を行う。いずれの場合も，少量から開始し，眠気やふらつきといった有害事象の出現などの状態をきめ細かく観察しながら，状態に応じて適宜漸増していくことが原則である。表2に頻用されている抗不安薬についてまとめた。

抗不安薬による有害事象の代表的なものは眠気とふらつきであるが，時としてせん妄を惹起することもあるので，特に高齢者や衰弱した患者においては，注意が必要である。抗不安薬に関しては，臨床用量依存の発現を防ぐために，症状が改善すれば，漫然と継続使用することなく，徐々に減量していくことが望まれる。しかし，予後が限られた症例に対してはこの限りではない。

経口投与が困難な患者の場合は，ブロマゼパムの坐剤を使用することができる。ジアゼパムの注射薬は，生理食塩水などに混注すると白濁してしまうので，注意が必要である。一般的に推奨される方法ではないが，ミダゾラムを持続皮下注射，あるいは経静脈的投与を行う方法も臨床現場では行われている。

表2 がん患者に頻用される抗不安薬

薬物 (商品名)	初回投与量 (mg/回)	臨床用量 (mg/日)	半減期 (時間)	事項
短中時間作用型				
アルプラゾラム (ソラナックス®, コンスタン®)	0.4-1.2	0.5-10	10-24	CYP3A4代謝
クロチアゼパム (リーゼ®)	10-15	10-50	10-59	CYP1A2代謝
エチゾラム (デパス®)	0.5-1.5	1-3	8-16	
ロラゼパム (ワイパックス®)	0.5-1.5	1-3	10-20	グルクロン酸 抱合
ブロマゼパム (レキソタン®, セニラン®)	5-10	6-15	11-28	坐剤
長時間作用型				
クロナゼパム (ランドセン®, リボトリール®)	0.5-1.5	0.5-3	18-50	抗けいれん作用 鎮痛補助
ジアゼパム (セルシン®, ホリゾン®)	5-10	6-15	20-70	

抗うつ薬の使用法

　担がん状態にある患者に対しての抗うつ薬の使用法については，国際的にコンセンサスの得られたものは存在しない。がん患者のうつ病治療に関しての無作為化比較試験の結果に加え，他領域（例えば，他の身体疾患患者や高齢患者における抗うつ薬の無作為化比較試験の結果）における研究結果の応用，そして実際に治療するがん患者の個別性を総合的に評価して，薬物選択および投与量の設定を行う。定型的な治療法は存在しないといってよいが，一般的には，投与経路（経口投与が可能か否か），患者の身体状態（現に存在する苦痛の原因となっている身体症状の把握），推定予後（週単位か，月単位か），併用薬剤（相互作用を有する薬物が使用されていないか），抗うつ薬の作用・有害事象プロフィール（無用な身体的負荷を避けるために特に有害事象プロフィールを重視している）などを総合的に判断して，治療方針を決定する。また，予後が限られた状況など，うつ病の完全な治癒を望むことが現実的には難しいと考えられる場合であれば，うつ病の

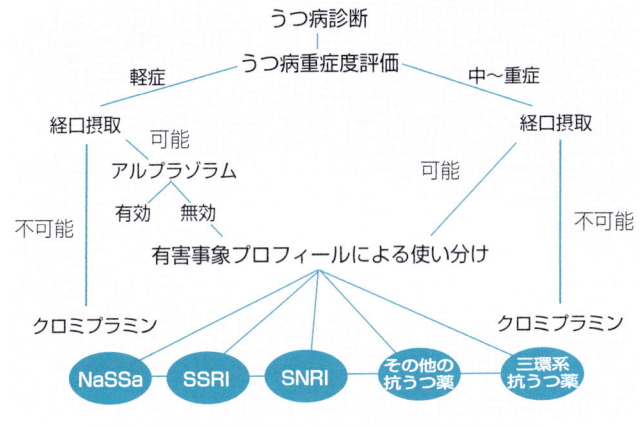

図1 進行がん患者に対する薬物療法アルゴリズム

症状のなかでも標的症状を定めて，部分的ではあっても可能なかぎりの症状緩和を行うことが求められる。

国立がん研究センター精神腫瘍学グループにおいては，進行がん患者に対する薬物療法アルゴリズムを作成しているので，参照されたい（図1）。

1）薬物療法の実際

抑うつに対する薬物療法の実際としては，大うつ病エピソードを満たさないレベルであれば，抗うつ薬の有効性は実証されていない。また，ベンゾジアゼピンにより速やかに改善されることが示唆されていることから，アルプラゾラムから治療を開始する。大うつ病エピソードでも軽症のものでは，やはり抗不安薬であるアルプラゾラムから開始することが多い。

大うつ病エピソード中～重症例に対しては，抗うつ薬投与の適応となる。表3にがん患者に頻用される抗うつ薬を示した。薬剤の選択に関しては有害事象プロフィールを考慮し，SSRIやSNRIを使用する。嘔気による苦痛が著しい場合など，嘔気を増強させる可能性があるSSRI, SNRIを使用せず，NaSSa（ミルタザピン）を使用することもある。ただし，NaSSaは倦怠感が副作用として強く出現することがある。これらの薬剤が奏効しない場合は三

表3 がん患者に頻用される抗うつ薬

薬物 (商品名)	初回投与量 (mg/日)	臨床容量 (mg/日)
選択的セロトニン再取り込み阻害薬		
フルボキサミン(デプロメール®, ルボックス®)	25〜50	50〜150
パロキセチン(パキシル®)	10〜20	20〜40
セルトラリン(ジェイゾロフト®)	25	50〜100
エスシタロプラム(レクサプロ®)	10	10〜20
選択的セロトニン・ノルアドレナリン再取り込み阻害薬		
ミルナシプラン(トレドミン®)	30〜50	60〜100
デュロキセチン(サインバルタ®)	20	40〜60
三環系抗うつ薬		
クロミプラミン(アナフラニール®)	10〜25	30〜150
アミトリプチリン(トリプタノール®)	10〜25	30〜150
ノルトリプチリン(ノリトレン®)	10〜25	30〜150
四環系抗うつ薬		
マプロチリン(ルジオミール®)	10〜25	30〜75
ミアンセリン(テトラミド®)	10〜30	30〜60
その他		
トラゾドン(レスリン®, デジレル®)	25〜50	75〜200
アモキサピン(アモキサン®)	20〜50	30〜150

＊代謝：代表的な薬物代謝酵素であるチトクロームP450の代謝基質と

環系・四環系抗うつ薬を投与することもある。いずれの薬剤も通常使用量より少量から開始し，状態をみながら漸増していく。

フルボキサミンは，CYP1A2（特に強い），CYP2C19，CYP2D6，CYP3A4を阻害するため，同酵素で代謝される薬物の血中濃度を上昇させる可能性がある。セロトニン症候群の危険のため，MAO阻害剤（抗パーキンソン薬）のセレギリン（エフピー®）は併用禁忌となっている。また，フェニトイン，カルバマゼピン，イミプラミン，アミトリプチリン，クロミプラミン，アルプラゾラム，ブロマゼパム，ジアゼパム，プロプラノロール（インデラル®，ノルモテンス®），テオフィリン（テオロング®，テオドール®），シクロスポリン（サンディミュン®），ワルファリン（ワーファリン®）などとの併用時にも注意が必要である（併用注意薬）。

Attention がん医療に関連しては，骨髄移植時にシクロスポリンが使用されるので，フルボキサミンとの相互作用に注意を払う

鎮静作用	抗コリン作用	悪心・嘔吐	代謝*
±	±	++	CYP2D6
±	±	++	CYP2D6
±	±	++	
±	±	++	
±	+	+	グルクロン酸抱合
±	+	+	
++	++	±	
+++	+++	±	
+	+	±	CYP2D6
++	++	±	CYP2D6
+++	+	±	CYP2D6
++	±	±	CYP2D6など
+	+	±	

なりうるもののうちで，比較的基質特異性が高いもののみを示している。

また，リチウムとの相互作用により，両薬剤の作用が増強されることもあるので，リチウムとの併用も注意が必要である（併用注意薬）。

パロキセチンは，CYP2D6で代謝されるが，そのCYP2D6による代謝に飽和が生じ，CYP2D6で代謝される薬剤の血中濃度を上昇させる危険がある。セルトラリンも，パロキセチンに比べれば程度は弱いが，CYP2D6の代謝酵素阻害が示唆されている。

Point 乳がん患者で，タモキシフェンによるホルモン療法を受けている患者に対しては，パロキセチンはタモキシフェンの効果を減弱する恐れがあるので，併用するにあたり注意を要する

さらに，セロトニン症候群の危険のためMAO阻害剤（抗パーキンソン薬）のセレギリン（エフピー®）も併用禁忌である。その他，併用注意薬剤として，L-トリプトファン含有製剤，リチウム，スマトリプタン，ペルフェナジン（ピーゼットシー®，ト

リオミン®，トリラホン®），アミトリプチリン，ノルトリプチリン，イミプラミン，抗不整脈薬のプロパフェノン（プロノン®），フレカイニド（タンボコール®），β遮断薬のチモロール（チモプトール®，ブロカドレン®），メトプロロール（セロケン®，ロプレソール®）やキニジン（キニジン®），シメチジン（タガメット®，カイロック®），フェニトイン，フェノバルビタール，ワルファリン（ワーファリン®），ジゴキシン（ジゴシン®）がある。

ミルナシプランは，チトクローム P450 系によって代謝されず，直接グルクロン酸抱合を受けることから，他の薬物との相互作用に及ぼす影響は少ないというメリットがある。

併用に注意する薬剤
フルボキサミンとシクロスポリン
パロキセチンとタモキシフェン

2）抗うつ薬の有害事象

抗うつ薬，特に三環系抗うつ薬の有害事象としては，抗コリン作用による口渇，便秘，せん妄，抗アドレナリン作用による起立性低血圧，抗ヒスタミン作用による鎮静などがあるが，特に口渇，便秘は頻度が高い。抗コリン作用はオピオイドの有害事象とも重なるため，相乗効果に注意を払う。三環系抗うつ薬では心伝導系の障害が認められることがあるので，使用前に心疾患の既往や ECG を確認して開始することが望ましい。

また SSRI は，抗コリン性有害事象や鎮静などの有害事象が少ない一方で，悪心・嘔吐などのセロトニン性の消化器系有害事象の頻度が高い。SNRI も抗コリン性有害事象が少ない一方で，SSRI に比べれば頻度が低いが，悪心・嘔吐などの有害事象が出現することがある。NaSSa は吐気が出現しないことが利点であるが，強い倦怠感が出現することがある。また特に前立腺肥大を有する患者に対しては，排尿障害に注意が必要である。前述したように，進行がん患者や抗がん治療中のがん患者では，何らかの身体症状を有している者が多いので，抗うつ薬使用に際しては，十分な身体状態の把握に努める必要がある。**表 4** に抗うつ薬の一般的な有害事象をまとめた。

表4 抗うつ薬の有害事象

	有害事象
抗コリン性	口渇,便秘,イレウス,排尿障害,頻脈,かすみ目,緑内障悪化,せん妄など
抗アドレナリン性	起立性低血圧など
抗ヒスタミン性	眠気など
セロトニン性	悪心・嘔吐など
その他	めまい,頭痛,不整脈,パーキンソン症状,けいれん,など

● 抗精神病薬の使用法

がん医療においては,病状の進行に伴い,患者はせん妄を呈することが多く,抗精神病薬が投与される機会がしばしばある。また,がん薬物療法に伴う嘔気・嘔吐に対しても,ハロペリドールなどの抗精神病薬の有効性が示されている。

1) 薬物療法の実際

がん医療において特有のせん妄に対する薬物療法はなく,一般精神科医療に準じた薬物療法を実施する。せん妄に対しては,ブチロフェノン系抗精神病薬であるハロペリドール(セレネース®)が第一選択薬として推奨されている。経口投薬が可能な場合は,非定型抗精神病薬であるリスペリドン(リスパダール®),オランザピン(ジプレキサ®),クエチアピン(セロクエル®),ペロスピロン(ルーラン®),アリピプラゾール(エビリファイ®)も,通常のせん妄への対応と同様に用いられる。ハロペリドールはせん妄における精神運動興奮や幻覚・妄想に対して有効性が高く,またベンゾジアゼピン系薬剤に比較して意識レベルを下げることなく鎮静が図れ,呼吸・循環器系への有害事象が少ない。実際の使用に際しては,治療初期には過量投与にならないよう少量を頻回に投与することにより必要量を推定し,以降の投与量の参考にすることが推奨される。興奮が強いときは,フェノチアジン系抗精神病薬であるクロルプロマジン(コントミン®,ウインタミン®)を用いるが,心・血管系への影響,特に血圧の低下には注意が必要である。

表5 代表的な抗精神病薬

薬物 (商品名)	活性 代謝産物	初回投与量 (mg/回)	臨床用量 (mg/日)	半減期 (時間)	代謝
ブチロフェノン系 ハロペリドール (セレネース®)	なし	0.5-2.5	0.5-10	10-24	CYP2D6
フェノチアジン系 クロルプロマジン (コントミン®, ウインタミン®)	あり	10-25	10-50	10-59	CYP1A2
非定型抗精神病薬					
リスペリドン (リスパダール®)	あり	0.5-1	0.5-4	4-15	CYP2D6
ペロスピロン (ルーラン®)		4	8-16	2-5	CYP3A4
クエチアピン (セロクエル®)		25-50	25-100	3-6	CYP3A4
オランザピン (ジプレキサ®)		2.5-5	2.5-10	21-54	CYP1A2
アリピプラゾール (エビリファイ®)		3-6	12-24	40-80	CYP3A4, CYP2D6

Attention がん患者では，がんによる身体症状やモルヒネの有害事象として嘔気がみられることもまれではない。ドーパミン受容体を遮断する制吐薬が先行投与されていることが多いため，錐体外路性の有害事象の出現には十分注意を払う。また，全身状態の悪いがん患者に使用する際には，悪性症候群の発生などにも注意を払う必要がある

Point せん妄に対して正式に保険適応となる薬剤はないが，リスペリドン，ハロペリドール，クエチアピン，ペロスピロンの4剤は，適応外使用であっても審査上認めるとの厚生労働省の通達が平成23年9月に出されている。

表5に，代表的な抗精神病薬についてまとめた。

2）抗精神病薬の有害事象

抗精神病薬に共通の有害事象として，抗ドーパミン受容体作用によるパーキンソン症候群やアカシジア（静座不能症）などの錐体外路症状がある。これらは投与中は常に出現する可能性があるため，抗精神病薬使用中は継続的に有害事象のモニタリングを行う必要がある（メトクロプラミド［プリンペラン®］やプロクロルペラジン［ノバミン®］などの制吐薬も抗ドーパミン作用を有するため，これらの錐体外路症状が出現しうる）。まれではあるが致死的な有害事象として，悪性症候群や重篤な不整脈（Torsades de pointes など）も起こりうる。

● 睡眠薬の使用法

1）薬物療法の実際

不眠の治療の第一は，睡眠薬を投与する前に，想定される原因への対応である。例えば，不眠の背景に痛みが疑われれば，より積極的に疼痛緩和をはかる。頻尿があれば，夜間の点滴量をしぼる，前立腺肥大の有無を評価し適切に対応する，などで睡眠が改善されることも多い。抑うつ，不安，せん妄などが原因として疑われれば，これらを確実に診断し，適切な対応をすることが最も重要である。これらの精神症状には不眠が高率に合併するので，適切な評価をする。特に，せん妄の場合には，睡眠剤の安易な使用は意識レベルの低下を招来し，むしろ状態を悪化させることも少なくない。薬剤による直接的な不眠であれば，可能なかぎり原因薬剤を減量，中止する。想定される原因への対応のみでは解決されない，あるいは原因が除去できない不眠も少なからず存在するため，こういった場合には睡眠薬の適切な投与が有用である。

不眠に対する睡眠薬として頻用されるのは，主としてベンゾジアゼピン系睡眠薬である。超短時間，短時間作用型は睡眠の前半に十分な血中濃度が得られ，入眠障害に優れた効果をもつ。翌朝への持ち越し効果が少なく，朝の目覚めがよい。中途覚醒，早朝覚醒の目立つ患者では，中時間作用型の薬剤を用いることで，翌朝まである程度の血中濃度が維持され，睡眠時間の確保ができる。さらに長時間作用型は，より長い睡眠時間の維持に有効であり，日中の抗不安作用も期待できる。

> **Attention** がん患者では，経口投与が困難なケースも多い．点滴としてはミダゾラム（ドルミカム®），フルニトラゼパム（ロヒプノール®，サイレース®）などを用いることがあるが，呼吸抑制には十分な注意が必要である

睡眠薬の主な有害事象としては，以下のようなものがある．
- 短時間作用型のものでは，記憶欠損（健忘）や退薬による反跳性の不眠が比較的生じやすい．一方，長時間作用型は翌日への持ち越しによる過鎮静，高齢者における蓄積などがあり，注意を要する．いずれの場合も，筋弛緩作用による転倒などは特に注意を要する．
- がん患者では，身体状態や年齢とともに薬物の作用時間と有害事象を考慮しながら投与することが重要である．また，肝障害のある患者はワンステップで代謝されてしまうため，肝臓に対する負担の少ないロラゼパム（ワイパックス®）が推奨される．これらのことが考慮されて適切に投与されれば，比較的有害事象が少なく安全に用いることができる．
- その他，薬物相互作用として，トリアゾラム（ハルシオン®）はマクロライド系抗菌薬やアゾール系抗真菌薬との併用で血中濃度が上昇することが知られている．

参考文献

がん患者の精神症状に対する薬物療法マニュアル．国立がんセンター精神腫瘍学グループ編．http://pod.ncc.go.jp/b_7/b_7.pdf

（清水　研）

21 · 精神療法

●精神療法の対象となる精神症状

がん患者の多くに精神症状が認められるが、その代表的なものとして、診断後の不安・抑うつ、サバイバーシップにおける再発不安、進行・再発期における不安、抑うつ、終末期における抑うつ・実存的苦痛などが知られている。その他、緩和ケアチームに依頼される症例のなかには、精神医学的な診断がつかないような正常心理の範囲内のものや、がんによってもたらされるストレスへの対処法についてのアドバイスを求めてくるもの、あるいは告知直後の危機状態のようなケースもまれではない。

精神療法的なアプローチは、これら全ての症状に対して適用可能であり、また患者からのニーズも高い介入法でもあり、がん医療に携わる精神科医としてぜひとも身につけておきたい中心的なスキルの一つである。

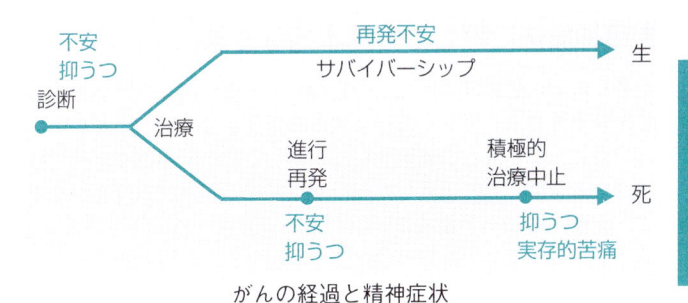

がんの経過と精神症状

- 診断 → 不安・抑うつ
- 治療 → サバイバーシップ（再発不安）→ 生
- 治療 → 進行・再発（不安・抑うつ）→ 積極的治療中止（抑うつ・実存的苦痛）→ 死

> **Do** 通常反応のコンサルテーションにも積極的に応じよう

他科の医療者は、精神症状の評価に不慣れなことが多いため、患者が涙を流すなどの一時的な感情表出をきっかけにしてコンサルテーションがなされることも多い。こうした症例の多くが精神医学的な診断を満たさない通常反応であるが、精神科医が関わることで抑うつ、不安などの顕在化を予防することにもつながるの

で，医療チームあるいは緩和ケアチームの一員として，このような依頼にも積極的に応じたい。精神科医として信用されてこそ，患者のちょっとした精神症状をめぐって他科の医療スタッフから，多くの依頼が来るものである。

> ☞ 精神症状への治療では，がん患者は薬物療法に比べて，精神療法を希望するものが多いため，必然的に精神科医にも精神療法的な関わりが求められることが多い。

Point がん医療に携わる多くの医療スタッフが期待している主たる介入は，精神療法的な関わりである

> ☞ がん患者の精神症状に対する精神療法の有効性は，多くの無作為化比較試験で示されている
> ☞ 医療チームの一員として活動するため，他の医療者からの評価に耐えうる姿で介入を提供する必要がある。具体的には，患者のどのようなニーズに対して，どのような介入を，何を目的として行っているのかを，担当医療スタッフに説明できることが重要である

●精神療法に際しての基本的な姿勢

多くのがん患者はもともとの心理的健康度が高く，精神療法的アプローチのうえでも，特殊な技術を必要としないことが多い。

一方で，もともとの健康度が高いからこそ，基本的な支持的技法や患者を個として尊重した細やかな配慮の積み重ねが必須である。実際，緩和ケア領域における実存的苦痛（スピリチュアル・ペイン）（p.173 参照）等への実践で推奨されているケアやコミュニケーションスキルのほとんどは，精神療法でいうところの受容，傾聴，支持，共感である。

> ☞ 終末期がん患者のコンサルテーションに際して，死の問題への対処を求められていると感じる精神科医がいるが，そういったことを求められての依頼は多くない

実際的なアプローチでは，全ての精神療法の基盤となるような非特異的な要素に，患者のニーズに応じた技法を柔軟に適応していく。

> **特異的技法：患者の状態，ニーズに合わせて柔軟に**
>
> 心理教育，危機介入，認知行動療法，行動療法，
> 集団精神療法，問題解決療法，ディグニティセラピー，
> 回想法，ナラティヴセラピーなど

> **非特異的要素：全ての患者に提供**
>
> 温かさ，礼節，思いやり，個としての尊重，
> 受容，傾聴，支持，共感，励まし，標準化

がん患者に対する精神療法的アプローチの実際

コンサルテーションにおけるチームアプローチ

　精神療法的なアプローチを行う際に念頭におくべきこととして，コンサルテーションという診療形態が患者に及ぼす影響への理解とチームアプローチの重要性があげられる。

　がん患者の診察は一般的に，担当医から緩和ケアチームあるいは精神科医へのコンサルテーションが契機になることが多いため，そこにいたったプロセスを，担当医療スタッフと患者，家族の力動を含めて理解しておくことが重要になる。

　依頼理由，コンサルテーションに関して患者にどのような説明がなされたのか，患者はコンサルテーションをどのように認識しているのか，といった点を考慮しながら，患者を診察する。

> **Do**　患者に会う前に，がんの病歴に関する担当医や看護師のカルテ記載，検査結果，併用薬剤などに目を通し，患者の状態や本人・家族への病状説明があった場合にはその内容，また説明への反応などを把握しておく

Point　入院中のがん患者のコンサルテーションの場合には，精神科医が病棟に出向いて診察にあたることが多いので，必然的に緩和ケアチームや精神科受診への動機づけが乏しい患者に出会うこと

もまれではない。したがって、患者の受診に対しての意向、葛藤、認識などを十分に把握し、担当医療スタッフ側のニーズや認識と「ずれ」がある場合には、これらの問題を適切に扱っておくことが第1歩として重要である

ex 訪室しても諸種の理由をつけて面談を断る場合
（精神科受診を受動的に拒否していることが考えられる場合）
「私が精神科医としてお邪魔することが負担になっているようなことはありませんか？　私はあくまで○○さんの力になりたいと思っているのですが、かえって負担になられる方もおられますので、そういった時はお邪魔することを控えたいと思っています。よろしければ、○○さんのお気持ちを教えていただけますか？」

● 精神療法における非特異的要素

がん患者に精神療法的アプローチを行ううえで、全ての患者に提供すべきともいえる非特異的要素について述べる。これらは、がんという疾患を有していることで生じている身体状態への配慮、およびがんが及ぼしている身体・心理・社会的側面への配慮を念頭においたコミュニケーションスキルともいえるものである。

1. 精神療法における一般的・基礎的事項

一般精神科臨床と同様、患者と良好なラポールを形成することが不可欠であり、温かさ、礼節、感受性、プライバシーへの配慮、患者の言葉に心から耳を傾ける、といった基本事項が重要である。

> ☞がん患者の身体状態は日々変化することもまれではない。精神科臨床において重要視される、時間、場所といった面接の構造は、患者の状態に合わせて柔軟に考慮する
> ☞患者は、あくまで身体疾患の治療を受けるための入院/通院であると考えており、精神的な問題について言語化することを躊躇していることも多いので、治療者側から積極的に感情表出を促す必要がある

2. 身体疾患を有した患者に接する際のベッドサイドマナー

患者を訪床する際には、下記のベッドサイドマナーを念頭においておくとよい (Yager, 1989)。

身体疾患を有した患者に接する際の精神科医のベッドサイドマナー

	Point
座ること	コミュニケーションを促す非言語的なメッセージとなる
患者のためにちょっとした何かをすること	自分が患者のケア提供者側にいることを示す非言語的なメッセージとなる
笑顔で接すること	患者さんの多くは、初めて精神科医と接するため緊張していることが多い
面接のはじめに患者に関して知っていることを話すこと	ex '担当の先生や看護師さんから聞いたのですが、○○さんはとっても音楽がお好きなんだそうですね'
今一番心配なことは何かを聞くこと	患者の個別性を尊重していること、および関心を寄せているというメッセージとなる
病気や予後についての患者の理解の仕方や、痛み・機能喪失・死などについての不安を詳しくよく聞いておくこと	ex '病気に関しての説明はどのように聞かれていますか？' '病気に関する今後のことで何か不安に感じられていることはおありですか？'
患者の家族や仕事、それに現在の病気が家族関係や社会的な役割に与えている影響の大きさについてよく聞いておくこと	ex '今のご病気で、ご家族との関係やお仕事などに何か変化がありましたか？'
患者が誇りに思っている活動や業績を聞いておくこと、そして、機会をみてそのことを讃えること	ex '○○さんが、これだけは人に負けないとか、がんばってこられたことはおありですか？ それはどのようなことですか？'
患者が遭遇している人間としての苦境について理解を示すこと	ex 'この病気でずいぶん大変なことをご経験されているのですね'

薬物療法・精神療法

精神的現象を評価する必要性と目的については十分に説明し，患者にも共同観察者の役割をとってもらうこと	ex ˋ病気と上手に取り組んでいくうえでは，ストレスや心の問題もとても大切だと言われています。そのストレスを少しでも軽くしていくために私たちも力になりたいと思っています。ただ，ストレスや心の問題は患者さん自身が感じられる通りのものですので，どういうふうに感じていらっしゃるかをお話しいただけますか？ˊ
面接の終わりには何か具体的な情報を伝えること	ex ˋ△△△という状況のなか，今回の再発というのは○○さんにとって，本当につらいご経験だったのでしょうねˊ

3. 治癒が望めない，あるいは死が差し迫った状況にある，進行・終末期のがん患者とのコミュニケーション

　終末期がん患者は，病状の進行に伴い，様々な身体的機能や社会的役割の喪失に加え，家族や親しい人たちとの別れ，やり残した仕事の整理など多くの課題に直面し，結果的に喪失を重ねることを余儀なくされることも多い。

Point　終末期患者をおびやかすのは多くの場合「死」そのものではなく，積極的な治療がないために医療者から見捨てられるのではないかという不安，がん患者だからと特別視され家族や友人から孤立してしまうのではという懸念，病状の進行に伴い生じる痛みや機能の喪失への恐怖などである。したがって，臨死期に際しての精神療法的アプローチに関しては，いくぶん特別な配慮を必要とする

① 静かで急がない態度を心がける
② 手を握るなど非言語的なコミュニケーションを積極的に利用する。治療関係が築かれている場合は，傍らにただ座っているだけでも患者の安心感につながる
③ 患者の個別性を最大限に尊重する
④ 患者が病気や死を受容することを一義的な目標とすることは慎む。死を受容できない患者をそのまま受け容れることを心がける
⑤ 一貫してケアを提供し続けること，見捨てないことの重要性を認

識する。たとえせん妄状態になっても，それ以前と同じように個として尊重しながら患者に接することは，家族ケアにもつながる
⑥ 患者の状態に常に配慮し，個別性を尊重しながら治療者が最後まで訪れ続けることは，なかでも家族にとってかけがえのない援助になりうる

→ 終末期医療においては，主たる目標が，患者の生活の質を最大限に維持することに加え，いわば患者にとっての「望ましい最期（good death）」ともいうべきものの体現に移行することも多い。これは，患者の個別的な価値観の理解抜きでは，治療目標の設定が不可能であるという理由による

日本人にとっての「望ましい最期」の要素として，以下のような報告がされている（Miyashita et al, 2007）。このなかにはいわゆる実存的苦痛と呼ばれるものが多く含まれており，終末期患者に対する精神療法において重要なテーマとなることがある

日本人にとっての望ましい最期

皆が共通して望むもの	個人差が大きいもの
希望がある 他者の負担にならない 自分のことが自分でできる ひととして尊重される 人生を全うしたと感じられる 苦痛がない 家族といい関係でいる 医師・看護師といい関係でいる 望んだ場所で過ごす 落ちついた環境である	役割を果たせる 感謝して準備ができる 自尊心がある 残された時間を知り準備する 信仰をもつ 自然なかたちで亡くなる 死を意識しない 納得するまでがんとたたかう

Advance 実存的苦痛（スピリチュアル・ペイン）とは？
緩和ケアの領域で頻繁に使われる言葉ながら，実際には，明確な定義があるわけではない。欧米では，終末期の精神的苦悩に加え，宗教的な苦痛を包含する意味で用いられることが多い。一方わが国では，宗教的な苦痛は少ないことが知られており，「自己の存在と意味の消滅から生じる苦痛」と定義されることが多い

がん患者に対する精神療法的アプローチのエッセンス

進行がん患者に対して精神療法的アプローチを行う際のエッセンスとして,「個別性の配慮」,「支持的精神療法」を基本にしながらの「柔軟な治療技法」を前提として, 防衛としての「否認」,「退行」を尊重し, 治療者の「逆転移」に十分な注意を払うことがあげられる。

進行がん患者に対する精神療法的アプローチのエッセンス

個別性の配慮	がんが患者の生活, 役割や家族に与えている影響をよく理解する 「精神症状を診る」という態度ではなく,「どんな患者がこの病気を経験しているか」という視点を常に念頭におく 治療の目標は常に個別的である
支持を基本	温かさ, 礼節, 受容, 傾聴, 支持, 肯定, 保証, 共感などが重要
柔軟な治療技法・構造	患者の状態に合わせて, 様々な技法を組み合わせたり, 移行したりなど, 柔軟に対応する 時間や場所についても, 患者の身体状態に応じた柔軟な構造にする。一般的な精神科臨床に比べ, 患者との距離感が近いこともありうる 推定予後や患者と担当医との関係, そして身体症状など患者のQOL全体に関して継続的に焦点を当て続ける
否認, 退行の尊重	なかでも進行・終末期においては, これらの心理的防衛は適応的なものが多いために, 原則的には介入をしない
逆転移への注意	自己の無力感に圧倒されることもまれではないが, 治療者は, 逆転移が患者に及ぼす影響に関して理解しておく必要がある
死の受容を目標としない	多くの日本人が, 迫り来る死を意識することなく最期を迎えることを望んでいる

Attention 終末期患者との関わりにおける治療者の逆転移

進行・終末期がん患者に接するうえで注意しなければならない問題の一つとして，無力感を中心とした治療者側の逆転移の問題がある。これは，対象の多くが日々身体的に悪化していく患者であり，治療終結がその「死」をもって迎えられることが多いといった治療状況が関係している。逆転移に気づかない場合，不適切な治療目標の設定を行ったり，不適切な治療終結の原因となったりするなど，患者の見捨てられ不安を助長する可能性がある。逆転移について自覚的であるとともに，逆転移が患者ケアに影響を与えないように配慮することが重要である

具体的な治療技法

1. 支持的精神療法

　支持的精神療法は，受容，傾聴，支持，肯定，保証，共感などを中心とした精神療法であり，サイコオンコロジーのみならず一般の精神医療においても，最も一般的な治療技法である。支持的精神療法は，がん罹患に伴って生じた役割変化，喪失感や不安感，抑うつ感をはじめとした精神的苦痛を，支持的な医療者との関係・コミュニケーションを通して軽減することを目標とする。前述した基本的事項のほかに，患者にとって今，現在問題となっていることへの焦点化（here and now）などが重要となる。

　実際的には，その人なりの方法で病を理解し適応していくことを援助することが有用であることが多い。治療者はまず患者に関心を寄せ，病気とその影響について患者が抱いている感情の表出を促し，傾聴，支持，共感しながら現実的な範囲で保証を与えていく。医療者として責任を持ってケアを提供し続ける心積もりがあることをくり返し伝えるだけで，患者の無用な不安感を和らげることにつながる。そして最も重要なことは，患者とのコミュニケーションを通して，患者の苦しみをよく理解することである。

　真の意味で患者の苦しみを理解することは不可能であっても，医療者として，理解しようと努力することは可能である。この「理解する努力」を継続的に提供することが，患者のために医療者がなしうる最も支持的なこととも言える。

Advance　容易に答えられない質問をされた場合

ときとして,「私はもうダメなのでしょうか?」「私は死ぬのでしょうか?」「あとどれぐらい（生きられる）でしょうか?」「こんな状態で生きていて意味があるのでしょうか?」といった, 容易には答えられない質問を投げかけられることもある

多くの場合, 背景に言葉としては表現されていない気がかりや苦痛があることが多いので, それを探索（ex「きっと何か気がかりやつらく感じていらっしゃることがおありなのでしょうね。よろしければ, それについてお話しいただけませんか?」）し, 把握された患者の気持ちに対して共感的な対応を行うことが, 支持的なコミュニケーションにつながる

2. 危機介入 (brief crisis counseling)

危機状態

危機とは「人生の重要な目標をおびやかすような障害に直面して, 過去において習得した問題解決の方法によってはそれを乗り越えることができないときに引き起こされる状態」と定義され, 一時的な不均衡という点で, 慢性的な状態である疾病とは区別される

更年期危機などライフサイクルにおける人間の成熟に伴って生じる危機と環境や外界の偶発的事件によって生じる状況的な危機（家族の死やがん診断など）とに分けられるが, がん患者においては前者の危機状態に後者が重畳して深刻化することもまれではない

危機状態では, 不安, 恐怖, 抑うつ, 混乱などの急性の苦痛を伴う感情状態がみられることが多く, 潜在的な葛藤が顕在化し, 慢性的な不適応状態に移行する危険が高い一方で, 適切な介入や援助によってこれを解決し, 人格の発達や成長を促す転機ともなりうる

したがって, 危機状態に際して適切な介入を行うことは, その後の精神的健康を保つうえで重要な意味をもつ

支持的精神療法と並び, がん医療の現場で精神科医に求められることの多い治療技法に危機介入があげられる。危機介入とは, 文字通り, 危機状態に際して, その回復過程を援助する短期集中的な援助技法のことを指している。その要素としては, 医療者か

らの支持，カタルシス（情動の解放）の促進，積極的な環境調整等が含まれる。

危機介入の例

ex 痛みの精査中に進行がんであることが判明し，その告知を受け，不安，抑うつ，絶望感が強くなり，感情的に混乱状態にある患者

① 支持的な態度を基本にまず危機的な出来事や状況を明らかにする
② 面接を通してカタルシスを促す
③ 患者が危機を乗り越えやすい環境を提供するために，必要に応じて他の医療スタッフに協力を要請したり（担当医に積極的な痛みのマネジメントを依頼する，看護師に痛みや精神症状のモニタリングを依頼するなど），家族などへも介入を行う
④ 患者がかつてストレス状況で用いてきた対処手段を引き出し，それを支持する

Point 患者自身への積極的な介入や環境への操作を通して，症状からの解放および危機的状況の安定化を目標とする。危機介入は，あくまで，'今，ここ' にある危機を乗り越えるための治療技法であり，原則として，無意識の感情は扱わず，意識されている感情，または意識に近い感情のみを扱う。危機介入そのものは，期間も数週程度と短いことが多く，面接回数も一般的には数回程度である

3. 心理教育的介入

心理教育的アプローチの目標は，正しい医学的な知識を提供することにより，不確実な知識や知識の欠如に起因して生じている不安感や絶望感を改善することにある。したがってまず，それまで医療スタッフからどのような説明が行われてきたかを把握するだけでなく，それらを患者がどのように理解し受けとめているかを理解する必要がある。

十分に理解されていない情報を明確にしながら，患者の誤解を訂正し，おかれている状況について保証を与えることは，不安などの無用な精神症状を軽減するうえでの一助となる。

Point このような意味で，精神科医は，がん患者の経験する精神症状に関する知識に加え，がんおよびがん治療に関するある程度の知識をもっておくことが望まれる

なお，患者は医療者の一言一言に敏感に反応することも多いため，がんに関しての情報を提供する場合には，担当医をはじめ医療スタッフと事前に打ち合わせを行っておくことが望まれる。

心理教育的介入の例

① がん患者では精神的苦痛を抱えている自分自身を「精神的に弱い存在」「自分だけこのような状態に陥っている」等と感じている場合も少なくない。ほとんどすべての患者が，程度の差こそあれ不安や抑うつを感じていること，およびそのような症状を経験することは誰にでも起こりうる当然のことであることなどを説明する
② がん性疼痛の発現やオピオイドの使用に対して過度な恐怖感を抱いていることもまれではないので，現在では痛みの多くがコントロール可能であることや，適切な使用下でのオピオイドの安全性などに関する正しい知識を提供する
③ 死を迎える前の耐え難い苦痛に強い恐怖を抱いている患者には，現在，症状を緩和する医学がずいぶん進歩していることや，従来の方法では苦痛が緩和されないような場合，「鎮静」によって苦痛から解放することも可能であると伝えることが有用な場合もある

4. 認知行動療法

がん患者に対する精神科コンサルテーションで，系統的な認知行動療法が用いられることはまれである。一方，より柔軟なアプローチとして，通常の面接のなかで様々な質問を行うことを通し，「(おかれた状況に対して) 別の見方や考え方」ができるようになるための援助を行うことは有用である。このような質問には，患者にとって今現在最も優先されることについてたずねたり，日常生活においての良い出来事についてたずねるなどが含まれる。

いずれにしてもがん患者の場合，精神症状の背景に担がんという現実的な困難状況があることが多く，認知の歪みが目立たない場合も多い＊。したがって，認知への働きかけに重きをおいた通常の認知行動療法様のアプローチよりも，次に示す行動療法や問題解決療法などのほうが受け入れやすいようである。

＊たとえば治療後の再発や転移に対する不安などの多くは，一定の確率で実際に起こりうるという医学的事実を背景として了解可能であり，これらを認知の歪みという視点からとらえることは難しい。

5. 行動療法 - 漸進的筋弛緩法

　行動療法的なアプローチとしては多種あるが，がん患者に対して最も一般的な治療技法が漸進的筋弛緩法である。

　本治療は，身体各部の筋肉をいったん緊張させた後に緩和させるという一連のプロセスをくり返すことを通して，全身の筋肉の緊張を緩和・解消し，それによって心身のリラックスを達成しようとするものである。習得するためには，治療に対する患者の十分な動機づけと一定のトレーニングが必要である。

6. 行動療法 - 行動活性化（活動スケジュール）

　活動スケジュールは，患者が気分の改善につながるような活動の存在に気づき，それを日常生活に積極的に組み入れることで，気分の改善を図る簡便な治療技法である。一人になると気分が落ち込んだり不安になったりすると訴える場合や，楽しい出来事がないということが主たる問題として伝えられた場合などに，補助的な治療として有用である。

　例えば，毎日楽しい活動を一つすることや，病気を忘れるための活動を1～2時間行うことを目標として，実行計画を具体的に立案する。実行できた場合は，その前後での気分の変化を話し合い，改善していればそれに気づけるよう援助する。外来患者などの場合，楽しみにつながる活動を発見するために，まず1日の生活とそのときの気分を1週間程度記録してみることが参考になる。

7. 問題解決療法

　問題解決療法は，精神症状発現の原因となっているストレス状況に定式化された方法で対処し，実際の問題解決をはかったり，問題解決能力を高めたりすることを通して精神症状を軽減することを意図した介入法である。うつ病や不安障害をはじめ，様々な精神疾患に対して有用であることが実証されており，がん医療の現場において，患者やその配偶者，小児がん患児の母親の経験する心理的苦痛への応用も試みられるようになっている。

　ストレスマネジメントや心理教育を行ったうえで，苦痛の背景に存在するストレス状況（個人にとっての日常生活上の「問題」）を整理し，優先順位や解決可能性を検討（第1段階），その問題に対する達成可能で現実的な目標を設定し（第2段階），様々な

Advance 予測性悪心・嘔吐に対する行動療法

催吐作用の強い抗がん剤をくり返し投与されている患者では,点滴のボトルをみたり,注射の前にアルコール消毒をされただけで悪心,嘔吐を来たすことがあり,予測性悪心・嘔吐と呼ばれている。発現機序としては,学習理論に基づく古典的条件づけが深く関与していることが示唆されている。つまり,くり返し抗がん剤の治療を受けているうちに,有害事象としての悪心・嘔吐が条件づけられ,もともとは意味を持たなかった病院内の環境や医療者の行為などが合図となって症状が発現すると考えられている

予測性悪心・嘔吐に対しては,通常の制吐薬は無効であり,前述したように条件づけが関与していることから,漸進的筋弛緩法や系統的脱感作など行動療法的なアプローチが用いられる。なかでも,抗がん剤の有効性が高いがんに対する治療において,予測性悪心・嘔吐の適切な評価とマネジメントは,化学療法へのアドヒアランス改善を通して患者の生存期間に影響を与えうるため,極めて重要である

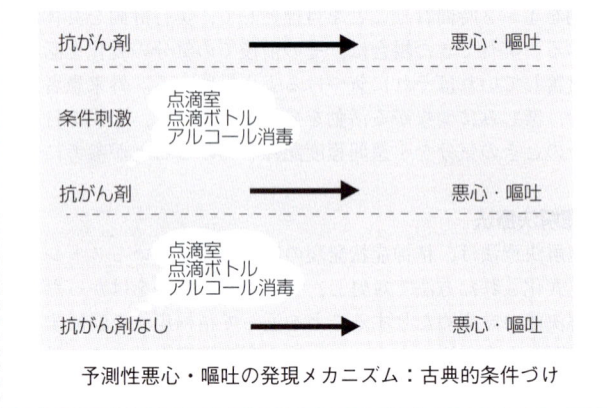

抗がん剤	→	悪心・嘔吐
条件刺激	点滴室 点滴ボトル アルコール消毒	
抗がん剤		悪心・嘔吐
	点滴室 点滴ボトル アルコール消毒	
抗がん剤なし	→	悪心・嘔吐

予測性悪心・嘔吐の発現メカニズム:古典的条件づけ

解決方法を列挙しながら(第3段階),各々の解決方法についてのメリットとデメリットを評価した後,最良の解決方法を選択・計画し(第4段階),実行およびその結果を検討する(第5段階),段階的で構造化された簡便な治療技法である。

> 問題解決療法の 5 段階
> 第 1 段階　問題の整理→　第 2 段階　現実的な目標設定→
> 第 3 段階　解決方法の創出→　第 4 段階　解決方法の選択と計画→
> 第 5 段階　解決方法の実行と結果の検討

8. 集団精神療法

　がん患者に対して行われる集団精神療法の多くは，グループ内で生じるお互いの精神的援助や日常生活における情報交換を通じて，より適応的な対処方法を身につけていく治療であるが，同様な状況を経験している患者同士の相互支持の場として機能する。グループが治療的なものとして機能するために，精神科医や心理職などの専門家がファシリテーターとなる形が典型的である。

　集団精神療法の場においては，原則的に個別性の高い心理的問題については扱わず，ストレスに対しての有効な対処法など一般性の高いテーマについて話しあうことが多い。同じ部位のがんの患者や同じ治療を受けた患者といった均質なグループのほうが，多様な背景を有したグループより凝集性が高まりやすく，孤立感の軽減がはかられやすい。集団精神療法がもたらす治療的なメカニズムとして，愛他性（他者の援助者になることができる），カタルシス（情動の解放），集団としての凝集性，一般性，そして実存的な要因があげられている。

　集団精神療法は，心理教育的な内容を中心とした短期の構造化されたタイプのもの（多くはサバイバーの患者を対象）と，実存的なテーマまで踏み込んで扱い，長期間にわたって行う支持-表出的なタイプのもの（多くは進行がん患者を対象）とに大別される。

9. 力動的精神療法

　本来，力動的精神療法の治療目標はパーソナリティの再構成であり，症状からの解放や行動変化はその結果として現れてくるものである。したがって，パーソナリティの再構成を必要とするがん患者に対して有用とされる場合もあるが，特に進行・終末期では，残された時間との関係から，実際に適応となる患者は極めて少ない。身体状況によっては禁忌（身体的な危機状況，高度な不安など）ともなりうるので，施行する場合は特殊なケースにかぎり，

10. ナラティヴセラピー (Narrative therapy)

ナラティヴセラピーは，もともと，家族療法の一学派として提唱された社会構成主義の思想を背景に発展してきた治療技法である。「問題が問題であり，人や人間関係が問題なのではない」という考え方を背景にしている。問題を人々から離れたものとしてとらえること（外在化）が最も重要視され，治療においては，人々がもともと有するスキルや遂行能力，信念，価値観などを用いて，問題と人々との関係を変化させることで，問題を解消させていくことを目標とする。そのために，面接を通して，人々に内在化された問題（問題の原因を患者の内面に求めること）についてのストーリーとは矛盾するエピソードに注目し，新しいストーリーを豊かにしていくことを通して，問題との関係を変容させていく治療技法である。

> **Topics　新たな取り組み**：実存的苦痛はがん患者における精神症状として重要だが，その対応方法は確立されていない。ここでは，実存的苦痛の緩和を目的とした新たな精神療法の取り組みを紹介する
>
> **a. ディグニティセラピー**
> 終末期患者の経験する実存的苦痛を改善するための簡便な介入法としてカナダで開発され，高い実施可能性や有用性が報告されている（Chochinov, 2005, 2006）
> 本法では，定式化された質問プロトコールに基づいて面接が行われ，「患者が最も誇りに思っていること」「最も意味があったと感じること」「個人的記録のなかで覚えておいてもらいたいこと」等について話す機会が提供される。面接内容の録音および逐語化が行われた後，患者との共同作業にて編集が行われ，"生成継承性文書（generativity document）"として患者のもとに届けられる。このような介入を通して，患者の考えや思いが今後も受け継がれる価値あるものとして明確に経験することができ，また，患者にとって生きるうえでの目的，意味，価値観の支えになることを意図している。終末期の身体状態を考慮し，実際の介入はインタビューと共同作業による文書の最終的な編集各1回と極めて簡便なものとなっている
> しかしわが国では，終末期には，意識的，無意識的に死を否認している患者が多いなどの理由で，本介入に関しては，適応症例は慎重に選択する必要があり，適応はまれである（Akechi, et al, 2012）

b.回想法（ライフレビューインタビュー）

本法はもともと高齢者の抑うつや絶望感を軽減するための心理的援助法の一つで，言語や材料（写真，音楽など）による記憶への刺激を通し，自己評価の増大，自己の連続性への確信の強化をもたらし，人生の未解決の課題と向かい合い，人生の再統合へと導くことを目的とした面接法である。過去の自分を振り返ることによって，現在に至る自己への評価が高められ，現在の自分をより肯定的に受け入れることができるようになると考えられている。がん患者の多くは高齢者であり，がんに罹患することは，それ以前に経験された喪失に喪失を重ねることでもあるため，自己評価を高めるために，ライフレビューインタビューを行い，折りにふれその誇りの部分を扱うと有効であることが示唆されてきた

わが国では，終末期がん患者の身体状態を鑑み，2回で完結する簡便な短期回想法が開発されている（Ando, et al, 2007）。初回の面接においては，「人生において重要と思われること」「最も印象深い思い出」「分岐点となったこと，強く影響を受けた人物や出来事」「自分が果たした重要な役割」「誇りに思うこと」等の質問を行うことを通して，短期回想法を実施する。2回目の面接では，初回の回想をもとに自分史を作成しておき，その内容の確認作業を行う。わが国で行われた研究において，終末期がん患者を対象に本介入を実施し，Spiritual well-being，抑うつ感，不安が改善することが，無作為化比較試験で示唆されている（Ando, et al, 2010）

● おわりに

がんを経験するということは，身体のみならず，患者の生活，役割，自尊心，家族など多岐にわたって患者に大きな影響を及ぼす。あらゆる病期のがん患者が適切な精神的援助を必要としており，精神療法なアプローチはその中核となる治療である。一方，前述したように，がんやがん治療によってもたらされる要因ゆえに，精神療法的なアプローチに関しても様々な配慮を必要とする。また，時間が限られた治療環境，あるいは多職種におけるチーム医療という環境のなかで，場合によっては，患者の死をもって治療終結を迎えることもある精神療法的な関わりは，想像以上に精神科医の心理を動揺させるものであることを知っておくことも重要であろう。

いずれにしても最も大切なのは，患者と精神科医の良好な信頼関係を基礎に，個々の患者に必要な個別的なケアを継続的に，そ

して柔軟に提供することである。

参考文献

1) Akechi T, Akazawa T, Komori Y, et al : Dignity therapy-preliminary cross-cultural findings regarding implementation among Japanese advanced cancer patients. Palliative Med, 2012
2) Akechi T, Okuyama T, Onishi J, et al : Psychotherapy for depression among incurable cancer patients. Cochrane Database Syst Rev : CD005537, 2008.
3) Ando M, Morita T, Akechi T, et al : Efficacy of short-term life-review interviews on the spiritual well-being of terminally ill cancer patients. J Pain Symptom Manage 39 : 993-1002, 2010.
4) Ando M, Tsuda A, Morita T : Life review interviews on the spiritual well-being of terminally ill cancer patients. Support Care Cancer 15 : 225-231, 2007.
5) Chochinov HM, Hack T, Hassard T, et al : Dignity therapy : a novel psychotherapeutic intervention for patients near the end of life. J Clin Oncol 23 : 5520-5525, 2005.
6) Chochinov HM : Dying, dignity, and new horizons in palliative end-of-life care. CA Cancer J Clin 56 : 84-103 : quiz 104-105, 2006.
7) Miyashita M, Sanjo M, Morita T, et al : Good death in cancer care : a nationwide quantitative study. Ann Oncol 18 : 1090-1097, 2007.
8) Mynors-Wallis L : Problem-solving treatment for anxiety and depression : A practical guide. New York, Oxford University Press, 2005.
9) Straker N : Psychodynamic psychotherapy for cancer patients. J Psychotherapy Practice and Research 7 : 1-9, 1998.
10) Yager J : Specific components of bedside manner in the general hospital psychiatric consultation : 12 concrete suggestions. Psychosomatics 30 : 209-212, 1989.
11) Yalom ID, Greaves, C : Group therapy with the terminally ill. Am J Psychiatry 134 : 396-400, 1977.
12) 明智龍男, 鈴木志麻子, 谷口幸司, 他 : 進行・終末期がん患者の不安, 抑うつに対する精神療法の state of the art : 系統的レビューによる検討. 精神科治療学 18 : 571-577, 2003.

(明智龍男)

22 • 倦怠感

倦怠感はがんの様々な経過において多くの患者が経験し、かつ患者の QOL を大きく阻害する症状である。しかし確立された治療方法がないために、対応が困難な症状の一つでもある。

倦怠感は精神的側面を含む複合的な要因から生じることが多く、現時点ではそれらのひとつひとつの要因に対応することが治療の原則である。精神腫瘍学の臨床においては、なかでも器質因がはっきりしない倦怠感の原因としての精神的側面の評価および対応について、コンサルテーションを受けることがある。

● 疫学

診断直後から終末期までの様々な経過のなかで、50% 以上の患者に出現する。倦怠感が手術や化学療法、放射線療法、造血幹細胞移植といった抗がん治療に伴って出現することも知られており、その頻度は 30 〜 80% にも及ぶ。

● 原因

がん患者の倦怠感の発現には、様々な因子の関与が想定されている。終末期に近いほど、複数の要因が関連し、また原因の除去が困難となることが多い。

身体的	他の身体症状（痛み、呼吸困難）、甲状腺機能低下症、発熱、貧血、がん悪液質、体重減少、低アルブミン血症
精神的	抑うつ、不眠
抗がん治療	化学療法、放射線療法、造血幹細胞移植
薬物	オピオイド、向精神薬、抗ヒスタミン薬

●評価

倦怠感は，症状そのものに身体的側面のみならず，精神的，認知的側面があり，身体的な倦怠感に併せて意欲低下や集中力低下が生じうる。症状の程度や日常生活への支障の程度の評価にあたっては，このような症状の多次元性を念頭におく。

なお倦怠感を詳細に評価するための質問票として，Cancer Fatigue Scale，Brief Fatigue Inventory がある。

倦怠感が身体的要因で生じているのか，精神的要因で生じているのか，鑑別が困難なことも多い。

精神腫瘍医の役割としては，精神的側面に関する専門的評価を期待されて依頼となるが，身体的側面についてもこれまでの経過も含めた十分な情報を得て，包括的な評価を行う。

Point 精神腫瘍医としてうつ病との鑑別，薬剤性（ベンゾジアゼピン系抗不安薬，制吐薬として投与されている抗精神病薬）の鑑別に注意を払わなければならない

●治療

ここではエビデンスには乏しいものの，精神腫瘍医が提供しうる倦怠感へのケアについて述べる。

Point まず倦怠感が改善することを目標に治療を開始するが，がんの進行に伴って，完全に倦怠感を除去することは困難になる。臨床的には活動に優先順位をつけて"倦怠感があっても希望にそった日常が送れるようにする"ことを目指すことが多い

1. 原因治療

倦怠感を引き起こしている原因が臨床的に明らかであれば，まずその原因の治療を行う。処方の見直しなども必要である。

Attention 臨床的には，安易なベンゾジアゼピン系抗不安薬，抗精神病薬による過鎮静によって倦怠感が出現していることも多いため，その可能性を見逃さないようにする

2. 精神医学的介入

うつ病が合併しているならその治療を行う。

これまでに,倦怠感の軽減を目標とした精神療法の有用性に関する無作為化比較試験は行われていないが,精神的負担の軽減を目標としたグループ療法や個人精神療法に関する研究において,副次的に倦怠感の改善が報告されている。

> **Point** 臨床的には洞察的な精神療法というよりも,するべきことの優先順位づけ,生活のスケジューリングなどのエネルギー温存療法のような問題解決療法的アプローチ,気晴らしやストレス管理などの認知行動療法的アプローチがある

エネルギー温存療法
① 1日の生活のなかで患者のエネルギーを配分する
② 生活動作,仕事,作業などに優先順位をつける
③ 1日のなかで少しずつ何回かに分けて,安静時間,休息をとる
④ 生活のなかで必要なものが手に届きやすいように配置する
⑤ 清潔ケアを自分で行えたとしても,体力温存のために援助を受ける
⑥ 生活のなかの運動や休息のバランスをとる。適度な運動は気分転換になったり,良質な睡眠につながる

3. 運動療法

がん治療に関連した倦怠感などに対して,運動を行うことが有用であることがメタアナライシスで示されている。その場合週3〜4回,1回30分弱の歩行程度の負荷が多い。ただしこれらの研究は,いずれもがんの診断からまもない患者を対象としたもののみのため,進行・終末期のがん患者における適応については疑問点も多い。

4. 薬物療法

臨床的には精神刺激薬を使用することがあり,メタアナライシスにおいても,メチルフェニデートの有用性が示唆されている。しかしわが国では,本薬の処方が厳しく制限されており,がん患者における倦怠感に処方することは困難となっている。

5. ステロイドの有害事象への対応

倦怠感の治療としてステロイドが用いられることがある。ステロイドは不眠や気分変動，せん妄などの精神的側面に関する有害事象をもたらすことがあり，そのモニタリングと対応も精神腫瘍医の重要な役割である。

●家族支援・教育

倦怠感は「がんなのだから，だるくて当然」と考えられやすく，また慢性的な症状であることもあって，家族によってもその苦痛の程度が過小評価されやすい。患者の苦痛を共有するとともに，患者にとって安楽な環境を整えること，エネルギー温存などが重要であることを説明したうえで，患者のしたいことの代行などについて協力を得る。

●おわりに

倦怠感は過小評価されやすい症状であるが，特に終末期の著しい倦怠感は非常に大きな苦痛を患者にもたらす。確立された対応がないことから集学的な対応が必要な症状であり，精神腫瘍学の立場からは，精神的側面，特にうつ病の評価と対応などの協力が期待されている。

参考文献

1) Minton O, Richardson A, Sharpe M, et al：A systematic review and meta-analysis of the pharmacological treatment of cancer-related fatigue. J Natl Cancer Inst 20：100（16）：1155-1166, 2008.
2) Mock V, Atkinson A, Barsevick A, et al：National Comprehensive Cancer Network. NCCN Practice Guidelines for Cancer-Related Fatigue. Oncology（Williston Park）14(11A)：151-161, 2000.
3) ステップ緩和ケア；がん対策のための戦略研究「緩和ケア普及のための地域プロジェクト」
http://gankanwa.jp/tools/step/data/index.html

（奥山　徹）

23 · 呼吸困難・咳・痰

【呼吸困難】

The American Thoracic Society は呼吸困難を「呼吸時の不快な感覚という主観的な体験」と定義している。

一方で**呼吸不全**は「動脈血酸素分圧（PaO_2）≦ 60mmHg」と定義される客観的病態である。**つまり，主観的な症状である呼吸困難と客観的病態である呼吸不全は，必ずしも一致するとは限らない。**呼吸困難は病期によるが，がん患者の 21 〜 90% に認められる。また，最も緩和困難な症状の一つであり，がん患者のQOL の低下，抑うつ，不安，生きる意欲の阻害と関連する。

Point 呼吸困難ががんに伴う症状であっても，ステロイド，オピオイド，抗不安薬で症状の改善が図れるものがあるので，適切な症状緩和を提供することが必要である

●原因

呼吸困難は，心肺由来のものと全身性のものとに分類される。

1. 心肺由来

① **がんによる直接障害**／肺がん，肺転移，胸膜腫瘍，胸水，心囊液，気管閉塞，上大静脈症候群，腫瘍塞栓，肺静脈塞栓，がん性リンパ管症，横隔神経麻痺，胸壁浸潤
② **がんの間接障害**／気胸，肺炎（誤嚥性，気管食道ろう，日和見感染），肺梗塞
③ **治療関連**／手術（肺全摘術，肺葉切除術），抗がん剤（肺毒性，心毒性）放射線治療（急性肺炎，肺線維化，放射線後心膜炎）
④ **付随する心肺病変**／COPD，気管支喘息，間質性肺炎，胸壁変形，肺動静脈奇形，うっ血性心不全，虚血性心疾患，不整脈

2. 全身性

呼吸筋力低下（悪液質，腫瘍随伴症候群，ステロイド筋症，電解質・代謝異常症）
血液（貧血，過粘稠性症候群）
横隔膜挙上（横隔神経麻痺，腹水，肝腫大）
代謝性アシドーシス（ex 腎不全）
胸骨後甲状腺腫，神経筋疾患，肝肺症候群，パニック発作，過換気，肥満

●評価

1. 量的評価

患者が感じている呼吸困難の程度を客観的な量的指標に置き換えることで，医療スタッフが認識を共有するために用いる。

①Numerical Rating Scale（NRS）：0〜10の11段階評価

「息苦しさが全くないのを0，最も苦しいのを10とすると，今の息苦しさはどれくらいですか？」

② Face Scale：表情の異なる顔を息苦しさに合わせて選択してもらう。

「今の息苦しさはどの顔くらいですか？」

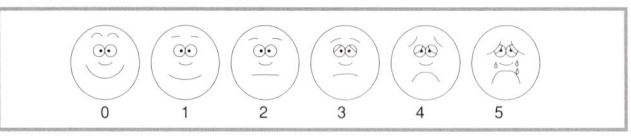

| 0 | 1 | 2 | 3 | 4 | 5 |

③ Visual Analogue Scale（VAS）：直線の上に斜線を入れてもらう。

「今の息苦しさはこの直線のどの辺りですか，斜線で書き入れて下さい。」

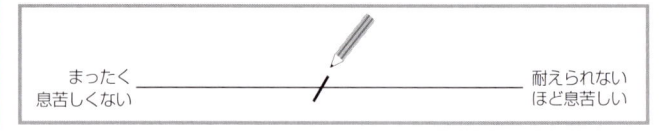

まったく息苦しくない ──────── 耐えられないほど息苦しい

2. 質的評価

どんな息苦しさか，呼吸不全を伴うか，不安の要素はないかといった呼吸困難の多面的な側面を把握し，適切な治療を決定するために用いる。

Cancer Dyspnea Scale：がん患者のための呼吸困難スケール

	いいえ	少し	まあまあ	かなり	とても
1．らくに息を吸い込めますか？	1	2	3	4	5
2．らくに息をはき出せますか？	1	2	3	4	5
3．ゆっくり呼吸ができますか？	1	2	3	4	5
4．息切れを感じますか？	1	2	3	4	5
5．ドキドキして汗が出るような息苦しさを感じますか？	1	2	3	4	5
6．「はあはあ」とする感じがしますか？	1	2	3	4	5
7．身のおきどころのないような息苦しさを感じますか？	1	2	3	4	5
8．呼吸が浅い感じがしますか？	1	2	3	4	5
9．息が止まってしまいそうな感じがしますか？	1	2	3	4	5
10．空気の通り道がせまくなったような感じがしますか？	1	2	3	4	5
11．おぼれるような感じがしますか？	1	2	3	4	5
12．空気の通り道に，何かひっかかるような感じがしますか？	1	2	3	4	5

〈計算方法〉
①呼吸努力感，②呼吸不快感，③呼吸不安感というサブスケールで構成され，高得点ほど強い呼吸困難を表す（最高得点は①20点，②12点，③16点で計48点）。

① 呼吸努力感＝（項目4＋項目6＋項目8＋項目10＋項目12）－5＝＿＿点
② 呼吸不快感＝15－（項目1＋項目2＋項目3）＝＿＿点
③ 呼吸不安感＝（項目5＋項目7＋項目9＋項目11）－4＝＿＿点
①＋②＋③ 総合的呼吸困難感＿＿点

3. QOLへの評価

症状によるQOLの障害を評価し，個々の患者に応じた治療・ケアのゴールを設定し，生活指導に役立てるために用いる（「スクリーニング」の節参照のこと）。

●治療

1. 原因病態治療

可能であれば，まず原疾患への治療を行う。

> ① 原疾患への抗がん剤治療・放射線治療
> ② 気道狭窄に対する放射線治療・ステント
> ③ SVC 症候群に対する放射線治療・ステント
> ④ 胸水・心囊液のドレナージ・輸液の減量
> ⑤ 細菌性肺炎に対する抗生剤治療
> ⑥ 心不全治療
> ⑦ 輸血による貧血の補正　など

2. 酸素療法

低酸素血症があるがん患者において，酸素吸入は空気吸入と比較して呼吸困難を緩和させる（★★）。一方で低酸素血症がないがん患者においては，酸素吸入の空気吸入に対する呼吸困難緩和作用の優位性は示されていない。ただし，酸素吸入前と比較すると吸入後の呼吸困難の改善が示されている（★）。また，呼吸困難の改善は低酸素血症などの客観的データと相関しないため，低酸素血症の有無に関わらず，施行してみる価値はある。常に酸素投与によるデメリット（異物感・束縛感・口渇など）と得られるメリットの比較が必要である。

> 処方例
> 1L〜4L 経鼻。さらに増量が必要であれば，マスクを使用

3. 薬物療法

1）モルヒネ

呼吸困難に対する第一選択薬である。RCT で呼吸困難への有効性が示されている（★★）。治療用量では酸素飽和度の低下，$EtCO_2$ の上昇，呼吸抑制はきたさない。せん妄を誘発しうることに留意が必要である。

処方例
① 未使用例
  〈頓服〉
  塩酸モルヒネ（オプソ®，塩酸モルヒネ®）
  　　　　　　　　　　　2.5 〜5mg
  塩酸モルヒネ注　　　　2〜3mg　皮下注
  〈定期投与〉
  硫酸モルヒネ徐放剤（MSコンチン®）
  　　　　　　　　　　　10mg　2錠
  　　　　　　　　　　　分2（12時間毎に内服）
  塩酸モルヒネ注射　　　5〜10mg/日　持続静注・持続皮下注
② 既使用例：現在のモルヒネの使用量を25〜50%増量
③ レスキュー・ドーズ
  内服では1日量の1/6量（間1時間あけて使用可）
  持続注射では1時間量を早送り（間15〜30分あけて使用可）

2) 抗不安薬

モルヒネを対照とした，がん患者の呼吸困難へのRCTでベンゾジアゼピン系薬の有効性が報告されているが，抗不安薬単剤での効果に関しては，十分なエビデンスは存在しない。がん患者の呼吸困難が不安と関連があることは報告されており，呼吸困難に不安の要素が大きいと思われる症例には適応があると考えられる（★）。また，モルヒネとの併用で上乗せ効果が認められる（★★）。せん妄を誘発しうることに留意する。

処方例
〈頓服〉
アルプラゾラム（ソラナックス®）　0.4mg　　0.5〜1錠
ロラゼパム（ワイパックス®）　　　0.5mg　　1錠
〈定期〉
アルプラゾラム（ソラナックス®）　0.4mg　　1〜3錠　　分1〜3
ロラゼパム（ワイパックス®）　　　0.5mg　　1〜3錠　　分1〜3
〈内服困難の場合〉
ジアゼパム（ダイアップ®）　　　　4mg　　　1〜3個　　分1〜3
ブロマゼパム坐薬（セニラン®）　　3mg　　　0.5〜1.5個　分1〜3
ミダゾラム（ドルミカム®）　　　　2.5mg/日から開始。眠気が許容できる範囲で5mg/日まで増量

3) ステロイド

がん患者の呼吸困難へのRCTの報告はない。気管支喘息，COPDの一部，気道閉塞，上大静脈症候群，癌性リンパ管症による呼吸困難には使用される（★）。逆に呼吸筋の筋力低下をもたらす可能性があるので注意が必要である。せん妄・不眠を誘発しうることに留意する。必ず予後と効果と副作用のバランスを考えて使用する。

> 処方例
> ベタメタゾン（リンデロン®） 4〜8mg/日を数日投与
> 効果を認める場合は漸減し，効果の維持できる最小量（0.5〜4mg/日）で継続する。効果がない場合は中止する

4. 非薬物療法

① **体位** 頭側を挙上する，側臥位にする
② **環境整備** 不安の緩和，家族への教育とサポート，部屋の中の人数の制限，部屋の温度を低くする，患者を寒がらせない，窓を開ける，外部の視界が遮られないようにする，煙草などの刺激物質を避ける，十分な湿度を保つ
③ **行動療法アプローチ** リラクセーション・気分転換など

5. 鎮静

上記のアプローチにても対処困難であれば，検討する。
「日本緩和医療学会苦痛緩和のための鎮静に関するガイドライン」参照。

【気道分泌過多・死前喘鳴】

● 治療

1. 原因病態治療
可能であれば原因治療を行う（細菌性肺炎への抗生剤投与など）。

2. 原因病態治療が困難な場合
1) 強い咳が可能な場合：排痰を援助
   気管支拡張剤，去痰薬，ネブライザー，輸液，水分摂取，腹式呼吸，ハッフィング

2) 強い咳ができない場合：気道分泌を抑制
   輸液の減量・中止
   「日本緩和医療学会終末期がん患者に対する輸液治療のガイドライン」参照。
   利尿剤，抗コリン剤（★）（臭化水素酸スコポラミン［ハイスコ®］，臭化ブチルスコポラミン［ブスコパン®］）

> **Attention** ハイスコ®はせん妄をきたしうることに留意する

処方例
臭化水素酸スコポラミン（ハイスコ®）0.5mg/1ml/1A
　舌下：1回注射剤 0.15～0.25mg（0.3～0.5ml），
　　　　1日1～4回
　注射：0.5mg/日持続静注・皮下注で開始。
　　　　頻脈・口内乾燥の許容できる範囲で，1日毎に，
　　　　1mg/日→1.5mg/日→2.5mg/日→3mg/日まで増量

臭化ブチルスコポラミン（ブスコパン®）20mg/1ml/1A
　注射剤：20mg/日持続静脈注・皮下注で開始。
　　　　　頻脈・口内乾燥の許容できる範囲で，1日毎に，
　　　　　40mg/日→60mg/日→80mg/日→120mg/日まで増量

【咳嗽】

●治療

1. 原因病態治療
可能であれば，原因治療を行う。

2. 原因病態治療が困難な場合
対症療法として以下のような薬剤を用いる（★）

> 処方例
> デキストロメトルファン（ハイフスタンM®，メジコン®）
> 　　　　　　　　　　　1回15mg 1～2錠を1日1～4回
> リン酸コデイン　　　　1回10～20mgを1日1～6回
> 塩酸モルヒネ（オプソ®，塩酸モルヒネ®）
> 　　　　　　　　　　　2.5mg 1日1～6回
> 硫酸モルヒネ徐放剤（MSコンチン®）
> 　　　　　　　　　　　10mg 2錠 分2（12時間毎に内服）

参考文献

1) Chan KS, Tse DM, Thorsen AB, et al：Palliative medicine in malignant respiratory diseases. Oxford Textbook of Palliative Medicine Fourth Edition.
2) American Society of Clinical Oncology：Optimizing Cancer Care-The importance of Symptom Management, Dyspnea, 2001.
3) American Thoracic Society (1999). Dyspnea. Mechanisms, assessment, and management：a consensus statement. American Journal of Respiratory and Critical Care Medicine 159, 321-340.
4) Tanaka K, Akechi T, Okuyama T, et al：Development and validation of the cancer dyspnea scale：a multidimensional, brief, self-rating scale. Brit J Cancer 82：800-805, 2000.

（松田能宜・所　昭宏）

24 • 予後の評価

　患者が，あとどれくらい時間が経過すると特定のイベントが生じるかを推定することを予後といい，生存期間推定のことを生命予後とよぶ。

　がんに罹患したときに，患者本人やその家族にとって，予後を理解するということは非常に大切なことである。特に，がんが進行し，その後の治療をどのように行っていくか，また療養する場所の選択についての，患者やその家族の意思決定過程の際に必要不可欠な要素となる。残された時間の使い方，家族などの大切な人たちとの過ごし方について考えることも含め，気持ちの準備をするためにも必要な情報である。

　また医療者にとっても，生命予後の予測は，患者やその家族の意向を反映した医療を選択するうえで重要でとなる。

> **Point** 予後の評価は，治療や療養場所の選定など，患者の意向にそったケアを提供するうえでつねに意識しなければならない

●生命予後の評価について

　予後を推定することは非常に難しい。1人の医師による予後の評価は，一般に，実際の予後よりも長く見積もる傾向があるため，客観的な評価方法を加味しながら，複数の医師を含む医療チームで患者の全身状態を評価することが必要となる。生存期間推定の精度を上げるため，様々な予後予測スコアが提唱されている。終末期がん患者の予後を推定する尺度，Palliative Prognostic Score (PPS)（表1）および Palliative Prognostic Index (PPI)（表2）を示す。

表1 Palliative Prognostic Score (PPS)

臨床的な予後の予測	1-2 週	8.5
	3-4 週	6.0
	5-6 週	4.5
	7-10 週	2.5
	11-12 週	2.0
	> 12 週	0
Karnofsky Performance Scale (表3)	10-20	2.5
	≧ 30	0
食思不振	あり	1.5
	なし	0
呼吸困難	あり	1.0
	なし	0
白血球数 (/mm^3)	> 11,000	1.5
	8,501-11,000	0.5
	≦ 8,500	0
リンパ球 (%)	0-11.9%	2.5
	12-19.9%	1.0
	≧ 20%	0

- ●計算方法：
  臨床的な予後の予測，Karnofsky Performance Scale，食思不振，呼吸困難，白血球数 (mm^3)，リンパ球 (%) の該当得点を合計する
- ●合計得点の解釈

得点	30日生存確率	生存期間の95%信頼区間
0-5.5 点	> 70%	67-87 日
5.6-11 点	30-70%	28-39 日
11.1-17.5 点	< 30%	11-18 日

- ● PPS の特徴：
  「臨床的な予後の予測」が合計得点の多くを占めるため，客観性は低くなるが，予測精度が高い

表2 Palliative Prognostic Index (PPI)

Palliative Performance Scale (表4)	10-20	4.0
	30-50	2.5
	≧60	0
経口摂取*	著明に減少（数口以下）	2.5
	中程度減少（減少しているが数口よりは多い）	1.0
	正常	0
浮腫	あり	1.0
	なし	0
安静時呼吸困難	あり	3.5
	なし	0
せん妄	あり（原因が薬物単独，臓器障害に伴わないものは含めない）	4.0
	なし	0

*消化器閉塞のため高カロリー輸液を施行している場合は0点とする。

- 計算方法：
  Palliative Performance Scale，経口摂取量，浮腫，安静時呼吸困難，せん妄の該当得点を合計する
- 合計得点の解釈：
  合計得点が6より大きい場合，患者が3週間以内に死亡する確率は感度80％，特異度85％，陽性反応的中度71％，陰性反応的中度90％である
- PPIの特徴：
  客観症状に基づいて予測するため，客観性は高い。しかし，長期予後の予測精度は低い。3週間生存の予測に用いる

表3 Karnofsky Performance Scale

100%	正常，臨床症状なし
90%	軽い臨床症状あるが，正常の活動可能
80%	かなり臨床症状あるが，努力して正常の活動可能
70%	自分自身の世話はできるが，正常の活動・労働をすることは不可能
60%	自分に必要なことはできるが，ときどき介助が必要
50%	病状を考慮した看護および定期的な医療行為が必要
40%	動けず，適切な医療および看護が必要
30%	全く動けず，入院が必要だが死は差し迫っていない
20%	非常に重症，入院が必要で精力的な治療が必要
10%	死期が切迫している
0%	死

表4　Palliative Performance Scale

	起居	活動と症状	ADL	経口摂取	意識レベル
100	100% 起居している	正常な活動が可能　症状なし	自立	正常	清明
90		正常な活動が可能　いくらかの症状がある			
80		いくらかの症状はあるが努力すれば正常の活動が可能			
70	ほとんど起居している	何らかの症状があり通常の仕事や業務が困難		正常または減少	
60		明らかな症状があり趣味や家事を行うことが困難	時に介助		清明または混乱
50	ほとんど座位か横たわっている	著明な症状がありどんな仕事もすることが困難	しばしば介助		
40	ほとんど臥床		ほとんど介助		清明または混乱
30	常に臥床		全介助	減少	
20				数口以下	傾眠または傾眠
10				マウスケアのみ	傾眠または昏睡

● がんが進行すると

　患者は，がんの診断，治療の過程において，身体的苦痛だけでなく精神的な苦痛を体験する。がんの進行に伴い，その苦痛の程度が高まる場合も多く，身体的な治療だけでなく精神的ケアが大切になる。

　身体的苦痛では，痛み，全身倦怠感，食思不振，便秘，嘔気，不眠，呼吸困難などがある。これらは最後の数カ月に増悪することが多い。

●家族への説明の際に気をつけたいこと

　病状が進行し，死が近づくということは，患者の家族も大きな不安を抱えている場合が多い。このため家族の負担を少しでも和らげるために，死が近づいたときに起こりうる状況について，わかりやすい言葉で説明することが重要である。終末期には，出血，呼吸不全，心不全，消化管穿孔などにより，7人に1人の割合で急変が起こる。急変に備えた体制をとるとともに，家族への病状説明において，急変の可能性についてもあらかじめ説明し，理解を求める。その際には，緊急の場合でもすぐに連絡がとれるように連絡先を確認する。また，急変により，家族のいないときに生命に関わるような状態になった場合の対応方法，すなわちDNR（Do Not Resuscitate）や延命処置などに関しても相談しておく必要がある。医療者は，患者の苦痛をできるかぎり少なくすることと，患者の死に直面する家族の悲しみに対する配慮を念頭におきながら話をする姿勢が求められる。

> **Point**　今後起こりうる状況について家族に説明するとともに，DNRや延命処置の相談もする

参考資料

1) 池永昌之：ホスピス医に聞く一般病棟だからこそ始める緩和ケア．メディカ出版，2004.
2) がん対策のための戦略研究『緩和ケア普及のための地域プロジェクト』．http://gankanwa.jp/tools/step/index.html
3) 厚生労働省・日本医師会監修：がん末期医療に関するケアのマニュアル改訂委員会編：がん緩和ケアに関するマニュアル　がん末期医療に関するケアのマニュアル（改訂第2版），2005.
4) 下山直人，山脇成人，向山雄人：Technical Term 緩和医療．先端医学社，2002.
5) 森田達也：終末期における輸液治療　日本緩和医療学会のガイドラインの概要．臨床栄養　113（5）：620-627, 2008.

〔小林未果〕

25 • 終末期の問題・終末期の鎮静

●看取りについて

　終末期の判断は，時間単位（月・週・日）のスパンで考えるのが臨床上簡便であり有用であるが，現実の臨床現場では，患者の生命予後を判断することは極めて困難である。予測が困難で急変の可能性が高いことを理解したうえで，常に患者や家族との密なコミュニケーションをとり，理解と確認をくり返していくことが極めて重要である。

　患者の病状や考え方・家族関係などにより，迅速で個別的な判断や対応を求められることが多いため，チーム内での円滑な連携が大切である。

　以下，日本緩和医療学会「苦痛緩和のための鎮静に関するガイドライン」を中心に要約引用する。

●鎮静の定義

①患者の苦痛緩和を目的として患者の意識を低下させる薬剤を投与すること
あるいは，
②患者の苦痛緩和のために投与した薬剤によって生じた意識の低下を意図的に維持すること

- 睡眠障害に対する睡眠薬の投与は鎮静に含まない
- 意図せずに意識の低下が生じた場合，意識低下を軽減させる処置を行う場合は，鎮静に含めない

●鎮静の分類

【鎮静様式】
- 持続的鎮静：中止する時期をあらかじめ定めずに，意識の低下を継続して維持する鎮静
- 間欠的鎮静：一定期間意識の低下をもたらしたあとに薬剤を中止・減量して，意識の低下しない時間を確保する鎮静

【鎮静水準】
- 深い鎮静：言語的・非言語的コミュニケーションができないような，深い意識の低下をもたらす鎮静
- 浅い鎮静：言語的・非言語的コミュニケーションができる程度の，軽度の意識の低下をもたらす鎮静

鎮静の倫理的妥当性

以下の3条件を満たす場合に妥当と考えられる。

1. 意図　苦痛緩和を目的としていること
2. 自律性［①または②，かつ③］
   ① 患者に意思決定能力がある場合，益と害について必要な情報を知らされたうえでの，苦痛緩和に必要な鎮静を希望する明確な意思表示がある
   ② 患者に意思決定能力がない場合，患者の価値観や以前に患者が表明していた意思に照らし合わせて，当該の状況で苦痛緩和に必要な鎮静を希望するであろうことが合理性をもって推定できる
   ③ 家族の同意がある
3. 相応性（proportionality）
   患者の苦痛緩和を目指す諸選択肢のなかで，鎮静が相対的に最善と評価される

　鎮静は，患者の意識を下げ人間的な生活を難しくするという害に甘んじてでも緩和を必要とするほどに苦痛が耐え難い状況で，初めて相対的に最善となる。耐え難い苦痛の緩和が達成できる限りで，鎮静を実施する時間は持続的よりは間欠的のほうが，また，鎮静の目標とする意識の低下は深いよりはできるだけ浅いほうが，人間的な生活（コミュニケーション能力）を確保するという観点から好ましい。

鎮静実施のフローチャート

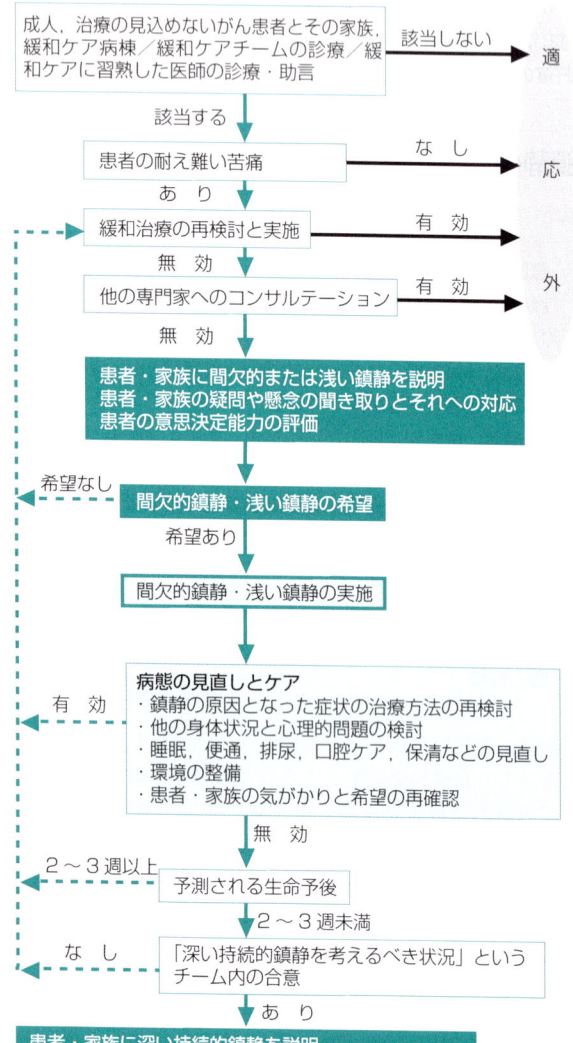

```
成人，治療の見込めないがん患者とその家族，    該当しない
緩和ケア病棟／緩和ケアチームの診療／緩    ────────→  適
和ケアに習熟した医師の診療・助言
         │該当する
         ▼
    患者の耐え難い苦痛   ──なし──→  応
         │あり
         ▼
    緩和治療の再検討と実施  ──有効──→
         │無効
         ▼                                    外
    他の専門家へのコンサルテーション ──有効──→
         │無効
         ▼
┌──────────────────────────────────┐
│患者・家族に間欠的または浅い鎮静を説明        │
│患者・家族の疑問や懸念の聞き取りとそれへの対応│
│患者の意思決定能力の評価                      │
└──────────────────────────────────┘
  希望なし  │
◀─────── 間欠的鎮静・浅い鎮静の希望
         │希望あり
         ▼
    間欠的鎮静・浅い鎮静の実施
         │
         ▼
┌──────────────────────────────────┐
│病態の見直しとケア                            │
│・鎮静の原因となった症状の治療方法の再検討    │
│・他の身体状況と心理的問題の検討              │
│・睡眠，便通，排尿，口腔ケア，保清などの見直し│
│・環境の整備                                  │
│・患者・家族の気がかりと希望の再確認          │
└──────────────────────────────────┘
  有効  │
◀──────  │無効
         ▼
  2～3週以上  予測される生命予後
◀──────     │2～3週未満
         ▼
  なし  「深い持続的鎮静を考えるべき状況」という
◀──────  チーム内の合意
         │あり
         ▼
┌──────────────────────────────────┐
│患者・家族に深い持続的鎮静を説明              │
│患者の意思決定能力の評価                      │
└──────────────────────────────────┘
```

終末期に向けたサポート

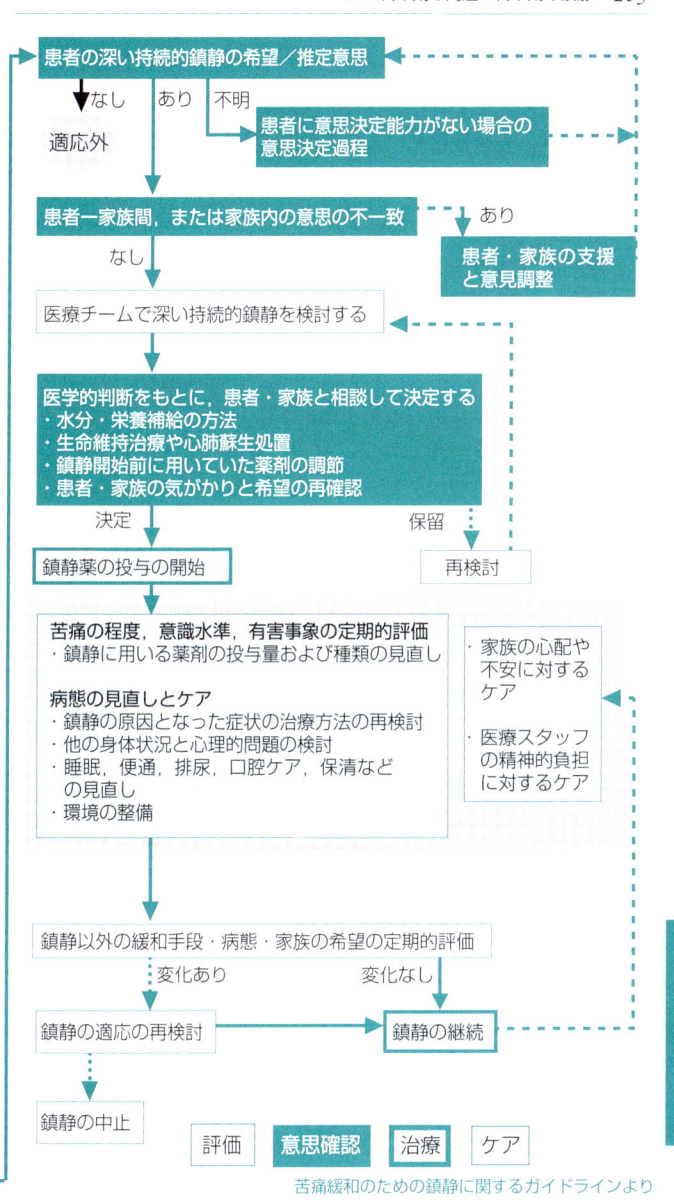

25. 終末期の問題・終末期の鎮静 ● 205

```
┌─────────────────────────────────────────────┐
│ 患者の深い持続的鎮静の希望／推定意思 │◄──────┐
└─────────────────────────────────────────────┘        │
   │なし    あり    不明                                │
   ▼                  ┌──────────────────────────┐     │
  適応外              │ 患者に意思決定能力がない場合の │     │
                      │ 意思決定過程              │─────┤
                      └──────────────────────────┘     │
   │                                                   │
┌─────────────────────────────────────────────┐        │
│ 患者―家族間，または家族内の意思の不一致    │── あり  │
└─────────────────────────────────────────────┘  ┌──────────────┐
   │なし                                          │患者・家族の支援│
   ▼                                              │と意見調整    │
┌─────────────────────────────────┐              └──────────────┘
│ 医療チームで深い持続的鎮静を検討する │◄──────────────┐
└─────────────────────────────────┘                  │
   │                                                 │
┌─────────────────────────────────────────────┐      │
│ 医学的判断をもとに，患者・家族と相談して決定する │      │
│ ・水分・栄養補給の方法                       │      │
│ ・生命維持治療や心肺蘇生処置                 │      │
│ ・鎮静開始前に用いていた薬剤の調節           │      │
│ ・患者・家族の気がかりと希望の再確認         │      │
└─────────────────────────────────────────────┘      │
   │決定                        │保留                 │
   ▼                            ▼                    │
┌──────────────────┐      ┌──────────┐             │
│ 鎮静薬の投与の開始 │      │ 再検討   │             │
└──────────────────┘      └──────────┘             │
   │                                                 │
┌─────────────────────────────────────────┐  ┌────────────────┐
│ 苦痛の程度，意識水準，有害事象の定期的評価│  │・家族の心配や  │
│ ・鎮静に用いる薬剤の投与量および種類の見直し│  │  不安に対する │
│                                         │  │  ケア          │
│ 病態の見直しとケア                      │  │                │
│ ・鎮静の原因となった症状の治療方法の再検討│  │・医療スタッフ │
│ ・他の身体状況と心理的問題の検討         │  │  の精神的負担 │
│ ・睡眠，便通，排尿，口腔ケア，保清などの見直し│  │  に対するケア │
│ ・環境の整備                            │  │                │
└─────────────────────────────────────────┘  └────────────────┘
   │
┌─────────────────────────────────────────┐
│ 鎮静以外の緩和手段・病態・家族の希望の定期的評価 │
└─────────────────────────────────────────┘
   │変化あり            │変化なし
   ▼                    ▼
┌──────────────┐  ┌──────────┐
│鎮静の適応の再検討│  │ 鎮静の継続│
└──────────────┘  └──────────┘
   │
   ▼
┌──────────┐
│ 鎮静の中止 │
└──────────┘
```

終末期に向けたサポート

| 評価 | **意思確認** | 治療 | ケア |

苦痛緩和のための鎮静に関するガイドラインより

鎮静の要件

深い持続的鎮静を行う要件は，医療者の意図，患者・家族の意思，相応性，安全性に基づき倫理的基盤が与えられる。

> 具体的には以下について検討する
> a) 耐え難い苦痛があると判断される
> b) 苦痛は，医療チームにより治療抵抗性と判断される
> c) 数日から2〜3週間以内に死亡が生じると予測される

1. 鎮静薬の選択

深い持続的鎮静に用いる第1選択薬はミダゾラムである。ミダゾラムが有効でない場合には，ほかの薬剤（フルニトラゼパム，バルビツール系薬剤，プロポフォールなど）を使用する（**表1-3**）。

オピオイドは意識の低下をもたらす作用が弱く，かつ，蓄積により神経過敏性を生じ得るため，深い持続的鎮静に用いる主たる薬剤としては推奨しない。ただし，疼痛および呼吸困難を緩和するためには有効であるため併用してよい。

ハロペリドールは意識の低下をもたらす作用が弱いため，深い持続的鎮静に用いる主たる薬剤としては推奨しない。ただし，せん妄を緩和するためには有効であるため併用してよい。

鎮静の適応となる患者は，経口薬の内服は不可能であるという前提から，注射剤の投与を推奨する。しかし，患者の状態（内服可能）や薬剤の選択（利用可能な薬剤）に応じて，内服薬・坐薬の使用を妨げるものではない。

2. 鎮静の開始

鎮静のための薬剤は，原則として，少量で緩徐に開始し，苦痛緩和が得られるまで投与量を漸増する。苦痛緩和が得られるまで，必要に応じて追加投与を行ってもよい。ただし，苦痛が強い場合には，十分な観察と調節のもとに，苦痛緩和に十分な鎮静薬を投与し，苦痛が緩和されたあとに減量してもよい。

表1 持続的鎮静に用いられる薬剤

開始量	投与量	投与経路	利点	欠点
ミダゾラム				
投与開始量は，0.2～1mg/時間持続皮下・静注．1.25～2.5mgの追加投与を行ってもよい	投与量は，5～120mg/日（通常20～40mg/日）	静脈，皮下*	水溶性で他剤と混注できる．抗けいれん作用，短作用時間，拮抗薬が存在する．用量依存性の鎮静効果	耐性，離脱症状，奇異性反応，舌根沈下，呼吸抑制．保険適応は全身麻酔時の導入および維持，集中治療における人工呼吸中の鎮静であり，注意すること

* 保険適応外の投与経路

表2 間欠的鎮静に用いられる薬剤

投与量	投与経路	利点	欠点
ミダゾラム			
10～30mg（開始量は10mg）を生理食塩液100mLに溶解し，患者の状態を観察しながら，投与量を調整する	静脈	水溶性で多剤と混注できる．抗けいれん作用，短作用時間，拮抗薬が存在する．用量依存性の鎮静効果	耐性，離脱症状，奇異性反応，舌根沈下，呼吸抑制．保険適応は全身麻酔時の導入および維持，集中治療における人工呼吸中の鎮静であり，注意すること
フルニトラゼパム			
0.5～2mgを0.5～1時間で緩徐に点滴静注	静脈		舌根沈下，呼吸抑制

表3 鎮静の種類と投与薬剤

	浅い持続的	深い持続的	間欠的	坐薬による
ミダゾラム	+++	+++	+++	
フルニトラゼパム	+	++	+++	
フェノバルビタール	+	++		++
プロポフォール		++		
ヒドロキシジン	+		++	
ジアゼパム				++
ブロマゼパム				++

+++強く推奨する　++推奨する　+推奨し得る

●意思の確認

1. 患者の意思決定能力の定義

① 自分の意思を伝えることができる
② 関連する情報を理解している
③ 鎮静によって生じる影響の意味を認識している
④ 選択した理由に合理性がある

上記①～④の視点から判断する。

2. 患者に意思決定能力がない場合

患者に意思決定能力がないと判断された場合，患者の価値観や以前に患者が表明していた意思に照らし合わせ，現在の状態で患者が何を希望するか，家族とともに慎重に検討する。

> この際，
> ① 家族に期待される役割は患者の意思を推測することであり，家族がすべての意思決定の責任を負うわけではないこと
> ② 鎮静の意思決定については医療チームが責任を共有すること
> を明確にする。

Do 意思表示の自発性・継続性の確認
心理的・社会的圧力により，患者・家族の意思決定が影響されていないこと，また，鎮静あるいは苦痛緩和を希望する一貫した意思表示があるなど，意思が一時的なものでないことを確認しておきたい

Do あらかじめ情報提供しておく
鎮静が必要となる状況では患者に意思決定能力がないことがしばしばある。したがって，患者・家族が情報提供を希望したり，情報提供が有用と判断された場合，緩和困難な苦痛が生じたときに取り得る手段について，前もって情報を提供しておきたい

3. 患者と家族の意思が異なるとき

Do 意思の不一致の解消に向け，最大限努力を行う
場合によっては，「暫定的な対応」を提案する

家族が患者に付き添いのできる環境を整え家族に十分な説明を行うなど，患者の苦痛や状態を家族が十分に理解できるように配慮したうえで，患者と家族が話し合い，ともに理解できる方法を見い出すことができるよう支援する。

　話し合いを続けている間，患者の意思が最大限尊重され，患者の益が最大になる手段を検討する。例えば，患者が深い持続的鎮静を希望しているが家族の同意が得られない場合，浅い鎮静や間欠的鎮静により患者の苦痛を最小にすることを検討する。

> ☞ 患者と家族の意思が一致しないまま患者に意思決定能力がなくなった場合は，患者の価値観や以前の意思表示から患者の意思を推測できるよう家族を支援する

> ☞ 家族内の意思が異なるときは，患者の苦痛や状態を家族おのおのが十分理解できるように配慮したうえで，家族内で直接話し合う機会をつくり，おのおのが納得できる方法を見出せるよう支援する

●家族への説明とケア

　家族は患者とともにケアの重要な対象であり，鎮静に関する意思決定に際して，患者に対するのと同じように十分な配慮が必要である。

患者・家族に提供する情報と検討すべき内容

① **全身状態**
　身体状況についての一般的説明，根治的な治療法がないこと，予測される状態と予後
② **苦痛**
　緩和困難な苦痛の存在，苦痛の原因，これまで行われた治療，鎮静以外の方法で苦痛緩和が得られないと判断した根拠
③ **鎮静の目的**
　苦痛の緩和
④ **鎮静方法**
　意識を低下させる薬剤を投下すること，状況に応じて中止することができるなど

⑤ **鎮静が与える影響**
　予測される意識低下の程度，精神活動・コミュニケーション・経口摂取・生命予後に与える影響，合併症の可能性
⑥ **鎮静後の治療やケア**
　苦痛緩和のための治療やケアは継続されること，患者・家族の希望が反映されることなど
⑦ **鎮静を行わなかった場合に予測される状態**
　ほかの選択肢，苦痛の程度，予測される予後

Point　患者・家族の気がかりへの配慮
鎮静を受ける前にしておきたいこと（大切な人に会っておくこと，話をすることなど）について，患者と家族の気持ちを確認する

家族に対するケア
① 家族の心配や不安を傾聴し，悲嘆や身体的・精神的負担に対する 支援をする
② 家族が患者のためにできること（そばにいる，声をかける，手足にやさしく触れる，好きだった音楽を流すなど）を共に考える
③ 経過にしたがって必要とされる情報（患者の状態，苦痛の程度，予測される変化など）を十分に提供する。特に，他の手段について十分に検討し，施行したが有効ではないこと，鎮静によって生命が短縮する可能性は一般的に少ないこと，鎮静を浅くする（中止する）ことも可能であることを保証する
⑤ 家族がどんな気持ちでいるのかを聴く

医療スタッフに対するケア
患者のケアに関わっているすべての医療スタッフの精神的負担に配慮し，必要に応じて情報の共有やカンファレンスを行う

引用文献

日本緩和医療学会：苦痛緩和のための鎮静に関するガイドライン 2010 年版．金原出版，2010．

　　　　　　　　　　　　　　　　　　　　　　　　（野口　海）

26 · 胃がん

- 罹患率に地域差を認める疾患であり,東アジアに多く白人に少ない
- 胃がんに対する治療の原則は手術や内視鏡による切除術である
- 栄養障害や食生活の変化に適応できない事例もあるため,術前からNSTを含めた多職種との連携が必要である

　胃に発生する悪性腫瘍は,後に詳述する上皮性細胞由来の胃がんに加え,消化管間質腫瘍(gastrointestinal stromal tumor：GIST)や胃原発の悪性リンパ腫などが知られている。本節では,その中の胃がんについて診断・治療などの説明をした後に,精神腫瘍学的な問題について述べる。

♦ 胃がんの概要

1. 疫学

　2002年の国際がん研究機関のデータによると,世界の胃がん死亡数は約70万人であり,部位別では肺がんに次いで2番目に死亡数が多いがんである。罹患率に関しては東アジアで高く米国白人では低く,東アジアのなかでも日本は高率地域である。このように,罹患率が地域によって異なることが胃がんの特徴である。
　わが国の胃がんの人口10万人に対する全国年齢調整死亡率は,1966年に男性68.7人,女性34.6人と多く,長らく日本人のがん死原因の第1位であった。しかし徐々にその数は減少しており,2009年には男性19.6人,女性7.4人となった。しかしながら,死亡原因としては,男性が肺がんに次ぐ第2位,女性が乳がんなどに次ぐ3位と,いまだ上位を占めている。また,罹患率・死亡率とも男性が女性より高くなっている。

2. 肉眼的分類,組織学的分類

　胃がんの肉眼的分類や組織学的分類に関しては,日本胃がん学会の「胃癌取扱い規約」に詳細が記載されているので[1],ここでは簡単に説明する。
　肉眼的分類に関しては,がんの深達度が粘膜下層までにとどま

る場合は「表在型」,固有筋層以深に及んでいる場合を「進行型」とする。組織学的分類は, まず一般型と特殊型に分けられ, 前者には一般によくみられる乳頭腺がんや管状腺がん, また低分化腺がんなどが含まれ,後者にはカルチノイド腫瘍,内分泌細胞がん, また扁平上皮がんなどが含まれる。

3. 診断

以下に記す検査が行われる。

- ・上部消化管内視鏡検査, 上部消化管造影検査→病変の範囲を知る
- ・超音波内視鏡検査→壁深達度を知る
- ・内視鏡下での生検による病理組織検査→確定診断
- ・CT, PETなどの画像検査→局所の浸潤や遠隔転移などを確認

4. 病期分類

病変の範囲, 深達度, また画像検査などによる評価をもとにして, 病期分類と進行度が決定される。病期分類に関しては表1, 進行度は表2に記した[1]。表2の進行度は表1のTNMによって決定される。また臨床的な進行度に関しては,他にH(肝転移), P(腹膜転移), CY(腹腔細胞診)の因子に影響されることが知られている。

5. 治療

日本胃癌学会の「胃癌治療ガイドライン」に則して, Stageごとに治療方針を決定する[2]。治療選択の概略は図1に記したが[3], 胃がんに対する治療の原則は, 手術や内視鏡による切除術である。

①内視鏡的治療

胃の粘膜病変を拳上して鋼線のスネアをかけ, 焼灼切除するEMR (Endoscopic Mucosal Resection) と, 高周波ナイフを用いて病巣周囲の粘膜を切開し, さらに粘膜下層を剥離して切除するESD (Endoscopic Submucosal Dissection) がある。リンパ節転移の可能性が極めて低く, 腫瘍が一括切除できる大きさと部位にあることが, 内視鏡的治療の原則である。絶対的な適応は2 cm以下の肉眼的粘膜内がんと診断される分化型がんであり, 肉眼的分類は問わないが, がん巣内潰瘍がないものとされている。

表1 胃がんの病期分類

壁深達度

Tx	がんの浸潤の深さが不明なもの
T0	がんがない
T1	がんの局在が粘膜（M）または粘膜-F層（SM）にとどまるもの
T1a	がんが粘膜にとどまるもの（M）
T1b	がんの浸潤が粘膜下組織にとどまるもの（SM）
T1b2	粘膜筋板から0.5mm未満の浸潤〈SM1〉
T1b2	粘膜筋板から0.5mm以上の浸潤（SM2）
T2	がんの浸潤が粘膜下組織を超えているが，固有筋層にとどまるもの（MP）
T3	がんの浸潤が固有筋層を超えているが，漿膜下組織にとどまるもの〈SS〉
T4	がんの浸潤が漿膜表面に接しているか，または露出，あるいは他臓器に及ぶもの
T4a	がんの浸潤が漿膜表面に接しているか，またはこれを破って遊離腹腔に露出しているもの（SE）
T4b	がんの浸潤が直接他臓器まで及ぶもの（SI）

領域リンパ節〔N〕

N0	領域リンパ節に転移を認めない
N1	領域リンパ節に1～2個の転移を認める
N2	領域リンパ節に3～6個の転移を認める
N3	領域リンパ節に7個以上の転移を認める
N3a	領域リンパ節に7～15個の転移を認める
N3b	領域リンパ節に16個以上の転移を認める

遠隔転移〔M〕

M0	遠隔転移を認めない
M1	遠隔転移を認める

文献1）より

表2 進行度分類（Stage）

	N0	N1	N2	N3	M1
T1a (M), T1b (SM)	ⅠA	ⅠB	ⅡA	ⅡB	
T2 (MP)	ⅠB	ⅡA	ⅡB	ⅢA	
T3 (SS)	ⅡA	ⅡB	ⅢA	ⅢB	Ⅳ
T4a (SE)	ⅡB	ⅢA	ⅢB	ⅢC	
T4b (SI)	ⅢB	ⅢB	ⅢC	ⅢC	

文献1）より

	Stage I	Stage II, III	Stage IV
目標	根治	根治	延命／症状緩和
内容	内視鏡治療 または手術	手術	化学治療 放射線療法 緩和手術 （姑息手術） 緩和医療
その後	経過観察	（術後）補助化学療法 (S-1 単独療法 1 年間)	

図 1　胃がんの治療選択　文献 2) 3) を一部改変

②外科治療

胃の 3 分の 2 以上の切除と D2 リンパ節郭清を行う定型手術の他に，縮小手術，拡大手術などが行われる。また Stage Ⅰ B 以下のものには，腹腔鏡下手術も行われている。

③化学療法

術後補助化学療法と切除不能進行・再発胃がんに対する化学療法がある。前者に関しては，術後 1 年間 S-1 単独療法が標準治療である[3]。後者に関しては，1 次治療として S-1＋シスプラチン療法（SP 療法）が標準的である。ただし，高齢，腎機能低下例などでは S-1 単独療法が，経口不能例では 5-FU/ ロイコボリンや 5-FU 単独療法が選択されることもある。また 2 次治療以降は，生存の延長に寄与するか否かについて明らかには検証されていないのが現状である。

6. 予後

全国がんセンター協議会の生存率共同調査では，1997 〜 2000 年に初回入院治療例 14,247 名の 5 年生存率は，Ⅰ期：99.1%，Ⅱ期：72.6%，Ⅲ期：45.9%，Ⅳ期：7.2% であった。

♦ 胃がんの精神腫瘍学に関する問題点と対応

Point　消化器系腫瘍では，がんによる症状はもちろん，栄養の消化・吸収機能が障害されるため，栄養上の問題が早期から合併することが多い

表3　がん患者における栄養障害

1) がん自体の影響	悪液質
	全身倦怠感や疼痛による食欲の低下
	消化管の閉塞や機能低下による通過障害
2) 治療による影響	薬物の副作用による食欲低下
	手術による影響
3) 精神的影響	抑うつや不安による食欲低下

文献4）より

　栄養障害は，身体機能や免疫能などの身体面のみならず，意欲など心理面にも影響を及ぼしてくる。そのため，満足な社会生活を送ることができなくなり，そのことがさらに，身体面・精神面へ悪影響を及ぼすといった悪循環を呈してくる。

　患者のQOLを低下させないためにも，心身両面の問題に対して，医師だけでなく看護・介護・栄養スタッフなどと連携をとりながら解決していく必要がある。がん患者における栄養障害の原因を表3に示す[4]。

　特に胃切除後は，胃の器質的・機能的変化に伴うダンピング症候群を予防するため，食事回数の増加や1回の食事摂取量の減少といった食生活の変化を強いられる。身体状況の変化に応じた食生活を送ることは，身体的な苦痛ばかりでなく，大きな精神的苦痛をもたらす。術前から栄養サポートチームを含めた多職種による連携を図り，患者が新たな食習慣を習得できるような関わりが求められる[5]。

文献

1) 日本胃癌学会（編）：胃癌取扱い規約　第14版. 金原出版, 2010.
2) 日本胃癌学会（編）：胃癌治療ガイドライン　第3版. 金原出版, 2010.
3) 室　圭（編）：消化器がん化学療法の実践. 羊土社, 2010.
4) Holland JC : Psycho-oncology Gastrointestinal cancer. pp.140-145. Oxford University Press, USA, 2010.
5) 吉村弥須子, 他：看護面からの胃癌術後患者のQOLの改善の検討. 日本臨床　66：617-621, 2008.

（山田　祐）

27 • 大腸がん

- 大腸がんは早期発見できれば治癒が可能ながんである
- ストーマに関連する心理社会的問題に対しては術前からの心身両面に対するストーマケアが必要である
- 大腸がんやその治療に伴い便通の変化・腹部症状が生じることが多いため、抗うつ薬を使用する際には便通の状態に応じた薬剤選択が必要である
- セクシュアリティや性機能に関わる問題が生じやすい

◆ 大腸がんの概要

1. 疫学

　大腸がんは、結腸・直腸・肛門に生じるがんの総称である。日本では、大腸がんの罹患率は1990年代前半まで増加し、現在は横ばい傾向である。国立がん研究センターがん対策情報センター地域がん登録全国推計のがん罹患データによると、2006年の年齢調整罹患率は、結腸がん31.1人/10万人、直腸がん18.3人/10万人であり、大腸がんは胃がんに次ぐ罹患率である。2010年の年齢調整死亡率は、結腸がん10.4人/10万人、直腸がん5.8人/10万人であり、大腸がんは、肺がん、胃がんに次ぎ3番目に死亡率が高い。罹患率は50歳台から増加し、年齢とともに高くなる。また罹患率、死亡率とも男性の方が女性の約2倍と高い。男女とも罹患数は死亡数の約2倍であり、大腸がんの生存率が比較的高いことと関連している。

　すなわち、早期発見できれば治癒が可能ながんであり、再発しても早期であれば切除により完治も期待できる。再発の8割以上は術後3年以内に発見されており、術後5年以上再発しないことが完治の目安となる。

2. 危険因子

　大腸がんの危険因子として、家族歴、過体重、肥満、飲酒、加工肉などがあげられる。特に家族性大腸腺腫症と遺伝性非ポリ

ポーシス性大腸がんは、主に大腸がんを生じる遺伝性腫瘍であり、これらの家族歴は危険因子として確立している。

3. 診断

大腸がんは早期であれば完治する疾患であるが、早期には自覚症状がないためスクリーニングが重要である。スクリーニングには、一般に便の免疫学的潜血反応が用いられる。確定診断や病期の診断には、大腸内視鏡検査、注腸造影検査、超音波エコー検査、CT・MRI 検査、腫瘍マーカー検査などが行われる。

4. 進行度分類

進行度分類は、大腸がん取り扱い規約によれば、Dukes 分類と TNM 分類が用いられる。がんの大きさではなく、大腸壁への深達度、リンパ節転移の有無、遠隔転移の有無により進行度が診断される。

5. 治療

①内視鏡治療

粘膜内がん・粘膜下層への軽度浸潤がんで 2 cm 未満のものが適応であり、ポリペクトミー、内視鏡的粘膜切除術、内視鏡的粘膜下層剥離術などが行われる。

②外科治療

外科治療は大腸がんの治療の基本となるものである。結腸がんでは腫瘍の切除、腸管の吻合、リンパ節転移度と壁深達度に応じたリンパ節の郭清が行われる。直腸がんでも同様であるが、肛門に近い場合は直腸切断術を行い、人工肛門（消化管ストーマ）を造設する必要がある。部位および深達度によっては、術後の排尿機能および性機能を温存するための自律神経温存術や、自然肛門を温存するための肛門括約筋温存術などが考慮される。また近年は、腹腔鏡下手術も行われている。遠隔転移を伴う stage IV でも、原発巣ならびに転移巣がともに切除可能な場合には双方の切除が考慮される。

③放射線療法

手術前後の補助的放射線療法、切除困難例・転移例の緩和的放射線療法がある。補助的放射線療法は主に直腸がんの術後の再発

抑制や術前の腫瘍量減量，肛門温存を目的として行われる。緩和的放射線療法は，骨盤内の腫瘍による出血や，骨転移による痛み，脳転移による神経症状などを軽減する目的で積極的に行われるようになっている。

④化学療法

再発抑制を目的とした術後補助化学療法と切除不能転移・再発がんに対するものがある。

術後補助化学療法としては，stageIIIに対して5フルオロウラシル（FU）＋ロイコボリン（LV）療法，UFT+LV療法，カペシタビン療法，FOLFOX4またはm FOLFOX6療法（ともに5-FU+LV+オキサリプラチン（L-OHP））が推奨されている。切除不能転移・再発大腸がんでは治癒は困難であるが，腫瘍増大を遅延させ，延命と症状コントロールを行うことを目的に化学療法が行われる。現在代表的な治療法としてはFOLFILI（5-FU＋LV＋塩酸イリノテカン）療法，FOLFOX療法，5-FU+LV療法と，それらと分子標的治療薬の併用，UFT+LV療法がある。

分子標的治療薬としては，ベバシズマブ，セツキシマブ，パニツムマブが用いられている。特徴的な副作用として，オキサリプラチンは末梢神経障害を生じる。手足のしびれや咽頭部・喉頭部の知覚異常をきたgし，呼吸困難に似た症状を示すことがある。また，カペシタビンによる手足症候群（手足の有痛性の発赤・腫脹，角化，潰瘍）は，従来のフッ化ピリミジン系薬剤に比べ発症頻度が高い。

手術の合併症として，縫合不全，創感染，腸閉塞があげられる。また，手術・化学療法・放射線治療に共通する後遺症として，下痢，便秘・鼓腸，頻回便，便失禁，便切迫，尿意を感じない・残尿感，性機能障害などがあげられる。

6. 5年生存率

結腸がんの5年生存率は，全国がんセンター協議会（全がん協）が行った生存率協同調査では，全がん協に加盟している施設での1997～2000年の初回入院治療例5,494名の5年生存率は，Ⅰ期：98.1％，Ⅱ期：94.0％，Ⅲ期：77.4％，Ⅳ期：20.1％と報告されている。直腸がんの5年生存率は全国がんセンター協議会（全がん

協）が行った生存率協同調査では，全がん協に加盟している施設での 1997～2000 年の初回入院治療例 3,412 名の病期別の治療後の 5 年生存率は，Ⅰ期：96.9％，Ⅱ期：86.4％，Ⅲ期：71.7％，Ⅳ期：16.3％と報告されている。

◆大腸がんの精神腫瘍学に関する問題点と対応

1. ストーマに関わる問題

ストーマをもつ人（オストメイト）には，ストーマに関連する心理社会的な問題や苦痛が存在する。外見に関する否定的な感情などのボディイメージに関わる問題，夫婦関係などの親密な関係への影響や孤立感，旅行や仕事などの社会的活動への支障，セクシュアリティや性機能への影響，ケア用品購入に関する経済的問題，皮膚や漏れのトラブル，匂いや音に伴う恥ずかしさなどである。特に，術後すぐには疾患そのものよりもストーマへの適応の方が患者にとって大きな問題であることもまれではない。

もともと大腸がん患者ではセクシュアリティへの影響が大きいが，特にオストメイトでは大きな影響がみられ，性生活の減少・性生活への満足度の減少・勃起障害などがみられ，さらにそれらが健康関連 quality of life（Health-related QOL；HRQOL）の低下や，配偶者・パートナーとの親密性の減少・孤立感にもつながることがあるとされている。

一般に直腸がんの外科治療において，ストーマを伴う外科治療よりも伴わない外科治療の方が HRQOL は高いと考えられがちであるが，必ずしもそうとは限らない。便失禁や便意切迫などはストーマを伴わない外科治療の方が問題になる。

> しかし，ストーマに関連した固有の心理社会的問題があることについては認識しておくべきである

ストーマに関わる精神腫瘍学上の問題への対応として，以下のような術前からの対策が，術後の適応に良い影響を及ぼすと考えられている。

> **Do ストーマに関わる精神腫瘍学上の問題への対応**
> 1 術前にオストメイトと話す機会をつくる
> 2 ストーマに対する誤解があれば明らかにし,正しい知識を提供する
> 3 ストーマにまつわる現実的な問題を予測し,対処方法やストーマ用具にどのようなものがあるかについてよく話し合っておく
> 4 ストーマの部位について患者の服装なども考慮し検討しておく

このような過程においては,ストーマケアを専門とする看護師が大きな役割を果たす。また,その後の生活の中でのストーマのセルフケアやストーマへの適応においては,オストメイト本人だけでなく配偶者・パートナーの役割も大きい。

このような背景から,福祉的サポート,ストーマ外来,各地の患者会によるピアサポートが行われ,ストーマ患者の心身両面を支える取り組みが活発である。

2. 家族性腫瘍に関わる問題

大腸がんのうち数%は家族性腫瘍として発生する。家族性腫瘍として大腸がんを生じるもののうち主な2つが,家族性腺腫性ポリポーシス (familial adenomatous polyposis:FAP) と,リンチ (Lynch) 症候群 (家族性非ポリープ性大腸がん,hereditary non-polyposis colorectal cancer:HNPCC) である。

FAPは日本では出生17,000人に1人の割合で,全大腸がんの1%以下と考えられている。10歳台から大腸に腺腫性ポリープが多発し,一部が悪性化する。FAPでは,デスモイド腫瘍や十二指腸乳頭部がん,甲状腺がんなどがみられるほか,骨や歯の異常,網膜の色素変性などの非腫瘍性病変も見られる。主にAPC遺伝子の変異であり,常染色体優性遺伝である。大腸内視鏡検査でポリープの多発が確認されれば診断されるが,APC遺伝子変異に関する情報は,診断に用いられるだけでなく手術法や治療法の選択の検討材料としても有用である。

遺伝子変異を有する場合,ほぼ100%の確率で一生のうちに大腸がんを発症する。そのため,予防的手術の適応と考えられ,大腸全摘出(回腸嚢を肛門に吻合するか人工肛門を造設する)や,結腸全摘出が行われる。術式や手術のタイミングは,家族歴や病

態のほか社会的背景なども考慮して検討され，20歳台までに行われることが多い。また，予防的手術実施前や術後の残存大腸粘膜には，早期発見を目的に，定期的な大腸内視鏡検査が必要である。大腸外病変についても定期的な検診が必要となる。

リンチ症候群は，大腸がんの2〜3％を占めると考えられている。リンチ症候群は hMSH2，hMLH1 などのミスマッチ修復遺伝子群の遺伝子変異が原因であり，常染色体優性遺伝である。大腸がんのほかに子宮内膜，小腸，腎う・尿管にもがんを生じやすい，がんの易罹患性症候群である。リンチ症候群における大腸がん発症平均年齢は45歳と，一般人口におけるそれよりも若い。FAPと異なり予防的手術は一般的ではなく，各がんに対する検診を定期的に受けることで対処される。

> **遺伝性腫瘍に関わる精神腫瘍学上の問題**
> 遺伝性腫瘍の患者は，家族，特に親もがん患者であったり，場合によっては若くして親を亡くしたりということがあること，患者自身も若年のうちから頻回の検診を必要とすることなどの負担があることを理解する必要がある。

遺伝子検査については，結果を聞いた後，結果のいかんにかかわらず抑うつや不安が大きく悪化することはないという報告がある。しかしながら，家族歴があるハイリスク者や遺伝子検査で陽性と判断された一部の患者では，いつがんを発症するのかという著しい不安や苦痛が生じ，スクリーニング検査の受診の妨げになることもある。検査の結果陰性と判断された場合にも，自分だけ検査やがん発症の心配から免れたとの思いで罪悪感や後ろめたさを覚えていることがあり，注意が必要である。

遺伝性腫瘍患者に対しては，遺伝カウンセリングとして，疾患や遺伝子検査に関する遺伝医学的な情報が提供されると同時に，心理社会的援助も提供されることが望ましい。

3. 便通の変化，腹部症状に関わる問題

外科治療に限らず，大腸がんの治療に伴って，便通の変化が起こることが多い。上行結腸がんでは回盲弁を切除するので調節機能がなくなり下痢しやすくなる。また結腸をほぼすべて切除するようなケースでは頻回に軟便が出るようになる。いずれも時間と

ともに症状が軽快することもある。

しかし下痢や便失禁は，予期不安を生じたり，恥ずかしさから苦痛を生じたりする。まずは症状のコントロールのために下痢止めの利用や，定期的灌注の利用の検討が試みられるべきである。

成人用おむつの利用は失禁への対応策となりうるものの，おむつの利用そのものが苦痛や羞恥心につながりうる。不安が著しい場合や，広場恐怖により日常生活に大きな支障がある場合には，抗うつ薬や抗不安薬を用いることも検討されるべきである。

一方で狭窄のある場合などには，便秘になることもある。

なお，抑うつに対し抗うつ薬を使用する場合は，腸・便通の状態に応じて抗うつ薬を選択する必要がある。一般に選択的セロトニン再取り込み阻害薬（Selective Serotonin Reuptake Inhibitors：SSRI）はやや軟便にする傾向があり，三環系抗うつ薬やデュロキセチンなどのセロトニン・ノルアドレナリン再取り込み阻害薬（Serotonin and Norepinephrine Reuptake Inhibitors：SNRI）は便秘傾向にすることを考慮する。

4. セクシュアリティ・性機能に関わる問題

セクシュアリティは術式にかかわらず直腸がんの患者で問題になるものである。男性のみならず女性でも性欲変化や膣の狭窄などが生じることがある。特に若年女性や，また男性の場合は年齢にかかわらず，問題になるとされる。

セクシュアリティの問題には，がんの部位やサイズ，術式などの腫瘍側要因だけでなく，患者や配偶者のコーピングといった患者側要因も影響する。男性の勃起障害については自律神経温存などの術式の工夫とともに，直接的にたずね評価し，必要に応じて薬物療法を検討するべきとされている。(「サバイバー」の節を参照。)

5. そのほか

大腸がんでは，早期であれば完治も望めることから，診断時に病期がすでに進んでいると，検査を早く受けなかったことについての後悔や罪悪感にとらわれやすい。このような場合にはつらさに共感するとともに，患者が現在の治療に専念できるように援助することが必要となる。

また，大腸がんでは家族歴がリスクファクターになることから，家族性腫瘍ではないケースでも，大腸がんの診断を受けた患者は，家族もリスクが高いと判断されることに対して罪悪感などの負担を感じることがある。このような感情については表出できるように促すとともに，家族とリスクについて話す際のコミュニケーションの仕方についての援助を行うことが望ましい。

参考文献

1) 全がん協加盟施設の生存率協同調査　http：//www.gunma-cc.jp/sarukihan/seizonritu/
2) 大腸癌研究会編：大腸癌治療ガイドライン医師用 2010 年版.金原出版，東京，2010.
3) Jimmie C：Holland Psycho-Oncology Gastointestinal cancer．pp.140-145. Oxford University Press, USA 2010.

（菊地裕絵・吉内一浩）

28 • 肺がん

- 3分の2以上が進行期で発見されるため，手術適応となる頻度が低い
- 早期から呼吸困難感が出現しやすく，進行すると骨転移に伴う疼痛などの症状がみられる
- 喫煙が肺がん罹患の危険因子であり，患者は自責の念にかられやすい一面がある

◆肺がんの概要

1. 疫学

肺がんは，日本人男性において悪性腫瘍死の中で死亡原因の第1位となっている。2006年の年齢調整罹患率は36.3人/10万人であり，その3分の2以上が進行期で発見されるため，手術適応となる頻度が低い。

不安・抑うつの症状がみられる患者は，早期肺がん手術後で9%，進行肺がん初回治療前で19%と報告されている。高Ca血症，低Na血症，脳転移などの有無を確認し，その他薬剤（抗がん剤）によるものを除外する必要がある。

2. 危険因子

喫煙（受動喫煙を含む），慢性閉塞性肺疾患，アスベストなどの吸収性肺疾患，肺がんの既往歴や家族歴，年齢等。

3. 組織学的分類

小細胞肺がん（small cell carcinoma）は，肺門部に好発し頻度は15%程度である。喫煙との関連性が高い。細胞増殖が速く，早い時期から脳・リンパ節・肝・副腎・骨などに転移しやすい。治療として放射線療法や化学療法に対する感受性が高い。

非小細胞肺がんは，肺末梢部に好発する腺がん（adenocarcinoma，頻度40%），肺門部に好発する扁平上皮がん（squamous cell carcinoma，頻度30%），大細胞がん（large cell carcinoma），

腺扁平上皮がん (adenosquamous carcinoma) に分類される。

腺がんにおいては，上皮成長因子受容体 (epidermal growth factor receptor) 遺伝子変異の有無が，分子標的薬投与の参考になる。

4. 症状の特徴

肺門型の肺がんでは早期から咳嗽，喀痰，血痰，呼吸困難感などが出現しやすく，進行すると胸膜・胸壁浸潤に伴う疼痛，胸水貯留，嗄声，Horner 症候群その他上大静脈症候群などがみられる。また転移病変により，骨転移では疼痛や神経症状を伴い，脳転移では頭痛，嘔気，けいれんなどの症状がみられる。

小細胞肺がんでは，Cushing 症候群，不適切 ADH 分泌症候群 (SIADH)，Eaton-Lambert 症候群などの腫瘍随伴症候群による症状が初発症状として認められることもある。

◆治療

治療法としては臨床病期や全身状態を考慮し，手術療法，放射線療法，抗がん剤による化学療法の 3 種類から決定される。

1. 小細胞肺がん

I 期などの極めて早期の場合のみ手術療法の対象となる。治療の中心は，シスプラチンとエトポシドによる併用療法 (PE 療法 ★★★) や，シスプラチンと塩酸イリノテカン併用療法 (PI 療法 ★★★) などの化学療法である。さらに限局型の小細胞肺がんには胸部放射線療法を加える。限局型で，初回治療にて寛解が得られた症例には予防的全脳照射を行う (★★★)。進展型で，初回治療にて寛解が得られた症例には予防的全脳照射を考慮する (★★)。

2. 非小細胞肺がん

通常は I 期から IIIA 期の一部が手術療法の対象となる。手術不能で根治的放射線治療が可能な局所進行型非小細胞肺がんでは，化学放射線治療を行う (★★★)。化学療法としてはプラチナ製剤 (シスプラチンもしくはカルボプラチン) と新規抗がん剤 (パクリタキセル，ドセタキセル，ビノレルビン，ゲムシタビン，塩

酸イリノテカンなど）の併用療法が推奨される（★★★）。非扁平上皮がんでは，葉酸代謝拮抗剤ペメトレキセドや血管新生阻害剤ベバシズマブの適応も考慮される（★★）。ゲフィチニブ，エルロチニブなどをはじめとする分子標的薬が臨床応用されており，上皮成長因子受容体遺伝子変異の有無に応じて，適応を考慮する。また近年 EML4-ALK 融合遺伝子が肺がん発生に寄与していることが明らかとなり，その阻害薬であるクリゾチニブが臨床応用されている。

3. 高齢者（70 歳以上が対象）

切除可能例では，全身状態（呼吸機能，PS，合併症その他）の評価にて外科的切除の適応を検討する。根治的放射線治療が可能な局所進行型非小細胞肺がんでは，高齢者においても化学放射線治療の適応について検討する（★★）。切除不能例における標準的治療はペメトレキセド，ドセタキセル，ビノレルビン，ゲムシタビンなどの抗がん剤単剤投与である（★★）。PS 良好例ではプラチナ療法を含む併用療法も考慮される（★★）。

◆ 予後

予後因子として重要なものは，臨床病期，PS であるが，その他体重減少（6 カ月以内で 10% 以上の減少），喫煙の有無，性別，組織型などが考えられている。

全国がんセンター協議会（全がん協）が行った生存率協同調査では，加盟施設における 1997 年 -2000 年に初回入院治療例 12,228 名の病期別の治療後の 5 年生存率は，I 期：78.2%，II 期：44.5%，III 期：19.8%，IV 期：3.7% と報告されている。

また臨床病期別の生存期間中央値は，限局型小細胞肺がんで約 20 カ月，進展型小細胞肺がんで約 9 ～ 13 カ月である。切除不能 IIIA，IIIB 期進行非小細胞肺がんで 15 ～ 20 カ月，IV 期進行非小細胞肺がんで 8 ～ 10 カ月と予後が厳しい。しかしながら分子標的薬の登場により，奏功例では 2 年以上生存期間が期待できることもある。

◆肺がんの精神腫瘍学に関する問題点と対応

1. 危険因子である喫煙について

　喫煙は肺がん罹患の危険因子であり，肺がん罹患危険率は，喫煙者では非喫煙者の 10 〜 20 倍程度とされている。喫煙開始年齢が若く，喫煙量が多いほど，危険率は高くなる。患者は罹患したことに対して自責の念にかられやすく，また禁煙の必要性に直面し，喫煙を続けることに罪悪感を感じるといった一面がある。

　手術療法を施行する患者においては，手術施行前に禁煙することで術後合併症の割合を減らすことができる。また，非小細胞肺がんと診断後に禁煙した患者では，喫煙を継続した患者よりも長く，良い PS を維持することができたとの報告もある。そのほか，COPD などの他の呼吸器疾患を合併している患者においても，禁煙することで予後の改善が期待できる。そのため，肺がん患者において禁煙を指導することが推奨されており，保険診療による標準禁煙治療プログラム（薬物療法＋行動療法）を検討する。禁煙は抑うつ気分などの精神症状の悪化を伴うことがあり，注意を要する。

2. 呼吸困難（「23. 呼吸困難・咳・痰」の節参照）

　肺がん患者では，原疾患，治療関連，全身性の要因により呼吸困難感を合併することが多い。また不安，抑うつなどの精神症状も増悪因子であり心身両面からの対応を要する。

3. ADH 不適切分泌症候群（SIADH）

　下垂体後葉ホルモンであるアルギニンバソプレシンまたは ADH が血漿浸透圧に対して不適切に分泌されるため，本来ならバソプレシン分泌が抑制されるような低浸透圧血症においてもその分泌が続き，希釈性の低 Na 血症を来たす。特に小細胞肺がんに多い。食思不振などの消化器症状や神経症状・意識障害が出現することがある。さらに低 Na 血症が高度の場合は血清 Na の補正を行うが，急速な血清 Na の補正による中心性橋脱髄に注意が必要である。経口バソプレシン V2- 受容体拮抗剤（フィズリン®）が 2006 年より保険適応薬である。

参考文献

1) Baser S, et al：Smoking cessation after diagnosis of lung cancer is associated with a beneficial effect on performance status. Chest 130：1784-1790, 2006.
2) Lam S, et al：Early detection for lung cancer. New tools for casefinding. Can Fam Physician 47：537-544, 2001.
3) Azzoli CG, et al：2011 focused update of 2009 American Society of Clinical Oncology clinical practice guideline update on chemotherapy for stage IV non-small-cell lung cancer. J Clin Oncol 29：3825-3831, 2011.
4) Atagi S, et al：Thoracic radiotherapy with or without daily low-dose carboplatin in elderly patients with non-small-cell lung cancer：a randomized, controlled, phase 3 trial by the Japan Clinical Oncology Group (JCOG0301). Lancet oncol 13：671-678, 2012.
5) Quoix E, et al：Carboplatin and weekly paclitaxel doublet chemotherapy compared with monotherapy in elderly patients with advanced non-small-cell lung cancer：IFCT-0501 randomized, phase 3 trial. Lancet 378：1079-1088, 2011.
6) Kawaguchi T, et al：Performance status and smoking status are independent favorable prognostic factors for survival in non-small-cell lung cancer (NSCLC). A comprehensive analysis of 26,957 NSCLC patients. J Thoracic Oncol 5：620-630, 2010.

〈金津正樹・所　昭宏〉

29 • 肝がん

- 慢性 C 型肝炎診断時からの早期の介入，サポートが重要
- 闘病生活が長期にわたり，家族，ドナーへのサポートが必要
- せん妄と高アンモニア血症による肝性昏睡の鑑別

◆肝がんの概要

1. 疫学

　肝臓に原発性に発生したがん腫を原発性肝がんと呼ぶ。日本肝癌研究会が 2004 ～ 2005 年の症例を対象に行った第 18 回全国原発性肝癌追跡調査報告[1]によると，肝細胞がん（94.0%）が原発性肝がんの大部分を占めており，他には肝内胆管がん（4.4%）がある。原発性肝がんと診断された平均年齢は男性 66.4 歳，女性 69.9 歳で，男女比は 2.41：1 であった。第 17 回調査と比較し，肝細胞がんにおける臨床診断時の高齢化，女性の増加，IIBs 抗原と HCV 抗体陽性率の減少，腫瘍径の縮小の傾向が，治療においては局所療法におけるラジオ波焼灼療法の増加が認められた。

2. 背景

　ほとんどの症例で，肝炎ウィルス，アルコール，自己免疫性肝疾患，代謝性肝疾患などによる慢性肝疾患を背景として発生し，追跡調査によると 7 割近くが肝硬変を合併している。

　日本では，C 型肝炎ウィルス（hepatitis C virus：HCV）関連が 68%，B 型肝炎ウィルス（hepatitis B virus：HBV）関連が 15% を占める[1]。これらの肝炎ウィルスの持続感染により，慢性肝障害と再生に伴うウィルス遺伝子の突然変異の長期にわたる蓄積が，肝細胞がんへの進展に重要な役割を果たしていると考えられている。また近年では，食生活の欧米化により，非アルコール性脂肪肝炎（non-alcoholic steatohepatitis：NASH）関連発がんの増加や，慢性 C 型肝炎でのインターフェロン治療によりウィルス著効（sustained virological response：SVR）した後の発がんも認められる。

3. 症状

 初期には無症状のことが多いが，慢性肝炎に伴う倦怠感や，肝硬変に伴う腹水，黄疸などもみられ，肝がん固有の症状を特定することは困難である。病態から整理すると，1）肝機能障害に基づく倦怠感，腹水，黄疸，高アンモニア血症による肝性脳症，2）門脈圧亢進に基づく腹水，それによる腹部膨満感，肝性脳症，食道・胃静脈瘤破裂による消化管出血，3）がんの肝内伸展による圧迫感，腹部膨満感，疼痛，黄疸，4）肝外転移による諸症状に分類される。

4. 検査・診断

 検査は，1）画像診断，2）腫瘍マーカー，3）肝予備能の評価に大別される。

1）画像診断

 肝癌診療ガイドライン 2009 年度版[2]では，背景に慢性肝疾患や肝硬変というリスクを有する症例で，dynamic CT または dynamic MRI で，動脈相で高吸収域，門脈平衡相で相対的に低吸収域となる結節をみとめれば肝細胞がんと診断する。

 治療方針の決定のためには進行度を決定する必要があり，さらに USG，CT，MRI，血管造影下 CT，骨スキャンなどで，腫瘍径，腫瘍の個数，脈管侵襲の有無，リンパ節転移，遠隔転移の有無を診断する。

2）腫瘍マーカー

 AFP, PIVKA-II, AFP-L3 分画のいずれかの上昇をみる。

3）肝予備能の評価

 予後や手術適応を決定する重要な因子として，肝予備能の評価をする必要がある。一般的な血液検査のほか，ICG テスト，アシアロ SPECT なども用いられる。

5. 治療

 治療方針の決定には肝癌診療ガイドライン 2009 年度版[2]が広く用いられている。肝予備能で評価される肝障害度（Child-Pugh 分類）と，がん進行度（TNM 分類）に応じて治療選択が行われる。

肝障害度が軽く，TNM分類でstage Iの場合は肝切除（★★★），stage IIは経皮的エタノール注入療法（PEIT）（★★），ラジオ波焼灼術（RFA）（★★）など局所療法の組み合わせ，stage III, IVは動脈塞栓法（★★★）および局所療法の組み合わせである。放射線療法，肝動注化学療法を施行することもある。全身化学療法については，分子標的療法（★★）が最近のトピックであり，ソラフェニブはChild-Pugh分類Aの肝がんには有効である。また，肝障害度が重く腫瘍の個数が3個以下の場合は，肝移植（★★）が選択肢のひとつとしてあげられる。

第18回全国原発性肝癌追跡調査報告[1]によると，肝細胞がん17,986例に対し，施行された主な治療法の内訳は，手術31.7％，局所療法30.6％，塞栓療法31.7％，化学療法5.5％，その他0.5％となっており，治療なしは1,388例であった。

1）外科療法

A. 手術適応

切除後残存肝機能が肝不全にならないように，肝機能と腫瘍の広がり（主腫瘍径と腫瘍個数）で手術適応が決定される（表1）。

肝障害度Cの場合は肝切除はむずかしく，肝移植が考慮される。肝障害度AまたはBで，腫瘍が3個以内の場合は肝切除が考慮される。このうち，腫瘍径が3cm超の場合は肝切除がよいとされるが，径が小さい場合は，ラジオ波焼灼術（RFA）などの局所療法との使い分けが問題となる。単発で径2cm以下，肝障

表1　肝細胞がんに対する外科手術の適応

適応外科手術	肝障害度	腫瘍数とその大きさ
肝切除	肝障害度AまたはB	腫瘍数3個以内
		腫瘍数1個：肝障害度Bで腫瘍径2cm以内の場合，局所療法も選択
		腫瘍数2〜3個：腫瘍径3cm以内の場合，局所療法も選択 3cm超の場合，肝動脈塞栓も選択
肝移植	肝障害度C	ミラノ基準

害度 B の場合は局所療法も選択される。また腫瘍が 2 または 3 個で，径が 3 cm 以下の場合，局所療法がよいか，肝切除がよいかは不明確である。単発で径 5 cm 以下の腫瘍に対する RFA と肝切除のランダム化比較試験（RCT）で，治療効果に差はなく，より低侵襲の局所療法の方がよいとの報告もある[3]。

また，門脈内腫瘍塞栓がある場合，特に左右門脈主幹や本幹に腫瘍塞栓がある場合，切除を行っても早期に再発することが多く，肝動注などの内科的治療でも予後が変わらない可能性もある。

B. 鏡視下肝切除術

肝細胞がんに対する肝切除においても，鏡視下手術が導入されつつある。鏡視下手術は開腹手術に比べ，術後生存率や無再発生存率に差はなく，術後入院期間の短縮が得られるという報告もなされている[4]。

C. 標準的術式

系統的切除（亜区域・区域といった肝内門脈枝支配領域に沿った切除法）と，非系統的切除（腫瘍のみの核出術や亜区域・区域を意識しない肝部分切除）があるが，肝機能と腫瘍の進展を考慮して必要最小限の治癒切除を行う。

D. 遠隔成績

第 18 回全国原発性肝癌追跡調査報告[1]では，肝切除全症例の 5 年生存率は 54.2% である。進行度別では，stage Ⅰ 73.0%，Ⅱ 59.7%，Ⅲ 39.5%，ⅣA 21.4%，ⅣB 16.5% となっている。肝移植の術後 5 年生存率は，ミラノ基準内で 63.0% である。

E. 集学的治療

肝細胞がんに対する術前補助療法として確立されたものはない。術後補助療法としては，インターフェロン α の HBV 陽性患者や HCV 陽性患者に対する術後再発の抑制効果や術後生存率改善効果が RCT で示されている。脾機能亢進症例に対する術前腹腔鏡下脾臓摘出術あるいは脾動脈塞栓術の効果は現在，有効性が検討されつつある。

F. 合併症・後遺症対策

肝切除術後の合併症としては，腹水，胸水，出血，胆汁瘻，消化管出血，肝不全などがある。肝硬変例での難治性腹水，胸水に対しては，長期の栄養療法（減塩食や分枝鎖アミノ酸製剤内服）が必要となることがある。

肝細胞がんの手術死亡率は，わが国では現在1％前後とされている[1]。

2）非観血的治療
A. 穿刺局所療法

ラジオ波焼灼療法（radio-frequency ablation：RFA）が，経皮的エタノール注入療法（percutaneous ethanol injection therapy：PEIT）よりも生存率が優れていることが複数のRCTで示され，第1選択となった。また，RFA前に肝動脈化学塞栓療法を併用する場合が多い。

治療成績は，第18回全国原発性肝癌追跡調査報告[1]で3年生存率76.7％，5年生存率56.3％と報告されている。合併症の頻度は5％程度で，播種，肝膿瘍，腹腔内出血，肝梗塞，胸腹水，胆汁嚢胞，門脈血栓，周辺臓器損傷，穿刺部熱傷などがある。治療関連死は0.3～0.5％である。

B. 肝動脈化学塞栓療法（transcatheter arterial chemoembolization：TACE）

肝外転移と門脈本幹に腫瘍栓を伴わない，肝機能が保たれた症例に行われ，特に再発時に選択されることが多い。

治療成績は，1年生存率82％，3年生存率47％，5年生存率26％と報告されている[5]。術後は発熱，疼痛などの塞栓後症候群がみられるが，大多数は2～3日後に軽快する。AST，ALTとともにLDHが異常高値を認めた場合は肝梗塞を疑う。その他，胆汁嚢胞，胆嚢炎，肝不全，胃十二指腸潰瘍などの合併症がある。

近年，欧米では塞栓物質としてtris-acryl gelatin microspheresや薬剤溶出ビーズ（drug eluting bead：DEB）が開発されている。

C. 化学療法

肝障害度AあるいはBの症例で，腫瘍4個以上の症例の一

部および脈管侵襲を有する肝障害度 A の症例の一部，遠隔転移を有する症例が適応になる．実際には，肝切除や局所療法や TACE などの治療の対象とならない症例やこれらの治療の効果が期待できない症例に対して行われる．

(1) 分子標的療法

ソラフェニブトシル酸塩による全身療法が，プラセボを対照とした 2 つの大規模臨床試験により予後改善効果を示し，初めて標準治療となった．ソラフェニブトシル酸塩の作用機序は，Raf キナーゼを阻害することにより肝細胞がんの増殖抑制作用を示すこと，血管内皮細胞増殖因子受容体（Vascular endothelial growth factor receptors：VEGFR）および血小板由来成長因子受容体（platelet-derived growth factor receptors：PDGFR）のチロシンキナーゼを阻害して，腫瘍血管の血管新生阻害作用を示す．肝予備能が Child-Pugh A の進行肝がんが治療適応で，Child-Pugh B・C では安全性と有効性は報告されていない．腫瘍縮小効果はほとんどないが，腫瘍内の血流変化や腫瘍増大抑制により予後を改善するといわれている．副作用は通常の殺細胞薬とは異なり，手足皮膚反応，皮疹，消化器症状（下痢，食欲不振，悪心・嘔吐，消化管出血），脱毛，高血圧症など多彩であるため，来院回数を増やすなど慎重な対応が必要である．

(2) 肝動注化学療法

肝内高度進展症例に対して行われる．わが国では，低用量 5-FU + CDDP 療法（low-dose FP），インターフェロン併用肝動注化学療法，CDDP 肝動注化学療法が用いられる．前 2 者は皮下埋め込み式リザーバーを用いて反復投与する．副作用は，骨髄抑制，悪心・嘔吐，腎機能障害などであるが，留置カテーテルやリザーバーに関連した動脈炎，動脈閉塞や胃十二指腸潰瘍などの合併症にも注意を要する．

D. その他の治療法

強度変調放射線療法（intensity modulated radiation therapy：IMRT），陽子線・重粒子線療法，凍結融解壊死治療（cryoablation），高密度焦点式超音波療法（high intensity focused ultrasound：HIFU）などがある．

3) 生活指導

ほとんどの症例ではベースに肝硬変を合併しているので，肝硬変の生活指導に準ずる。肝細胞がんの予後や QOL には，肝予備能が強く関連するので，栄養指導などに関しても積極的に行う必要がある。

6. 予後

いったん肝がんを発症すると進行性であり，予後不良である。第 13 回から第 18 回（1994 〜 2005 年）までの全国原発性肝癌追跡調査報告[1]において，肝細胞がんの全症例の 3・5・10 年累積生存率は 55.0％・37.9％・16.5％ であった。しかし，1978 年から 2005 年までの新規登録症例を 3 期に分け，累積生存率を算出したところ，新規登録症例数は経時的に増加し，肝細胞がんの予後の改善が著しいことが明らかとなった。

◆ 肝がんの精神腫瘍学に関する問題点と対応

1. 慢性 C 型肝炎における不安・抑うつ

肝がんは慢性 C 型肝炎や肝硬変を背景として発症することが多い。慢性 C 型肝炎と診断されることはそれ自体，糖尿病や高血圧症よりもかなりの心理的，感情的負担をもたらす[6]。また，感染症に対する偏見や誤解，インターフェロンによるうつ病の発症，感染による認知機能低下および QOL 低下の可能性があり，特別な配慮が必要である。

肝がん患者は，慢性肝炎時代からの長期にわたる闘病生活で抑うつ状態に陥りやすいと予想される。また，その発症前から，いつかがんを発症するのではないかという不安や，いったん発症すると進行性で予後不良のために，さらに不安が募ることになる。

> **Do** 肝がん患者の抑うつ・不安については，慢性 C 型肝炎と診断された早期から精神症状について正しく評価し，必要に応じて適切なケアを提供しよう

精神症状や QOL のスクリーニングにはさまざまなアンケート調査（HADS, SF-37 など）が用いられるが，臨床面接のほうが有用という報告もある[7]。

2. せん妄

他のがんの終末期と同じく,進行肝がんではせん妄になることが多い。

> **Attention** ここで注意しなければならないことは,高アンモニア血症による肝性昏睡との鑑別である。高アンモニア血症による意識障害については,ある程度治療可能である

3. 睡眠障害 [8]

経カテーテル肝動脈化学塞栓療法(TACE)を受けた肝がん患者はしばしば睡眠障害を経験するが,TACE 施行 1 カ月後でも睡眠障害が持続している場合には,有意に身体症状(倦怠感,苦悩,食欲不振,胸苦しさ,発熱)と抑うつとの関連が示唆され,さらに高齢者ではこの傾向が顕著であった。

> **Do** 臨床医は TACE 後の睡眠障害の持続に注意を払い,症状管理,精神科・心療内科へのコンサルテーションやリラクセーション法などを考慮しよう

4. 生体肝移植ドナーへの対応 [9]

緊急対応での生体ドナー肝移植(LDLT)の倫理面については,まだ議論の多いところである。患者側ではなく,ドナーの健康関連 QOL,不安,うつの調査で,ドナーの心理的ストレスはレシピエントの肝移植適応の緊急度に関連していた。

> **Advance** ドナーの受ける心理的ストレスは,一過性とはいえ看過できない。レシピエント同様,ドナーに対しても十分な精神腫瘍学的配慮が必要である

5. 予後予測因子(Advance)

終末期肝細胞がん患者の死亡までの期間(TTD)は,心拍変動(HRV)測定の TP(Total spectrum power)と HF(High frequency)に関連があった。

> **Advance** HRV 測定を含む予後モデルは TTD 予測の精度を向上させ，ホスピスケアにおける患者の意思決定や医療を容易にすることができる[10]

6. 家族へのケアと心的外傷からの立ち直り

心的外傷からの立ち直り（Posttraumatic growth：PTG）[11]の研究が腫瘍学の分野で過去 10 年の間に台頭してきている。PTG は診断後最初の 6 カ月間にはあまり変化はみられないが，その後は診断の結果に伴って変化していくことが報告された。また，患者のケアをする家族も，愛する家族が進行がんと診断されることで PTG を経験する。したがって，患者の家族への心理的ケアも重要である。

> 特に肝がんにおいては，慢性肝炎時代からの長期にわたる闘病生活を支える家族への配慮が何より重要である

7. 患者の高齢化

近年，患者の高齢化にともない，70 歳以上でも肝切除術を受ける割合が増加している。調査によると，70 歳以上の高齢者群では術後せん妄の発症率は高かったが，重大な術後合併症に関しては 70 歳未満の患者群と差はなかった。しかし，アルコールの乱用は，術後の再発や生存短縮と強く相関している。

Point アルコール乱用歴のある高齢患者では，術後の綿密なフォローが必要である[12]

文献

1) 日本肝癌研究会（編）：第 18 回全国原発性肝癌追跡調査報告．日本肝癌研究会事務局．大阪，2009．
2) 日本肝臓学会（編）：科学的根拠に基づく肝癌診療ガイドライン 2009 年度版．金原出版，東京，2009．
3) Chen MS, et al：A prospective randomized trial comparing percutaneous local ablative therapy and partial hepatectomy for small hepatocellular carcinoma. Ann Surg 243：321-328,

2006.
4) Sarpel U, et al：Outcome for patients treated with laparoscopic versus open resection of hepatocellular carcinoma：case-matched analysis. Ann Surg Oncl 16：1572-1577, 2009.
5) Takayasu K, et al：Prospective cohort study of Transarterial chemoembolization for unresectable hepatocellular carcinoma in 8,510 patients. Gastroenterology 131：461-469, 2006.
6) Castera L, et al：Psychological impact of chronic hepatitis C：comparison with other stressful life events and chronic diseases. World J Gastroenterol 14：12：1545-1550, 2006.
7) Bonacchi A, et al：Assessment of psychological distress in cancer patients：a pivotal role for clinical interview. Psychooncology 19：1294-1302, 2010.
8) Chu TL, et al：Comparison of differences and determinants between presence and absence of sleep disturbance in hepatocellular carcinoma patients. Cancer Nurs 34：354-360, 2011.
9) Erim Y, et al：Psychological strain in urgent indications for living donor liver transplantation. Liver Transpl 13：886-895, 2007.
10) Chiang JK, et al：Association between cardiovascular autonomic functions and time to death in patients with terminal hepatocellular carcinoma. J Pain Symptom Manage 39：673-679, 2010.
11) Moore AM, et al：A prospective study of posttraumatic growth as assessed by self-report and family caregiver in the context of advanced cancer. Psychooncology 20：479-487, 2011.
12) Kaibori M, et al：Hepatic resection for hepatocellular carcinoma in the elderly. J Surg Oncol 99：154-160, 2009.

〈小山敦子・阪本　亮〉

30 • 乳がん

- 近年罹患率が増加しており，今後も増加傾向が続くことが予想されている
- 乳房温存術などの術式や，化学療法，ホルモン療法などの施行方法や組み合わせ方など，治療の選択肢が増えている
- 特に再発時に抑うつなどの有病率が高いことが知られている

◆ 乳がんの概要

1. 疫学

わが国では，乳がんの罹患数は年々増加傾向が続いており，女性のがん罹患率の第1位である。年齢別にみると，30歳台から増加し，40歳台後半にピークを迎える。男性の乳がんは，年間死亡数で女性の乳がんの100分の1以下であるが，生存率は女性の乳がんより低い。罹患率に関しては，環境要因の関与が示唆され，ライフスタイルの欧米化もあり，今後も上昇することが予想される。

2. 危険因子

乳がんの既往，一親等の乳がんの家族歴，乳腺増殖性疾患の既往，マンモグラフィ上の高密度所見，ホルモン補充療法，経口避妊薬の使用，胸部放射線治療歴，遅い閉経年齢，早い初経年齢，少ない出産歴，遅い初産年齢，授乳歴がない，閉経後肥満，高脂肪食，アルコール摂取。

3. 組織学的分類

非浸潤がん，浸潤がん，パジェット病の3つに分類される。浸潤性乳管がんは乳がん全体の約80％を占める。転移部位は同側の腋窩リンパ節が最も多く，血行性転移は，肺，骨，肝，脳の順に多い。

4. 症状の特徴

初期には無症状，進行すると，乳房腫瘤，疼痛，異常乳頭分泌，浮腫，発赤，陥没などの変形が生じる。

5. 診断

視・触診，画像検査（マンモグラフィ，超音波検査など）からがんが疑われた場合，確定診断（穿刺細胞診，針生検，マンモトーム，摘出生検など）をつけ，がんと診断された場合には，乳腺MRI，胸腹部造影CT，胸部単純X線，骨シンチ，PET-CTなどで病変の広がり，全身の転移巣の有無について検索する。

6. 予後因子

① 初発乳がんの予後不良因子：若年齢，多い腋窩リンパ節転移個数，大きい浸潤径，高い組織学的異型度，HER2過剰発現。
② 転移性乳がんの予後不良因子：短い再発までの期間，肝転移。

7. 治療効果予測因子

① ホルモン受容体：エストロゲンまたはプロゲステロンレセプターが陽性の時に，ホルモン療法の適応がある。
② HER2過剰発現：陽性の時に，トラスツズマブ，ラパチニブの適応がある。

8. 治療

腫瘍の大きさ，数，位置，広がり，ホルモン受容体，Human epidermal growth factor receptor 2 (HER2) 発現の有無，nuclear grade，Ki67の状況などにより，外科療法，薬物療法（化学療法，ホルモン療法，分子標的治療），放射線治療などを組み合わせる。

1）外科療法

局所療法としての外科的治療が選択される。標準的な手術術式は，大きく分けると，乳房温存療法と胸筋温存乳房切除術であるが，2003年以降は，乳房温存療法の割合が増加傾向である。術後痛やしびれ，こわばりに加え，腕が上がらないといった機能障害がみられることもある。現在では，センチネルリンパ節（見張

りリンパ節)生検により,腋窩リンパ節郭清の判断が行われている。

乳房切除による肉体的精神的な喪失感を改善する目的で,乳房再建術を行う場合もある。

2) 化学療法

治癒を目的に行う,術前化学療法,術後化学療法と,再発・転移後の QOL 維持目的に行われるものがある。術後化学療法としては,最近は Subtype 別の治療が推奨されているため,以下の Subtype 分類を行い,再発リスクとベネフィットを考慮した個別化治療を行っている。

代表的な抗がん剤としては,アンスラサイクリン系やタキサン系がある。アンスラサイクリン系薬剤の心毒性,強い嘔気,タキサン系薬剤のしびれ,脱毛,精神症状の発現には注意を要する。しびれにはプレガバリン,アミトリプチリン,デュロキセチン,オピオイド,漢方薬の牛車腎気丸などが使用されることがある。

表 Subtype により推奨される全身治療

Subtype	治療	備考
Luminal A	内分泌療法単独	LN 転移 4 個以上では,化学療法も併用。
Luminal B (HER2 陰性)	化学療法 + 内分泌療法	化学療法の適応と内容は,内分泌感受性,再発リスクと患者の希望で選択している
Luminal B (HER2 陽性)	化学療法 + 抗 HER2 療法 + 内分泌療法	化学療法の適応と内容は,内分泌感受性,再発リスクと患者の希望で選択している
HER2 陽性 (Non Luminal)	化学療法 + 抗 HER2 療法	低リスク (ex pT1a) では経過観察
Tripple Negative	化学療法	

〈制吐療法〉

上記のように，乳がん術後化学療法では，嘔気の強いレジメンを頻用するため，制吐療法は必須である．詳細は成書を参照されたい．予測性嘔吐に対しては通常の制吐薬が無効なことが多く，ロラゼパム，アルプラゾラムなどを使用する．日常診療で制吐として頻用されているメトクロプラミド，プロクロルペラジンなどは，単独で使用することはなく，併用で使用する．

3）ホルモン療法

乳がんの過半数がエストロゲンなどのホルモン受容体を有している．このような症例では，エストロゲン作用ががん細胞の増殖を促進しているため，がんがホルモン受容体を有しているかの検索を行い，陽性であればホルモン療法が施行され，術後最低5年間は継続する．

有害事象としては，ホットフラッシュ（ほてり，のぼせ，頭痛，動悸などの症状）や焦燥感，抑うつ，不眠などの精神症状が生ずることがある．ホットフラッシュへの対処として，薬剤の変更や，漢方薬の併用を行う場合がある．また，パロキセチンの効果が報告されたが，タモキシフェンへの阻害作用の報告もあり，タモキシフェン使用中は注意が必要である．使用される薬剤としては，閉経前では，LH-RHアナログと抗エストロゲン製剤であるタモキシフェンの併用，プロゲステロン製剤であるメドロキシプロゲステロン，閉経後では，アロマターゼ阻害薬であるアナストロゾール，レトロゾール，エキセメスタン，抗エストロゲン製剤であるタモキシフェン，トレミフェン，注射製剤のフルベストラントなどがある．

4）分子標的治療

腫瘍を分子生物学的手法で分析し，腫瘍の増殖・進展に寄与するシグナル伝達を特異的に阻害するのが分子標的治療薬である．HER2を標的としたヒト化モノクローナル抗体であるトラスツズマブが最初に臨床導入された分子標的治療薬で，原発性乳がん患者の予後を大幅に改善することが示された．現在は，EGFR，HER2の2重チロシンキナーゼ阻害作用を有する経口薬のラパチニブとともに，頻用されている．トラスツズマブ使用患者には，

心エコーを投与前に行い，以降は定期的に評価し，EFが10%以上低下し，かつ55%以下になった場合には中止し，心機能の回復を待ち，治療再開については慎重に検討する必要がある。

5）放射線療法

乳房温存術後には50Gy前後程度の照射を行う。また5cm以上の腫瘍や，腋窩リンパ節転移が4個以上の場合，乳房切除術を行った後の照射も検討されている。

9. 予後

予後は比較的良好であり，全国がんセンター協議会が行った生存率協同調査では，1998～2002年に確定診断された17,303名の5年相対生存率がStage Ⅰ 98.9%，Stage Ⅱ 93.3%，Stage Ⅲ 71.3%，Stage Ⅳ 31.4%と報告されている。

◆ 乳がんの精神腫瘍学に関する問題点と対応

1. 不安・抑うつ

不安や抑うつ発現の危険因子を検討した報告からは，乳がんに対する術式は精神症状の発現に寄与しない一方で，年齢（若年）や婚姻状態，健康に問題のある子どもの存在，神経症的性格傾向などの患者背景が重要であることや，乳がん診断後の精神症状がその後の精神症状に大きく影響することが示唆されている[1]。乳がん診断後早期から精神症状について正しく評価し，必要に応じて適切なケアを提供することが重要である。

また食欲不振は，がん手術の影響，不安・抑うつなどとしてとらえられることが多いが，早期乳がん患者において，術後1年時の食欲減退は，Disease free survival (DFS) の短縮の予測マーカーになりうるとの報告もあり[2]，予後予測因子としての可能性も示されている。

別の転移性乳がん患者を対象とした研究では，初期の1年で抑うつ症状が軽減した患者ほど予後は長いとされている[3]。

Point 乳がんの不安・抑うつの発症には治療・術式よりも背景因子が重要である

> また，うつ病の診断時に注意すべき点として，診断基準にはがんあるいはその治療による身体症状（食欲不振・体重減少，睡眠障害，易疲労・気力減退，集中力低下）が含まれており鑑別が難しいが，診断もれ，過小評価しないために，がん患者にはうつ病の有病率が高いことを考慮したうえでの評価が推奨されている。

2. 家族性乳がん

　乳がん全体の約1割は遺伝する可能性があり，このように遺伝要因が強く関与する乳がんを家族性乳がんと呼ぶ。家族性乳がんの臨床的な特徴は，若年発症，同時性・異時性の同側・両側の乳がん，同時性・異時性で乳がんと多臓器がんの重複発症などがあり，原因遺伝子として，BRCA1またはBCRA2遺伝子変異が同定されている。

　家族性乳がんの低リスク者は，遺伝子型の告知後1カ月の時点でがん関連の不安が有意に減少する一方，高リスク者は，将来のがん罹患に対する心配や不安などで心理的に負担がかかることや，がんになるリスクを過剰に意識する傾向があることが知られている[4]。また，高リスク者に対するBRCA1，2の遺伝子変異の検査に関しては，結果の開示に伴い高リスク者の不安や抑うつなどが悪化すること[5]や，検査結果を聞くことが怖くて検査自体を受けない人が存在することなどの問題がある。

　他方，長期的には高リスク者と低リスク者間で苦悩に差はないとする報告[6]や，他の家族性腫瘍も含めたメタアナリシスによって，遺伝カウンセリングを行うことにより，不安や抑うつが悪化しないことも報告されている[7]。乳がんや卵巣がんの家族歴がある人を中心に，遺伝性乳がんの人々への遺伝カウンセリングが始まっている施設もある。

> **Do**　家族性乳がんの高リスク者に対しては，通常の患者以上の十分なケアを心がけよう

3. タモキシフェンに関する問題

　ホルモン療法の中心的な薬剤の一つであるタモキシフェンは，

CYP2D6 を介して代謝された物質のもつ抗エストロゲン作用により抗腫瘍効果をもたらすことが知られている。そのため、CYP2D6 によって代謝される他の薬剤との併用は、薬効が互いに影響を与える可能性があり、十分に注意する必要がある。

特に乳がん患者において、ホルモン療法の副作用であるホットフラッシュや抑うつに対して使用されることの多い選択的セロトニン再取り込み阻害薬（SSRI）の中で、CYP2D6 で代謝されるパロキセチンは注意が必要な薬剤である。実際に、タモキシフェンで治療中の患者でパロキセチンを併用した場合、併用期間が長いほど乳がん死亡リスクが高まるという研究結果も報告されている[8]。

> **Point** タモキシフェン治療中、ホットフラッシュや抑うつの治療目的に SSRI が必要となった場合には、CYP2D6 の阻害作用をもたない、または阻害作用が弱い薬剤を選ぶことが重要である

4. サバイバーの問題

① 術後の適応障害・うつ病

初発乳がんで術後 1 年以内における適応障害やうつ病の有病率は 20% 前後であるが、再発後では約 40% という報告もある。治療終了後に患者の不安や抑うつ、また孤立感が増大することが知られているため、一人で抱え込みすぎないことを前もって伝えておくことも重要である。

② 化学療法を受けた患者の苦痛の変化

化学療法は、身体的苦痛だけでなく、心理・社会的苦痛を伴う。家族への影響や家事・仕事への影響、社会的活動への影響といった社会的苦痛が上位を占めるように変化してきている。これは有害事象対策などの進歩で、身体的苦痛が軽減されてきたことにより、心理・社会的苦痛に患者の視点が移ったこと、また女性の社会進出への広がりと患者を中心とした医療体制への変化に影響を受けた結果と考えられる。

乳がん患者の多くに強力な術前術後化学療法が施行されるようになった現状では、身体面への対応だけでなく、心理・社会的側面への適切なケアが望まれる。

> **Point** 抑うつのある乳がん患者では，化学療法を拒否する割合が上昇する[9]

③ 経済状態が及ぼす影響

非浸潤性乳管がん（DCIS）術後の患者を対象に，社会経済的因子の不安・抑うつへの影響を検討した報告があり[10]，経済状態は不安・抑うつとの関連を認めた。一方，教育歴や社会的サポートの有無では関連を認めなかったとされている。

5. パートナーや子どもとの問題
① パートナー，子どもの精神的負担

一般にがん家族の約30%前後に抑うつなどの心理的ストレスが認められるが，乳がんにおいても，配偶者や子どものストレスは多く，不安や抑うつ症状を呈することもある。

> **Do** 進行乳がんの妻をもつ夫は高い不安・抑うつを有する[11]ので，特段の配慮をしたい

② セクシュアリティ

患者・家族が遠慮するため表面に出にくいが，セクシュアリティの問題を認め，パートナーとの関係にも影響を与えることがある。治療前にパンフレットなどによる説明をする施設もある。

③ 子どもとの関係

母親としての患者が，乳がんを子どもにどう説明したらよいか悩む場合がある。話すことを強要することなく，小冊子などを利用する方法もある。

6. ボディイメージの問題
① 女性性や母性の喪失感，役割低下に関する問題

外からみてわかる部分にメスを入れるために，ボディイメージの傷つきは強く，その変化に適応できないことがある。患者によっては，乳がんに罹患したということより，乳房を取ることに対する衝撃が大きい場合もある。社会経済的には，気分の落ち込みにより引きこもりがちとなったり，活動が制限されることにより

社会的孤立感をもち，社会への再適応を阻害する場合もある。

② 脱毛の問題

脱毛症は，一般的な化学療法の副作用である。しかし，頭皮を冷却することで，毛根細胞への毒性を減少させ，脱毛を防げる可能性が前向き研究で示唆されており，患者の幸福度も高かったとされている。その一方，頭皮冷却を行っても，脱毛をきたした患者には，特段の配慮が必要であるとされている[12]。

◆ ピンクリボン運動

乳がんの早期発見・早期治療の啓発活動としてのピンクリボン運動がある。乳がんの患者会は世界中にあり，日本でも活発に活動している。また，乳がん体験者や医療者らにより，全国で様々な活動が行われ，乳がん患者を社会で支える動きがある。

乳房は，女性性や母性，セクシュアリティ，ボディイメージなどといった心理的にも様々な意味をもつ重要な臓器であるため，乳がんへの罹患により，女性特有の様々なストレスを経験する。

パートナーをはじめとした家族との関係や，比較的予後が長いため，再発や転移などの不安を抱えることも多く，サバイバーとしての問題など，精神腫瘍学領域では最も取り上げられるがんである。さらに，他節で詳述されている chemobrain やサバイバーの問題などの精神腫瘍学のテーマは，乳がん患者を対象とした調査から研究が進められたものが多い。

今後，さらに乳がん患者に対する精神腫瘍学の研究を進めることにより，全がん患者の QOL 向上につながることが期待される。

文献

1) Reith M, Lesur A, Perdrizet-Chevallier C：Depression, quality of life and breast cancer- a review of the literature. Breast Cancer Res Treat 110：9-17, 2008.
2) Bredal IS, Sandvik L, Karesen R, et al：Prognostic value of health-related quality-of-life parameters in early-stage breast cancer：an 8-year follow-up study. Psychooncology 20：1102-1107, 2011.

3) Giese-Davis J, Collie K, Rancourt KM, et al：Decrease in depression symptoms is associated with longer survival in patients with metastatic breast cancer：a secondary analysis. J Clin Oncol 29：413-420, 2011.
4) Watson M, Foster C, Eeles R, et al：Psychosocial impact of breast/ovarian（BRCA1/2）cancer-predictive genetic testing in a UK multi-centre clinical cohort. Br J Cancer 91：1787-1794, 2004.
5) O'Neill SC, Rini C, Goldsmith RE, et al：Distress among women receiving uninformative BRCA1/2 results：12-month outcomes. Psychooncology 18：1088-1096, 2009.
6) Van Oostrom I, Meijers-Heijboer H, Lodder LN, et al：Long-term psychological impact of carrying a BRCA1/2 mutuation and prophylactic surgey：a 5-year follow-up study. J Clin Oncol 21：3867-3874, 2003.
7) Braithwaite D, Emery J, Walter F, et al：Psychological impact of genetic counseling for familial cancer- a systematic review and meta-analysis. J Natl Cancer Inst 96：122-123, 2004.
8) Kelly CM, Juurlink DN, Gomes T, et al：Selective serotonin reuptake inhibitors and breast cancer mortality in women receiving tamoxifen- a population based cohort study. BMJ 340：c693, 2010.
9) Colleoni M, Mandala M, Peruzozotti, et al：Depression and degree of acceptance of adjuvant cytotoxic drugs. Lancet 14：1326-1327, 2000.
10) De Moor JS, Partridge AH, Winer EP, et al：The role of socioeconomic status in adjustment after ductal carcinoma in situ. Cancer 116：1218-1225, 2010.
11) Hasson-Ohayon I, Goldzweig G, Braun M, et al：Women with advanced breast cancer and their spouses：diversity of support and psychological distress. Psycho-Oncology 19：1195-1204, 2010.
12) Van den Hurk CJ, Mols F, Vingerhoets AJ, et al：Impact of alopecia and scalp cooling on the well-being of breast cancer patients. Psycho-Oncology 19：701-709, 2010.

〔松岡弘道・酒井清裕〕

31 家族ケア・遺族ケア

がん医療において,家族は患者のケアに参加することが当然と考えられてきた。実際,家族はケアの提供者としての役割を演じていることが多い。しかしながら家族も,家族の一員ががんの疑いをかけられたときから精神的,身体的,社会的ストレスを受け,そのストレスは精神疾患および身体疾患の罹患などと関連している。

● 家族に対する精神腫瘍学的治療の必要性

① 看病という行為そのものがストレスである
② 家族の負担は,身体面,精神面に及ぶ
③ 患者の心身の状況が,家族の精神状態に影響を及ぼす
④ 高齢の配偶者では死亡率が上昇することがある
⑤ 家族の精神医学的有病率は10〜50%
⑥ 精神面での負荷は,患者と同程度かそれ以上
⑦ 家族は「第2の患者」である
⑧ 家族は自らのつらさを訴えてはいけないと考えていることが多い
⑨ 医療者も家族のつらさを過小評価しがちである
⑩ メンタルケアの専門家を受診する家族は少ない

1. 家族の負担

家族の一員ががんに罹患したとき,看病を行うのは当然のことと考えられている。しかし,がんという病気は,本人のみならず,家族にも影響を及ぼすことが知られている。病気とその予後について知る負担,社会的・経済的負担など,日常生活の様々な領域にその負担は及ぶ。看病という行為そのものがストレスである。

2. 家族の心身に影響を与える因子

家族の心身に影響を与える因子として,患者の身体状況,痛み,吐き気,せん妄状態などがある。高齢者で配偶者が入院した場合,看病を行っている家族の死亡率が上昇するという報告もある。

3. 家族の精神医学的有病率とストレスの程度

　家族の精神医学的有病率は，およそ 10 ～ 50% といわれている。そして，家族のストレスの程度は患者と同等，あるいはそれ以上との報告もあり，検査，診断，治療，再発など治療の節目で消退をくり返すことが多い。このように，患者家族は様々なストレスにさらされ，精神的に負担を感じていることが多いため，「第 2 の患者」であり治療とケアの対象であると言われている。

　家族はこのようにつらい状況にありながらも，自らのつらさを訴えてはいけないと考えているため，苦悩を周囲に伝えないことが多い。また，医療側も家族は問題ないだろうと考えてしまうことから，家族のつらさは見落とされる傾向にある。

4. 家族の医療機関受診率

　上記のように家族は精神的な問題を抱えているが，精神科の受診にいたる家族は少ないのが現状である。がん患者家族における有病率の高さを考えると，精神腫瘍学的な医療が十分に行き届いていない可能性がある。

● 対応

　家族を「第 2 の患者」と考え，治療とケアの対象であることを念頭におく。患者家族は自らのつらさを訴えないことが多いので，注意が必要である。

　適応障害，うつ病の治療はがん患者の治療に準ずる。

> **Attention** うつ病が重症の場合は看病に支障を来たすことも多いが，看病を中止してしまうと後の後悔の原因をつくるため，慎重な判断が求められる

● 遺族に対する精神腫瘍学的治療の必要性

1. 遺族のたどる心理的プロセス

　精神症状の現れ方については様々な分類があるが，ここでは便宜上 4 段階に分けて解説する。

> **遺族のたどる心理的プロセス**
> 第1期 「ショックの段階」
> 　　　　情動や現実感の麻痺，集中困難
> 第2期 「怒りの段階」
> 　　　　怒り，悲しみ，罪責感，故人へのとらわれ，亡くなった人への探索行動
> 第3期 「抑うつの段階」
> 　　　　絶望，無関心，抑うつ，周囲への関心低下，人との関わりの低下
> 第4期 「立ち直りの段階」
> 　　　　生きるためのエネルギーが出る
> 　　　　故人の死を認め，新しいライフスタイルへ適応

第1期「ショックの段階」 情動や現実感の麻痺，集中困難がみられ，日常生活上にも支障が出る。葬儀のときに全く現実感がなかった，葬儀を覚えていないなどの訴えがこれに相当する。

第2期「怒りの段階」 怒り，悲しみ，罪責感がみられ，故人に対する思いへのとらわれ，亡くなった人への探索行動がみられる。配偶者を亡くした人であれば，幸せそうに歩いている夫婦を見て嫉ましく思ったり，なぜ，早く病気を見つけられなかったなどの悲しみを有するのがこの時期に相当する。

第3期「抑うつの段階」 絶望，無関心，抑うつ，周囲への関心低下，人との関わりがもちにくいなどの症状が出現する。

> この時期は周囲との関わりが減るが，適応へ向けた作業の時期でもあることから，無理に介入しないほうがよいこともある

第4期「立ち直りの段階」 生きるためのエネルギーが出て故人の死を認め，新しいライフスタイルへ適応していく。

ショックの段階から立ち直りの段階までの時期は様々であり，症状も個人差が大きい。

ただし，ここに述べたのはあくまでも一般的な場合であり，病的悲嘆，うつ病などの場合は異なった経過をたどることがあるので注意が必要である（表1）。

Point 正常な悲嘆と病的な悲嘆に注意する

表1 悲嘆と抑うつの主要な差違 (Berry et al, 1999 より改変)

	悲嘆	抑うつ・病的な悲嘆
喪失	認識可能で現実である	認識できない，あるいは死を罰と受け止める
気分と反応	不安定，だが急性で長引かない	怒りを含んだ悲しみ。気分は常に沈み，ひねくれた思考と強情さがみられ，長引く
行動	喪失に思いをめぐらせたとき感情が高まる。定まらない。苦痛を打ち明けていたかと思うと，1人になりたがるなど，移り変わることもある。ときどき招待に応じる	まったく殻に閉じこもるか，1人になることを恐れるかのどちらかである。どのような活動にも意欲を示さない。楽しむことを常に抑制している
怒りの表現	あけっぴろげな怒りと敵意	内向的で，外に表現されない
悲しみの表現	ときおりすすり泣いたり，号泣したりする	可変性がほとんどない。全く抑制するかコントロールできないかのどちらか。
認知	喪失，混乱，無力感の感情に気を取られている	自我，無価値感，自分自身や将来に対するネガティブな感覚に気をとられている
既往歴	抑うつその他の精神的疾患の既往歴が全くないかあるいはほとんどない	抑うつその他の精神的疾患の既往歴を有する可能性が高い
夢，夢想，空想	鮮明で明瞭な夢。ことに喪失に関する夢想や空想の余地がある	比較的少ない夢。(自己懲罰を除き) 夢想や空想の余地があまりない
睡眠障害	心をかき乱す夢。ときどき起こる入眠障害	深刻な不眠症。定期的に早朝目覚める
自己の認識	自責の念。例えば，故人を適切に扱わなかったという気持ち	抑うつ状態の自分は悪い人間だと思う。自分は価値のない人間だと感じる傾向。自我に心を奪われている。希死念慮
反応性	温かい態度や安心させる働きかけに対して反応を示す	抑圧や強い促しに対して反応するか，あるいはまったく反応を示さない

2. 遺族の負担

> 死別は大きなストレス因子である
> このストレスは精神・身体に影響を及ぼす

患者の死は医学的な治療の終了を意味するが，遺族にとっては死別のつらさの他，社会・経済的な問題等，様々な苦悩・問題を抱えながらの生きてゆくことの始まりでもある。Holmes TH & Rahe RH は人生の様々な様相におけるストレス度を調査し，配偶者の死が最大であることを報告している。このように，死別という現象は人生における大きなストレスである。そしてこのストレスは，遺族に身体的・精神的な影響を及ぼす。

3. 死別が及ぼす影響

① 死亡率上昇と関連がある
② 罹患している病気の悪化，新たな身体疾患への罹患などと関連
③ うつ病有病率上昇，自殺率増加などと関連
④ 医療機関への受診は増えない
⑤ 死別反応，病的悲嘆の出現
⑥ PTSD

1）身体への影響

死別は身体に影響を及ぼす。配偶者を亡くした54歳以上の男性では，配偶者のいる場合に比較して死別後6カ月以内の死亡率が約40％上昇し，死因の3／4は心疾患であるという。女性も死別後3カ月は死亡率が高くなるとの報告がある。身体疾患への罹患に関しては，新たな身体疾患に罹患およびすでに罹患している病気の悪化が指摘されているが，死別経験者の受診は増えない。

2）精神への影響

死別は精神にも影響を及ぼす。死別後の遺族に関するうつ病有病率調査では1カ月後24％，7カ月後23％，13カ月後16％と高い。死別後1年以内の自殺リスク上昇も知られている。

死別反応は悲嘆とも呼ばれ，故人への反応として現われる場合に診断される。悲嘆は，不眠，食思不振など大うつ病と同様の症状を呈することも多い。一般的に死別後のうつ病の診断は，死別

後2カ月経過して症状が存在している場合に下される。
　また，援助を求めて医療機関を受診した遺族ではその約4割にうつ病の診断が認められたことが報告されており，注意を要する。

対応

> ① 遺族も治療とケアの対象であるとの認識が大切
> ② 死別反応では精神療法が主体で，必要に応じて薬物療法を行う
> ③ 死別後のうつ病は抗うつ薬に反応する
> ④ 身体疾患のチェックが必要である

　治療で大切なことは，「遺族も治療とケアの対象であること」を認識することである。死別反応に対しては，主に精神療法を行い，必要に応じて薬物療法を行う。
　死別に伴う抑うつの治療は，精神療法と薬物療法が主体であり，うつ病は抗うつ薬による治療が有効である。
　身体疾患を伴うことも多いので，内科系疾患について専門家の判断を仰ぐことが望ましい。

> **Don't**　「亡くなったから悲しいのはあたりまえ」と考えない。
> 死別後にはうつ病の有病率が高まることを常に考慮に入れておくべきである

> **Point**
> 1 遺族の中には，家族が亡くなった病院に行けなくなる人もいる。このような場合は地域との連携が必要である
> 2 遺族は，がんに関連した場所，日付，物などに反応して悲しみが出現する「記念日反応 (anniversary reaction)」を呈することもある

参考文献

Berry PH, et al：Hospice and palliative nurse's practice review (3 nd ed.) Dubuque IA：Kendall/Hunt, 1999.
Ishida M, et al：Psychiatric disorders in patients who lost family members to cancer and asked for medical help：descriptive analysis of outpatient services for bereaved families at Japanese cancer center hospital. Jpn J Clin Oncol 41：380-385, 2011.

〔大西秀樹・石田真弓〕

32. サバイバー
家族性腫瘍や妊孕性に関する問題を知る

　がんサバイバーとはそもそも，がんと診断されてから5年以上生存している者，またはがんを克服した長期生存者を意味していた。しかし近年は，罹患後何年が経過しているかにかかわらず，がんの治療を受けながら日常生活を送っている者や，「医療の受け手」という受身的な立場ではなく能動的にがんとの共存を目指す者を指すようになってきた。

　一方で，がんの罹患体験は突然のライフイベント（命の危機を感じる体験）であるとともに，診断，治療，再発と長期間にわたって反復するトラウマとしてとらえることが可能であり，がんサバイバーをも対象としたケアが精神腫瘍医に求められている。

1. がんサバイバーの悩みとケア

　サバイバーは常に再発や転移に関する不安を抱えやすく，特にがんの罹患とともに人生計画の変更や価値観の変換を余儀なく求められた者は，精神的に厳しい状態にある。また，精神的な苦悩を訴えることに抵抗をもつ場合，心のケアが必要なのに求めようとしないこともあるので，注意が必要である。なお，経済的な問題，治療の後遺症（外観や審美性が損なわれることも含む）と有害事象の問題，特に性の問題等がサバイバーのQOLを低下させやすいが，性の問題は話題にさえあがりづらく，医療者による配慮やアプローチが求められる。

> **Do**
> 1. 身体的な治療が一段落した時点で，患者に「医療者が手を離した」という印象をもたれないようにする。定期的な外来通院がなくなった後も，いつでも相談に応じる旨を伝える
> 2. 再発の可能性が低くなったらその時点で，そのことをはっきり伝える（治癒したことの伝達）
> 3. 治療終了時には，教育的な医療サービスという枠組みのなかで，性に関する助言や支援を行う

2. がん患者の妊孕性

がん患者の延命率が高くなるとともに，サバイバーの妊孕性や性機能の問題に焦点があてられるようになった。とはいえ，術後の性機能の変化について治療前から情報提供して自己決定を促す（治療法の選択）といった手続きや，治療後の指導，性機能リハビリテーションを目的とした介入等のフォローアップは依然不十分である。

> **Point**
> 1 （特に若いがん患者にとって）不妊はセクシュアリティの喪失である
> 2 不妊の問題を抱えたサバイバーは，パートナーになる可能性のある者から拒絶されるのではないかと危惧し，それがパートナーを得る支障にもなる
> 3 不妊の最も深刻な問題は，自分の血を分けた子どもをもつという「夢」の喪失である。しかし，周囲からは「生きていること自体を喜ぶべき」といわれてしまう

1）卵巣がん・子宮頸がん・子宮体がん患者の妊孕性温存

卵巣がんは臨床症状が乏しいため進行がんの段階で発見されることが多く，その場合妊孕性保存手術の対象になりづらい。仮に適応されても，術後の癒着が不妊を招くことが少なくない。

子宮頸がんは早期であれば，頸部円錐切除術や光線力学的治療（PDT：photo-dynamic therapy）にて妊孕性が保持されるが，前者の場合，頸管の構造や機能変化による不妊，早産，分娩時の産科的合併症等が生じやすい。

子宮体がんの場合，若年体がんの大半を占める高分化型類内膜腺がんであれば，プロゲステロン（MPA：medroxyprogesterone acetate）療法による妊孕性保持が期待できる。

> ☞ どこまでを妊孕性保存手術の対象とするか線引きが難しく，安易な保存治療は予後を悪くして最終的には QOL の低下を招く

2）小児がん患者や若いがん患者の晩期障害

小児がんサバイバーの性腺機能低下に対しては，一般にホルモ

ン療法が適応される。たとえば、造血幹細胞移植を行った女児の、全身放射線照射や抗がん剤投与による卵巣機能不全に対しては、女性ホルモン補充療法が行われる。小児がんサバイバーに関わる医療者には、本人への告知（卵巣機能低下や妊孕性について）をいつの時点で、どのように行うかという課題がある。

> **Do** 小児がん患者や若いがん患者が、妊孕性が脅かされる可能性のある治療を受ける時は、情報提供＊とともに、将来自分の子どもを生み育てることについて直接話し合う機会をもつ
> ＊骨髄移植の場合は、体外受精用の精子や精巣組織、卵子や卵巣組織の凍結保存等の情報など

3. 性機能障害

がんやその治療が性機能に及ぼす影響は長期にわたり、男性と女性とではその様相が異なる。

婦人科がんの場合、性機能や生殖機能の喪失以外に、根治的外陰切除術等による外見の変化、膣形成、放射線療法や化学療法による脱毛等が、女性患者の精神的負担となり、それがまたパートナーとの関係性や、性活動に否定的に影響する。乳がんにおいても補完療法（化学療法と放射線療法）による早期閉経が、セクシュアリティに関連した複数の喪失体験を招き、特に若い乳がん患者が抱える苦悩は大きい。

一方、男性の前立腺がんでは、根治的前立腺切除術による性機能低下は術後2年経過しても消失しづらく、性の悩みも特に若い患者では深刻である。

直腸がんや膀胱がんの外科的手術による性機能低下（性活動の減少）も明らかであり、女性の性機能障害として性欲低下、膣の潤滑不全、オルガズム障害、性交疼痛等が、男性では性欲低下、インポテンス、部分的インポテンス、オルガズム障害、射精障害等が認められる。特に女性のストーマ造設患者では、ストーマによる性欲変化が深刻な問題になっている。

Attention
性機能障害は、妊孕性とは別の問題として取り扱うべきである

> オストメイトへの，性活動の際の具体的なストーマの取り扱い方等に関する指導，またそうした指導ができる人材の育成が必要である

Do
1. 性機能低下という観点からは，外科的手術が最も不利である。術前の段階で，性機能低下に関する情報提供や，話し合いの機会を設ける。
2. 治療後の性に関するフォローアップでは，パートナーも組み入れる（援助対象をカップルとする）

4. 家族性腫瘍

家族性腫瘍とは，原因に関係なく家系にがんの異常集積がみられる場合を指し，悪性腫瘍の5％未満といわれている（若年性腫瘍においてはその割合が高い）。サーベイランスにより予後を改善できる可能性がある。

1）遺伝子検査

遺伝子検査により保因者診断，発症前診断，易罹患性診断，出生前診断，着床前診断等が可能となるが，得られた遺伝情報は適切に管理されなければならず，また検査を受ける者には「遺伝カウンセリング」が必要である。未成年における成人発症性疾患の遺伝子診断については，将来の自由意志の保護という観点から，検査結果により直ちに治療・予防措置が可能な場合や，緊急を要する場合を除き，本人が成人に達するまで保留することになっている。なお，検査結果（遺伝情報）は必ずしも明解なものとは限らず，結果を聞いたり，検査を受けたりしなかったほうがよかったという事態を招きかねない。特にすでに発症した発端者にとって，検査は家族や近親者の保因者のためにはなっても，自身のメリットにはならない場合が多い。

2）遺伝カウンセリング

家族性腫瘍の発端者は30〜50歳の働き盛りで診断を受けることが多く，かつ腫瘍は時間を経て複数の臓器に発症していくパ

ターンが多い。本人は「なぜ私だけが？」といった孤立感や家族への罪悪感とともに,「いつ腫瘍が再発するか」という不安に常に悩まされる。人生の選択が狭まる（仕事を失うなど）こともあれば,アイデンティティも失いやすい。子どもへの遺伝をめぐっては,配偶者（夫婦間の責任転嫁など）や（義）父母との間で葛藤が生じることもある。医療者には,このようにデリケートで個別性の高い問題を一緒に考えていくこと,患者が,直面している問題に対して自分の意志で決定し,行動できるよう支援すること,患者や家族のニーズを確認しながら,正確な情報を適切な時期に提供していくことが求められる。

- 医療者は,遺伝子検査の有用性と限界を認識していることが不可欠である
- 子どもの遺伝子診断については,その結果をいつ知らせるかという問題がある。知るか,知らないままでいるかを本人に選択させることも可能であるが,タイミングを逸してしまうと,親子ならびに患児-医師間の信頼関係を壊してしまうことがある

Do 遺伝子検査を受ける者の検査の目的（その情報を何に利用するのか,知ってどうするのか）を把握する

Advance 遺伝子検査の結果,陰性であることがわかった者（保因者でなかった場合）に,「自分だけ病気のリスクから逃れた」という観念から,「サバイバーズギルト survivor's guilt」といわれる抑うつ症状が出現することがある

3) 保因者の心理社会的な問題

保因者の心理的負担は,がんになることへの不安と恐れである。それは,家族ががんになった年齢に自分が達したときにピークとなる。高いレベルの不安は定期的な受診や検査（自己検診）等の予防的行動を妨げることがあり,発端者の家庭内では,親子が互いに気を使って病気の話題を避けるようになった結果,適切な時期に治療を受ける機会を逸してしまうこともある。また,発端者が医療に満足していないと,それが保因（血縁）者内の病気の情

報共有に対する阻害要因となる。発端者が普通の社会生活を送っている姿を見ている保因者は，病気の存在を脅威と感じることなく情報を正しく受けとめ，適切に対処していくことができる。

> **Point** 保因者や発端者は，様々なライフステージにおいて自己決定が求められる。人生のパートナーと病気の情報を共有することが重要である

> **Do** 「検査や治療を活用していく」という発想をもてるよう，世代を超えて医療を活用していけるよう支持する

> **Don't**
> 1 経済的な負担は大きい。「そのくらいの費用はやむを得ない」というような態度は示さない
> 2 遺伝性疾患の児の親の多くは，自責の念をもちつつ，また次子の発症を心配しつつも，子どもを授かりたいという複雑な心境で遺伝相談に来る。このような場合に，「(これ以上) お子さんをもうけることは考えていらっしゃらないですよね」等と安易な言葉かけをしない

5. がんの予防

2007年度から施行されたがん対策基本法の第12条では，「国および地方公共団体は，喫煙，食生活，運動その他の生活習慣および生活環境が健康に及ぼす影響に関する啓発及び知識の普及，その他のがんの予防の推進のために必要な施策を講ずるものとする」と明記されている。

さらに，がん対策推進基本計画（2007）においては，がん予防の個別目標として，

① 「発がんリスクの低減を図るため，たばこ対策について，すべての国民が喫煙の及ぼす健康影響について十分に認識すること，適切な受動喫煙防止対策を実施すること，未成年者の喫煙率を3年以内に0％にすること，さらに，禁煙支援プログラムのさらなる普及を図りつつ，喫煙をやめたい人に対する禁煙支援を行っていくこと」

② 「健康日本21に掲げられている『野菜の摂取量の増加』，

『1日の食事において，果物類を摂取している者の増加』および『脂肪エネルギー比率の減少』」
が掲げられた。

厚生労働省がん研究助成金による研究班が行った多目的コホート研究によれば，喫煙は，様々ながんにおいて危険因子（全体的に男性が1.6倍，女性が1.5倍増）として位置づけられているが，特に，肺がん（4.2倍以上の増），食道がん，乳がん，膵がん，膀胱がん，大腸がん等との関連が大きい。また，飲酒も男性にとってがんの危険因子（全体的に1.6倍増）といえるが，特に食道がん（4.6倍増），大腸がん（2.1倍以上の増）との関連が大きい。肥満と痩せについては，前者が男性の腎がん，大腸がんと閉経後の女性の乳がんにおいて，後者も男性の腎がんにおいて有意な危険因子としてとらえられている。最後に，塩分は胃がんの危険因子である。

一方，がんのリスクを低下させる因子として，身体的活動や野菜，果物，イソフラボン，コーヒーの摂取があげられている。当然のことながら，がん検診もリスクを低下させる因子の1つとしてとらえることができる。

参考文献

1) 厚生労働省研究班による他目的コホート研究；JPHC study. 国立がんセンターがん予防・検診研究センター予防研究部. http://epi.ncc.go.jp/jphc/
2) 櫻井晃洋：遺伝子診断の最前線．まれな（commonではない）疾患の遺伝子診断；家族性腫瘍の遺伝子診療．家族性腫瘍の遺伝カウンセリングと遺伝子検査．医学のあゆみ　213（3）：215-220, 2005.

（松下年子）

33. 緩和ケアチーム

　緩和ケアチームとは，一般病棟において担当医や病棟スタッフからの依頼を受けて，入院患者の総合的な評価を行い，包括的な支援を提供する多職種チームである。

　がん対策推進基本計画には，「診断時からの緩和ケアの実施を推進する」ために，下記を掲げている。

> ① 拠点病院を中心とした，緩和ケアチームや緩和ケア病棟，在宅療養支援診療所等による地域連携の推進
> ② 精神心理的な苦痛に対するこころのケア等を含めた全人的な緩和ケアの提供
> ③ 医師を対象とした普及啓発
> ④ 質の高い緩和ケアを実施していくため，緩和ケアに関する専門的な知識や技能を有する医師，精神腫瘍医，緩和ケアチームの育成

　2008年のがん診療連携拠点病院の指定要件にも，緩和ケアチームの設置が盛りこまれている。緩和ケアチームは，拠点病院において症状緩和を実践するとともにその普及啓発を行うことが求められている。がん患者・家族に適切な精神的ケアを提供し，精神腫瘍学を実践し普及させるためにも，積極的な連携・教育活動が望まれる。

● 緩和ケアチームの歴史的背景

　緩和ケアチームは，1976年，St. Thomas' Hospitalの症状緩和チームにその端を発する。

　1960年代に起きたホスピス運動はホスピスという施設を脱し，在宅医療へと展開した。在宅ケアの領域において包括的なケアを展開するためにチーム医療が展開され，複数の専門職が参加する多職種チーム（interdisciplinary team）をベースとした緩和ケアチームが形成されるようになった。80，90年代に入り，包括的ケアを総合病院において実践することを目的に，欧米を中心に入院中の患者にコンサルテーション型チームとして導入する試みが始まり，世界に普及するに至った。

日本においては，ホスピス・緩和ケア病棟が広まりつつあるものの，ホスピスで亡くなる患者は全体の約5％に満たない。がん患者のほとんどが一般病棟で亡くなる状況をふまえ，一般病棟で緩和ケアを提供するための制度として日本に紹介された。2002年に厚生労働省が緩和ケア診療加算制度を導入して，がん診療連携拠点病院の指定要件となってから，徐々に導入する病院が増加している。

緩和ケアチームの構成

緩和ケアチームの構成は，緩和ケア医単独で構成される solo practitioner model と複数の職種で構成される full team model に分けられる。一般に包括的なケアを提供するためには，full team model が理想とされる。

日本においては，診療加算に規定された身体症状緩和担当医師に精神症状緩和担当医師，専従看護師，専任薬剤師をコアメンバーとするチームが多い。そのほか関連する理学療法士，管理栄養士，心理療法士，医療ソーシャルワーカーが加わる。

Advance 日本においては，緩和ケアの専門医が参加した緩和ケアチームが少ない。兼任のメンバーで活動の時間的な制約も大きく，専門性の高い緩和ケアが提供できるのか議論がある

緩和ケアチームに求められる役割

緩和ケアチームの役割として，以下の内容があげられる。

① 疼痛および身体症状マネジメント
② 精神症状マネジメント
③ 患者－医療者間のコミュニケーションの促進
④ 患者・家族の意思決定への援助
⑤ 倫理的な問題を含む難しい治療方針，ケアの方針の決定を支援
⑥ 洗練された退院支援，地域連携
⑦ 悲嘆への援助
⑧ 医療従事者への支援
⑨ 教育・啓発

●緩和ケアチームの活動

緩和ケアチームの活動の方針として,下記の内容があげられる。

> ① 多職種によるコンサルテーション活動を行う
> ② 原則としてプライマリーチームが意思決定を行い,治療決定権をもつ
> ③ 緩和ケアチームはプライマリーチームに接触し,プライマリーチームからの依頼に基づいて,協同してアセスメントを行う。治療計画を一緒に立て,的確に助言を行う
> ④ 緩和ケアチームの介入は,患者のニード,プライマリーチームのニード,プライマリーチームの経験に合わせて変える。単に助言をする場合から,主導してケアを提供することまで広がる

Advance　緩和ケアチームの有効性
1 入院患者の除痛率の改善やインフォームド・コンセントの実施率の上昇,療養先の選定・移行に要する期間の短縮,院内コストの削減などの報告がある
2 緩和ケアチームの活動は,複数の職種がからむため,介入が複雑になりがちである。そのため,介入の有効性を評価するアセスメントはまだ確立していない
3 心理・社会的課題の改善効果があるか否かでは議論が続いている。介入方法の改善は課題である

●緩和ケアチームへの精神科医の参加

精神保健の専門職として,系統的な精神医学的なアセスメントの実施,適切な心理的支援の提供が期待されている。

背景には,欧米の緩和ケアチームの経験がある。「緩和ケア専門職のみでは心理的な症状はしばしば同定されないことがあり,患者の心理社会的支援サービスへの十分なアクセスが確保されていないことがある (NICE：National Institute for Health and Clinical Excellence)」との反省に基づいている。

緩和ケアチームにおける精神科医の役割

1. 精神症状への対応

① せん妄・認知症の評価，マネジメント
② 不安・抑うつの評価，マネジメント
③ 自殺の危険性の評価，対応
④ 意思決定に際しての同意能力の評価
⑤ 向精神薬の使用に関する助言
⑥ 精神療法の提供
⑦ 家族への支援
⑧ 安楽死や自殺幇助の要請への対応
⑨ 患者－医療者間の葛藤への対応

1) 精神症状緩和は，精神科医の主たる役割であることは論を俟たない。適応障害，うつ病，せん妄の3大疾患が，全がん患者の30～40％に認められるほど一般的であるにもかかわらず，臨床現場では見すごされていることも非常に多い。マネジメントに加えて早期発見のための教育・啓発活動が重要である。
2) 総合病院においては，認知症の問題も多い。化学療法に関連して，セルフケア能力の評価を求められたり，認知症に伴うBPSDが絡んだ治療拒否への対応など，問題は広汎にわたる。認知症においては，治療方針決定時の同意能力の評価も重要な役割である。

2. 身体症状マネジメントへの支援

① 疼痛アセスメントの支援
② 鎮痛補助薬の使用に関する助言
③ 制吐薬使用に関する助言

1) 精神症状が重畳することが多い身体症状（疼痛，呼吸困難感）に対して，担当医や専従看護師とともにアセスメント，症状緩和を実施する。特に難治性疼痛の場合，せん妄やうつ病の併発が多いにもかかわらず，見すごされていることがある。せん妄症状であることを指摘するだけではなく，原因の同定と可逆性の評価を必ず行い，全身状態の評価を担当医ととも

に協働して行う。
2）鎮痛補助薬として，抗うつ薬や抗てんかん薬が用いられる。緩和ケア専門医が少ない現状では，身体症状緩和医師の多くは使用経験が少ないため，向精神薬の使用にあたり，用量の設定や有害事象の評価に関して助言を求められることがある。保険適応外だが，プレガバリン（リリカ®），クロナゼパム（リボトリール®，ランドセン®），アミトリプチリン（トリプタノール®），デュロキセチン（サインバルタ®）などが神経障害性疼痛に対して頻用される。
3）難治性疼痛が出現する場合はがんが進行期であることが多く，全身状態がよくないことが多い。高率で有害事象（せん妄，眠気，脱力，ふらつき・転倒，便秘）が出現する。プライマリーチームが向精神薬の有害事象の評価に慣れていない場合があり，使用の際にはアセスメント方法について積極的に情報を提供する。
4）がん臨床，特に化学療法施行時やオピオイド導入時に制吐薬として抗精神病薬（プロクロルペラジン（ノバミン®），ハロペリドール（セレネース®）など）が頻用される。通常1週間を目安に漸減・中止が推奨されているが，漫然と投与されていたり，気づかずに複数の抗精神病薬が投薬されていることがあるので確認をする。特に，プロクロルペラジン（ノバミン®）は，抗精神病薬と意識されずに投薬されていることが多い。過鎮静や薬剤性パーキンソン症候群が見すごされていることがある。食思不振や倦怠感の有無，ADLの変化に注意を払う。

3. チーム医療への支援

① 医療スタッフ間の葛藤への対応
② 医療スタッフのメンタルヘルス（燃えつきの予防および対応）
③ ケアの目標設定への助言

　緩和ケアチームは複数の専門職が協働してチーム医療を提供する。さらに緩和ケアチームの役割はコンサルテーション業務であり，担当医や担当看護師などプライマリーチームを支援する役割を担う。プライマリーチームの意向と自主性を尊重しつつ専門職

の間のコミュニケーションを促進して情報交換に努め，意見をまとめ上げる支援は，リエゾン・コンサルテーション活動独特の難しさがある。さらに，緩和ケアチームが活動を継続するためには，チームのメンバーを含む医療スタッフの燃えつきへの対策にも積極的に対応することが求められる。

4. 教育・啓発

① 精神症状に対する知識の提供・教育
② 向精神薬の薬効・評価に関する知識の提供・教育
③ ソーシャルサポートに関する知識の提供・教育

1) 在宅移行に関して，認知症の評価が不十分な場合がある。十分な介護力が期待できるのか，介護保険等ソーシャルサポートは適切に手配されているか，支援を行う。
2) せん妄やうつ病など精神症状に関する教育・啓発を行うことは，病棟全体の知識・理解の底上げにつながり，精神症状の早期発見やむやみな拘束や鎮静を抑制するうえでも重要である。

5. 地域連携

① 在宅療養への移行をふまえた精神症状マネジメント
② 在宅移行時に地域の精神科クリニックとの情報提供・連携
③ 精神症状に関する在宅医との連携，バックアップ
④ かかりつけ医を中心とした緩和医療の供給体制の整備
⑤ 家族ケア・遺族ケアを支援する地域連携の構築

Advance

1 在宅療養への移行を考える場合に，疼痛コントロール以上に障壁となるのは精神症状緩和の問題である。在宅への移行を成功させるためには，退院直後1週間のコントロールの良否が鍵を握るため，在宅医や訪問看護と連携をとり，アセスメント，向精神薬の使用方法，薬効評価をていねいに説明する
2 患者の精神症状に劣らず重要なのは，家族への精神的ケアである。十分な身体症状・精神症状緩和は家族の不安・抑うつと関連し，ひいては患者が亡くなった後の家族の精神的負担にも影響する。

> 患者が亡くなった病院に通院することは家族に負担を強いること
> にもなるため，地域の精神科クリニックに紹介できるような体制
> を整えることが必要である

●チーム・ビルディング－緩和ケアチームを育てる－

　がん医療は多様な専門分野がからむ複雑な領域である。高度な集学的治療を提供するためには複数の専門家が治療に参画する必要がある。そのため，多職種が治療に参集するチーム医療が必然となる。

1. チームの条件

　「チーム」という言葉は意識されずに用いられがちである。一般にチームとは，「目的・目標をもち，ルールや決まり事を備え，その目的・目標を成し遂げる能力がある人が集まった状態」といえる。
　このようにある集団がチームと認められるためには，次の3条件が必要となる。

> ① 目的・目標があること
> ② ルールや決まりごとがあること
> ③ 目的・目標を成し遂げられる人材が揃っていること

　チームは一度組織化されると，メンバー同士による相互作用・協働作業を通じて，さまざまな成果を生み出すことができる。一般に人が集まっただけのワーキンググループでは，その成果は各メンバーの成果の総和でしかない。しかし，チームの成果はこの個々人の成果以上の実績を上げることができる。

2. チーム医療の目指すもの

　チーム医療が重要視される背景には，①専門化が進んだ各領域間のコミュニケーションを促進すること，②医療・福祉領域が複雑化し専門家が一人で調整することが困難になったこと，③医療の効率化を促進すること，がある。
　また，緩和ケアチームがチーム・アプローチを強調するのには，

もう一つの理由がある。緩和ケアチームの源流である1960年代の在宅医療では，Saunders C，Twycross Rらは，患者の抱える問題を複数の視点から多角的に検討することを通して全体を俯瞰する視点を取り戻すことを目指し，多職種チームによる全人的な症状緩和を提唱した。

このように多職種チームには，それぞれの領域の高度化・専門化を推進する一方，細分化することによって失われた全体を見わたす視点を期待する面がある。

Point 緩和ケアチームは，緩和ケア専門医を中心に，専門的なケアを効率的に提供することが主な役割となる。しかし，緩和ケア専門医の少ない日本の現状では，がん治療医や精神科医，認定看護師などがチームを構成する。がん診療連携拠点病院において，効率よく緩和ケアを提供する役割が求められる一方，統合的・多角的な視点に基づく緩和ケアの提供も求められる。緩和ケアチームの活動の方向性を意識して明確にすることが重要である

3. チームの発達

チーム活動をアセスメントするためには，構造を評価するだけではなくチームの発達レベルも評価する必要がある。

チームが組織され活動を始めた最初の頃と長い間活動を続けた後では，メンバー同士の関係やチームの活動のあり方が大きく変化していることは，容易に想像がつく。このようにチームも，個人と同じように発達を遂げる。

Tuckmanらはチームの発達を時間の流れとともにとらえ，集団発達の5段階モデルを提唱している。

チームの発達段階
① 形成期：メンバーはお互いのことを知らず，集団としての意識は希薄で，集団の目的やメンバー間の役割分担は不明確な状態
② 騒乱期：目的，役割や責任に関連して意見が対立し，集団の中に葛藤が生じる
③ 規範期：メンバー間で役割分担が行われ，集団内での望ましい態度や行動といった規範が確立する。メンバーが仲間意識を高め，互いに信頼関係をもつようになる
④ 遂行期：チームはその存在目的として課された課題に取り組むよ

うになる。目標を達成するために，メンバーは緊密に連携を取り合う（しかし，すべての集団がこのレベルに達することができるとは限らない）
⑤ 解散期：チームはその目的が達成されることで解散する

　もっとも，どのチームも直線的に発達するわけではない。チームの発達は，①発展，成熟に至る，②成熟とともに減退する，③その中間パターン，に分けられる。

4. チーム医療の向上を目指して
〈チームワークとリーダーシップ〉

　チームが構成されたとしても，目標を達成するためには様々な作業を遂行しなければならない。仕事を効率的に進めるためには，メンバーがすべての仕事に関わるよりも，仕事を分担してやり遂げるほうが適していると考えられる。したがって，仕事を系統的に分類して，各職種ごとに分業することが必要になる。

　一方，チームで協働して作業するためには，仕事そのものにかける労力とは別に，他のメンバーとの相互作用に労力を払わなければならない。この労力のぶんだけ，集団の実際の仕事量は潜在的に可能な仕事量を下回る（プロセス・ロス）。協働作業を円滑に進めるためには，「チームワーク」が十分に発揮される必要がある。

　チームワークとは，チームの目標達成に必要な協働作業を支

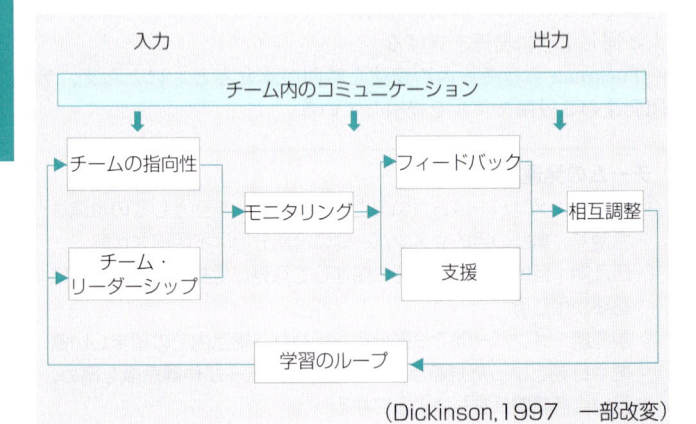

(Dickinson, 1997　一部改変)

えるために，メンバー間で交わされる対人的相互作用である。Dickinsonらはチームワークの要素を7つに分類して，チームワークの要素モデルを提唱した。

ここで基本となるリーダーシップは「集団目標の達成に向けてなされる集団の諸活動に影響を与える過程」と包括的に定義される。

リーダーシップを考えるうえで注意しなければならない点が2点ある。1つは，リーダーシップは，ある地位に就いているリーダーだけではなく，チームのメンバーも発揮すること，2つ目はリーダーシップとは社会的影響過程であり，一方的な働きかけだけではなく，**対峙するメンバーの受容が前提とされている点**である。

5. チーム医療を実践するためには

多職種チームが機能するための課題について，チーム内（メンバー），チーム自体，チーム外の問題を整理する。

1）ナレッジ・マネジメント（knowledge management）

医療分野におけるチーム・ビルディングの問題点としてまず指摘されるのは，医療チームは専門職が集まったチームである点である。チームが目標を設定するに際して，各々のメンバーのもつ医学知識の差（量と質）が問題になる。

また，各メンバーの技量が専門化して特殊であるぶん，チームの介入が複雑になり，介入の全体像を見えにくくしている点もあげられる。

> **Point** メンバー間の医学知識の差を埋め，介入の全体像を把握するためには，医学知識に加えて，個人が得た臨床現場の情報，各々のスキルをチームで共有し活用するプロセスが必要である

☞ ナレッジ・マネジメントの意義
① 状況を正確に把握することで，組織の意思決定に反映する
② チームが学習し能力が向上する
③ 個人の能力も向上する

ナレッジ（知識）とは，「情報を利用可能な状態に加工したもので，判断や行動の枠組みとなるもの」である。知識は様式化された形で表現できる「形式知」やはっきりとした形で提示できな

い「暗黙知」を含む。特に医学臨床では，体系化された「医学知識」と個々の現場のあらゆるものを含んだ「情報」とに分けることができる。

チームでは，メンバーから提示されたナレッジ（知識）を入手し，チームで共有し，多角的に検討する過程をふむ。この活動を通して，ナレッジ（知識）は他のメンバーに取り込まれ内面化し，チームレベルで共有し，さらにはチームを超えて伝達するプロセスを経る。

> **Advance** 一般に，ナレッジ・マネジメントが業績に直接関係するといわれるが，効率のよい伝達，学習は容易ではない。実践を促すためには，①各メンバーがお互いに知識を提供しなければならないことを自覚すること，②知識を共有するための具体的な仕組みや機会を設けること（たとえばキャンサーボード）が必要である

2) チームのコーディネート

> **メンバーの役割を明確にするために**
> ① 多職種が参加するミーティングにおいて，個々の患者のニーズをそれぞれ議論すること
> ② その議論の結果を記録するとともに，患者およびケアに関係する人に伝えること
> ③ その効果を持続させるために，チーム内・外のプロセスの経過をレビューすること

チームのコーディネーションがチームの遂行能力に関係することが指摘されている。

チームのメンバー間でお互いの役割が明確になされないと，実行するうえでの取り決めや手続きを作成することをメンバーが拒否する事態が起こりうる。特に急性期のケアに関しては，お互いに役割が重なりがちなため意思の統一が図りづらく，役割が不明確になりがちである。

> **Advance** チームが機能するようになったとしても，その状態がいつまでも続くとはかぎらない。集団は形成されてから一定期間は生産性を向上させるが，それ以降は機能不全に陥る。チームの機能不

全には組織の硬直化が関係し，①メンバーの役割と行動が固定化すること，②メンバーの考え方が均質化し刺激を与え合えなくなること，③メンバーが互いに情報を伝達する相手を選択するようになりコミュニケーションが固定化すること，④外部と疎遠になり関心が集団内部に狭まること，⑤リーダーが過去の前例と経験に縛られ変化に抵抗を示す自己呪縛に陥ること，が原因と指摘されている

3) チームの認知

チーム外の問題としては，チームが組織内でどれほど認知されているかも重要である。認知度が低い場合には，チームの活動が理解されず，十分な資源がチームに提供されない。特に，多職種チームのように組織横断的な活動は，チームメンバーの作業に負荷を生じる。

● まとめ

病院という縦割りの組織の中では，緩和ケアチームのような横断的活動を展開するチームの位置づけが難しいことがあり，指揮系統がはっきりせず，組織内の位置づけが不明瞭になることがある。ともすれば，縦割り組織間の葛藤が緩和ケアチーム内のメンバー間の軋轢になりかねず，チームメンバーの疲弊を招きかねない。緩和ケアチームが一定の役割を果たすためには，チーム内の調整のみならず，院内での位置づけを確立することが重要である。

チーム医療に参加することは，精神科医にとっても参考になる点が多い。従来，精神科リエゾン活動と言いつつも精神科医が単独で精神症状に関する診療を担当することが多く，担当医や病棟との連携に踏み込んだ活動になりづらい面があった。

精神科医が緩和ケアチームに積極的に参加することにより，身体症状緩和担当医や専従看護師，薬剤師などの多職種との連携を構築し，チーム医療を展開する基礎を築くことができる。

また，精神症状のマネジメントについても精神科医が単独で抱え込むのではなく，複数の職種から支援を受けることができ，包括的なケアを提供することができる。リエゾン活動に関しても，精神科医だけではなく病棟を取り込んだ形で構造的に発展させることが可能になる。

参考文献

Dickinsan TL, McIntyre RM：A conceptual framework for teamwork measurement, In MT Drcosuck, E Salas & C Prince(Edsi), Team performance assessment and measurement：Theory, methods, and applications. Mahwuh NJ：Lawrence Erlbaum. Associates. pp.19-43, 1997.

（小川朝生）

34. コミュニケーション
告知に関連して

　円滑な社会生活を営むうえで、コミュニケーションは不可欠である。信頼関係を築く時間を十分にとることが困難な医療場面において、患者－医療者間のコミュニケーションは医療者のみならず患者にとっても重要な問題であり、精神腫瘍医として両者から相談を受けることも少なくない。本節では、がん医療における患者－医療者間のコミュニケーションを中心に概説する。

●コミュニケーションとは

　コミュニケーションの語源は「共有する」という意味のラテン語 communicare であると言われている。患者－医師間の望ましいコミュニケーションの成立には、双方向の円滑な情報交換に加え、言葉だけでなく、表情や姿勢、身振りといった非言語的なメッセージが大きな役割を果たす。例えば、目の前の患者がつらそうな表情で「大丈夫です」と言ったとしても、言葉どおり「大丈夫」とは判断しないだろう。「悪い知らせ」を伝える面談のように、感情が伴うコミュニケーションの際には言語的な情報以上に、非言語的な情報に十分配慮することが重要である。

Attention　精神保健のトレーニングを受けていない医療者は、言語的なコミュニケーションに目が向きがちである。そのため、医学的情報を「言った」「言わない」といった議論に終始したり、患者の発言を「言葉通り」に受けとってしまうことがある

> 患者－医療者関係に問題が生じている場合*、精神腫瘍医は患者と医療者の媒介者として、個別に互いの話を十分聴き、面談に同席するといったコミュニケーション調整の役割を求められる

*ex 医師の説明に同意を示していた患者が実はきちんと理解できていない場合のすれ違いや、不安や怒りが背景にあって治療を拒否する患者の言葉を医師がそのまま受け入れて治療を中断したりする場合など。

Don't 患者・家族から今後の治療について質問を受けた際「担当医に聞いてください」と突き放す対応や,これからどう過ごしたらよいかといった質問に対して「QOLを重視しましょう」のような漠然とした一般論で終わる対応はしない。それぞれの立場を考慮し,気がかりや心配について十分話し合うことが大切である

がん医療における効果的なコミュニケーション

がん医療に限らず基本的なコミュニケーション技術が重要である。

あらゆる医療者に求められる基本的なコミュニケーション技術

コミュニケーションの準備
① 身だしなみを整える
② 静かで快適な部屋を設定する
③ 座る位置に配慮する(ex 間に遮るものがない,対面よりも角度(90-120度)があるほうが話しやすいなど)
④ 挨拶をする
⑤ 名前を確認する
⑥ 礼儀正しく接する
⑦ 時間を守る
⑧ ことわりを入れてから電話に出る

話を聞く技術
① 目や顔を見る
② 目線は同じ高さに保つ
③ 患者に話すよう促す
④ 患者の発言を遮らない
⑤ 適切に相槌をうつ
⑥ 患者の言葉を自分の言葉で反復する

質問するスキル
① Yes/Noで答えられない質問(オープン・クエスチョン)を用いる
② 病気だけではなく患者自身への関心を示す
③ わかりやすい言葉を用いる

共感するスキル
① 患者の気持ちをくり返す
　ex「死にたいぐらいつらい」のですね
② 沈黙(5-10秒)を積極的に使う
　ex 患者が発言するのを待つ
③ 患者の気持ちを探索し理解する
　ex どのようにお感じになっているか教えていただけますか?

応答するスキル
① 患者が言いたいことを探索し理解する
② 患者の言葉を言い換えて理解したことを伝える
③ 必要に応じて説明的な応答をする

　患者にとって大きなストレッサーである「悪い知らせ」を伝えられる際には，特に医師のコミュニケーションが患者のストレスに与える影響が大きいことが示唆されている。そのため，患者の意向にそったコミュニケーションの重要性が指摘されている。
　わが国のがん患者が「悪い知らせ」を伝えられる際に医師に対して望むコミュニケーションは，下記4つの要素であり，その頭文字から SHARE としてまとめられている[13]。

「悪い知らせ」を伝えられる際に患者が望むコミュニケーション技術の4要素：SHARE

Supportive environment（支持的な環境設定）
① 十分な時間を設定する
② プライバシーが保たれた，落ちついた環境を設定する
③ 面談が中断しないように配慮する
④ 家族の同席を勧める

How to deliver the bad news（「悪い知らせ」の伝え方）
① 正直に，わかりやすく，ていねいに伝える
② 患者の納得が得られるように説明をする
③ はっきりと伝えるが「がん」という言葉をくり返し用いない
④ 言葉は注意深く選択し，適切に婉曲的な表現を用いる
⑤ 質問を促し，その質問に答える

Additional information（話し合いたい情報）
① 今後の治療方針を話し合う
② 患者個人の日常生活への病気の影響について話し合う
③ 患者が相談や気がかりを話すよう促す
④ 患者の希望があれば，代替療法やセカンド・オピニオン，余命などの話題を取り上げる

Reassurance and Emotional support（安心感と情緒的サポート）
① 優しさと思いやりを示す
② 患者に感情表出を促し，患者が感情を表出したら受けとめる
　（ex 沈黙，「どのようなお気持ちですか？」，うなずく）
③ 家族に対しても患者同様配慮する
④ 患者の希望を維持する
⑤ 「一緒に取り組みましょうね」と言葉をかける

SHARE の各要素を実際の面談でどのように使用するかに関し，時間軸にそって面談を起承転結に分け簡単にまとめたものを，次に示す。これらの技術は，文脈を考慮せずに字面だけで表出するのではなく，個々のコミュニケーション行動の意味を理解したうえで，他者に認識されるように適切に表出しなければ意味がない。

起 面談を準備する―患者が面談室に入るまで

重要な面談の前には，まず患者にとっても医療者にとっても心構え，心の準備が必要である。少なくとも，通常の面談とは異なり，次回は家族の同伴が必要な重要な面談であることを伝える。電話ではなく，直接会って伝えることは大前提である。

面談前に気をつけたいこと

① 面談の場の設定として，プライバシーが保たれる場所（ex 大部屋のベッド・サイドやカーテンで仕切られているだけの外来はできるだけ避け，面談室を使う）や十分な時間（ex 検査結果が出るような診察は外来のなかでも遅い時間にする）を確保する
② 電話が鳴らないように他の医療者に院内 PHS を預けるなど，面談が中断しないように配慮する。どうしても面談中に電話に出る際には，患者・家族に一言断りを述べる
③ 患者の医師への信頼感は，医学的専門性だけではなく日常診療でのあいさつや表情，態度などからも構築されるため，身だしなみや時間を守るなど，基本的なコミュニケーションを念頭におく
④ 「悪い知らせ」を患者に伝えることを，家族が反対する場合もある。その場合には，まず，家族が患者に聞かせたくない理由（多くは伝えた後の患者の気持ちを気遣って，あるいは患者への対処に自信がもてないという家族の心配や不安がある）に対して十分共感を示す。そして，患者に伝えることで想定される利益と不利益について話し合う

☞ 患者の意向という点から考えると，家族と一緒に伝えられたいという意向が多く，次いで一人で聞きたいという意見が多い。家族だけに伝えてほしいと考えている患者は極めて少ない

難渋する場合もあるが，あきらめずに話し合いを重ね，患者と家族一緒の場で情報を共有できるように，あらかじめ場を設定する準備をしていく努力が大切である。

面談を準備する際（患者が面談室に入るまで）のコミュニケーション技術

① 次回の面談が重要であることを患者に伝える
　「次回は検査結果をお伝えし，今後の治療についてご相談する大切な面談です」
　「次回は重要なお話をしますので，可能であればご家族の同席をお勧めします」

② 家族など他の人が同席できることを伝える
　「次回は検査結果をお伝えする重要な面談です。ご都合がつけばぜひ，ご家族と一緒に来てください」
　「お一人でも結構ですが，心細いようであればご家族に同席していただいても構いませんので…」

③ 家族から患者に伝えないでほしいと依頼されたときには，家族が患者に「悪い知らせ」を聞かせたくない理由を聞き，心配や不安に対して十分共感を示す
　「ご家族もご心配のことと思います」
　「〇〇さん（患者）のことを思うと伝えないほうがよいのではないかとお考えなのですね」
　「それはどういう理由からでしょうか」
　「それでは〇〇さんにどのように伝えたらよいか，ご一緒に考えていただけませんか」
　「多くのご家族がはじめは□□さん（家族）のようにお感じになるのですが，一緒にお話をしたあとには伝えてよかったと思われるようですよ」

④ 面談する環境を整える（面談室を準備する，面談が中断されないように配慮する，身だしなみを整える）

面談を開始する－患者が入室してから「悪い知らせ」を伝えるまで

　面談のはじめからいきなり伝えるのではなく，聴く技術（オープン・クエスチョン，アイ・コンタクト，患者の話を遮らない，患者の言葉をくり返すなど）を用いて，患者の気がかりを聞き出す。聴く技術を用いることによって，患者の話を積極的に聴く態度を示すとともに，患者の緊張を和らげ，患者の話を促進する。患者の気がかりは病気そのものについてかもしれないし，病気によって変化した日常生活についてかもしれない。

> **Point** 患者の気がかりをまず話題にすることによって，信頼関係を築く助けとなり，治療計画を立てる際にも有益な参考材料となる

また，患者の希望に合わせて家族の同席を促し，家族に対しても患者同様の配慮をすることが望ましい。この段階で，患者が自身の病気に関する現在の状態についてどのように認識しているのか把握する。患者の精神的ストレスの大きさは，知らせの内容だけで決まるのではなく，患者の理解や期待と医学的現実とのギャップの大きさにも影響を受ける。

ギャップがある場合，まずは現在の状況について再度説明する。さらにギャップを埋めるために，検査や治療に伴った苦労をねぎらいながら，今一度，臨床経過を一緒に振り返る。そのうえで，「悪い知らせ」を聞く心の準備，心構えができているのかを確認する。

> **Point** 患者が使う語彙に注意を向けることによって，現実とのギャップの埋め方，何をどの程度伝えるかという戦略を立てる

面談を準備する際（患者が面談室に入ってから「悪い知らせ」を伝えるまで）のコミュニケーション技術

① 礼儀正しく患者に接する
　面談室に患者が入ってきたら目を合わせて挨拶をする
　初対面の時には立ち上がって挨拶し，自己紹介をする
　患者の目や顔を見て接する
② 患者の質問にいらいらした様子で対応しない
　患者の言葉を途中で遮らない
　貧乏ゆすりをしない，ペンを回さない，不必要にマウスをいじらない
③ 大事な話の前には患者は緊張するので，患者の気持ちを和らげる言葉をかける
　身近なことや時候の挨拶，患者の個人的な関心事などについて一言触れる
　表情（微笑む），姿勢といったノンバーバル・コミュニケーションを用いる
　「最近寒い日が続いていますが，体調はいかがですか？」
　「暑い日が続いていますが，夜はよく眠れていますか？」
　「ずいぶん長らくお待たせしました」

④ 気がかりや懸念を聞く
「今一番ご心配なことは何でしょうか？」
「気がかりなことはありますか？ それはどのようなことですか？」
⑤ 患者の病気に対する認識を確認する
「前の病院の先生からはどのような説明を受けましか？」
「病気についてどのように考えていますか？」
「前回来ていただいたときの話について，その後何かお考えになりましたか？」
「前回のお話について，ご自宅でどんなふうにお感じになりましたか？」
「ご家族にはどのようにお話ししましたか？」
「治療効果について，ご自分ではどのように感じていますか？」
⑥ 「悪い知らせ」と患者の認識にギャップがある場合には，ギャップを埋める
病状，これまでの経過，検査の目的を振り返る
「…という症状があることから，がんが疑われるということで…という検査を行い，今日はその結果をお話しするということで来ていただきました」
「がんといっても種類や大きさ，深さなどは人それぞれ異なります。それらを考慮し，がんの進行具合を4段階で考えます。進行具合によって治療も異なります」
⑦ 患者に質問を促し，その質問に十分答える
「ご質問はありますか？」
⑧ 家族に対しても患者と同じように配慮する
患者とともに家族に対しても目や顔を向けて接する
患者に，家族に対して配慮していることを認識してもらうことが重要
家族の発言に十分対応できないときには，後で十分答える準備があることを伝える
「ご家族のお話も伺いたいのですが，まずは〇〇さん（患者）にお話を伺って，それからでもよろしいでしょうか」
⑨ 他の医療者（例えば，他の医師や看護師）を同席させる場合は，同席の目的を伝え，患者の了承を得る
「〇〇さん（患者）と今後一緒に治療に取り組む看護師の△△です。同席させていただいてもよろしいでしょうか？ 面談後にわからないことや相談があれば，どんなことでも結構ですので，私か△△にお話しください」

承 「悪い知らせ」を伝える

　「悪い知らせ」を伝える段階では，Warning sign（警告）となる言葉をかけることによって，衝撃を緩和するための心の準備を患者に促すことが可能となる。不意に伝えられるとそれだけ心の衝撃は大きくなる。そのため，間を計りながら「それでは検査の結果をお伝えします。非常に残念なのですが…（沈黙）…」など十分な前置きをする。

Point 「悪い知らせ」は明確に伝える

　がんを伝える際には，はじめにきちんと「がん」という言葉を用いて伝える。あいまいに伝えられることを望んでいる患者は少ない。ただし，1回の面談のなかで何度も「がん」という言葉をくり返すことは適切ではない。患者がもし「病気」や「腫瘍」など「がん」以外の言葉を用いていたら，2回目以降は「あなたの病気」や「この腫瘍」など言葉を置き換えることが望まれている。

> ☞「悪性腫瘍」などの言葉では「がん」ととらえられない場合も少なからずある一方で，患者にとって「がん」という言葉は，いまだに「死」を連想されることもあり，侵襲的であることから，一度明確に伝えた後には，適切に婉曲的な表現を用いる

　「悪い知らせ」によって生じたネガティブな感情をいたわることもまた重要である。衝撃が強い場合には，患者は頭が真っ白になり，その後の説明を何一つ覚えていないこともある。そのため，まずはしっかりと気持ちを落ちつける時間をとることが大切であり，結果的に時間の節約にもなることもある。
　気持ちへの配慮としては，沈黙の時間をとり，患者の言葉を待つだけでも十分示すことが可能である。目の前の患者の人となりや家族構成などから患者の人生やおかれた立場を考慮し，患者の気持ちを想像することが期待される。共感的な態度は，患者－医師間の信頼関係を促進する。信頼関係が構築されると，以降，さまざまな困難な局面に直面しても，円滑なコミュニケーションが期待できる。

> 後々怒りなどの激しい感情を表出する患者の多くは，このような信頼関係の構築に失敗していたり，不十分なことが原因であるケースもあるため，特段の配慮が必要である

「悪い知らせ」を伝える際のコミュニケーション技術

① 伝える前に，患者が心の準備をできるような言葉をかける
「大切なお話です」
「ご心配されていた結果になると思いますが…」
「少し残念なお話をしなければならないのですが…」
「気になっている結果をお話しします。」
「一番ご心配されていたことをこれからお話しします」
「少し覚悟をして聞いていただかなければならないのですが…」
「今日は重要なお話ですのでご家族にもご一緒に来ていただきましたが…」

② わかりやすく明確に伝える
「がん」「再発」など，明確な言葉を用いる
実際の写真や検査データを用いて説明する
専門用語を用いた際には患者が理解しているかたずねる
紙に書いて説明する

③ 患者が感情を表に出しても受けとめる
沈黙の時間をとる，患者の反応（視線が動く，言葉を発するなど）を待つ，気持ちを聞く
「…（沈黙）…大丈夫ですか？」
「…（沈黙）…驚かれたことでしょう」
「…（沈黙）…混乱されたでしょうか」
「…（沈黙）…私も残念です」

④ 患者に理解度を確認しながら伝える
「ご理解いただけましたか？」

⑤ いつでも質問できることを伝える
「わからないことがありましたら，後からでも結構ですからご質問ください」
「後で看護師に聞いていただいてもかまいませんよ」

⑥ 今の話の進み具合でよいかたずねる
「話の進みは速くないですか？」
「私の話し方は少し早口になっていないでしょうか？」
「速いと感じたらいつでもおっしゃってください」

⑦ 病状（進行度，症状とその原因，転移の場所など）について伝える

⑧ 質問や相談があるかどうかたずねる
「何かご質問はありますか？」
「気になることはありませんか？」

転 今後のことを話し合う

「悪い知らせ」を伝えた後には，必然的に今後の方針が話し合われるが，ここで重要なことは患者の視点で考えることである。病気を治すことが真のアウトカムではない。治療する最終的な目的は，自分らしく人生を全うすることであろう。その点を常に心に留め，治療についてや，仕事などの日常生活への病気の影響について話し合う。病気の進行に伴い，ますますこの点は重要となる。

患者は医師と様々な話をしたいと考えている。しかし現実に難しい場合には，チーム医療を説明し，専門家を紹介することも有効である。初診の際には，セカンド・オピニオンについて積極的に説明することが望ましいが，長期の治療関係を経た場合には見捨てられる感じがしてあまり望まれない。

Point　余命に関する質問の背景を探る

余命に関する情報提供はいまだコンセンサスが得られていない領域ではあるが，ここでも大切なことは，どれくらい生きられるかということよりも，その質問の背景を探ることである。先の見通しが立たないことによる漠然とした不安かもしれない。そのような場合には，不安な気持ちに対応することが求められる。あるいは，娘の結婚式に出席できるかどうか，田舎に墓参りに行けるかどうか，いつまでに会社を片づけなければならないかなど，やらなければならないことができるかどうかを知りたいのかもしれない。そのような疑問に対しては，限られた体力や時間のなかで目的が達成可能かどうかについて話し合う。

今後のことを話し合う際のコミュニケーション技術

① 患者の今後の標準的な治療方針，選択肢，治療の危険性や有効性を説明したうえで，推奨する治療法を伝える
② がんの治る見込みを伝える
「治療は非常に難しい状況です。今の目標は〇〇さん（患者）らしい生活をいかに保っていくかということです」
③ 患者が他のがん専門医にも相談できること（セカンド・オピニオン）について説明をする

④ 誰が治療選択に関わることを望むかたずねる
　　患者本人が一人で決める
　　医師にまかせる
　　家族，医師と一緒に決める
⑤ 患者が希望をもてるように，「できないこと」だけでなく「できること」を伝える
　　「がんをやっつける治療よりも，今は痛みをとる治療に重点をおきましょう」
　　「できるだけ良い状態で家で過ごせるように，一緒に考えながら治療していきましょう」
⑥ 患者のこれからの日常生活や仕事について話し合う
　　「日常生活やお仕事のことなど，病気以外のことも含めて気がかりはありますか？」
⑦ 患者が利用できるサービスやサポート（医療相談，高額療養費制度，訪問看護，ソーシャル・ワーカー，カウンセラーなど）に関する情報を提供する

結　面談をまとめる

　面談の最後に，伝えた内容を簡単にまとめることにより，伝えた内容への患者の理解を確認することが可能となる。書いて説明した場合にはその用紙を患者に手渡す。そして，何より責任をもって，患者・家族と共に治療に臨むことを伝えることが大切である。また，患者・家族は家にいる間に身体状態が悪化することに対する不安があるため，その対応方法について説明しておくことも安心感につながる。

面談をまとめる際のコミュニケーション技術

① 今後も責任をもって診療にあたることを伝える
　　「私たち診療チームはあなたが良くなるように努力し続けます」
　　「今後も責任をもって診療にあたります」
② 患者の気持ちを支える言葉をかける
　　「一緒にやっていきましょうね」
　　「大丈夫ですよ」
③ 身体状態が悪化したときの対応方法を話し合う
　　「家にいるときに痛みが増した際には，まずこの薬を飲んでいただき，それでも治まらないときには，病院にお電話ください」

全ての患者が望むコミュニケーションが存在する一方で，患者ごとに意向が異なるコミュニケーションが存在する。また，同じ患者であったとしても意向が変化する可能性も示唆されていることからも，同じ面談は二度となく，面談ごとに強調されるコミュニケーション技術は異なる。

> ☞ 個々の患者の意向を把握し，意向にそったコミュニケーションの実践を常に心がけることが大切である

コミュニケーションは人間性や性格などで規定されるものではなく，学習，つまり練習により変容可能なものである。コミュニケーションは頭で理解できても，行動に移すにはギャップがある。初めはしっくりこないこともあるし，うまくいかないこともある。

しかし，続けていくうちに，自らの言葉，態度として自然に表出されるようになるため，常にコミュニケーション技術を念頭において準備をし，一つでも多く実践に移すことが望まれる。

●難しい質問や反応に対するコミュニケーション技術

医療者が対応に苦慮するコミュニケーションと対応例をいくつか提示する。精神腫瘍医は，患者やその家族，医療者のコミュニケーション上の問題へのサポートを求められることがある。

1.「死ぬんですか」「後どれくらい生きられますか」への対応

Attention 医療者は，正確な医学的情報を提供することが誠実な対応と考え5年生存率といった統計値を示したり，返答に窮することを怖れ患者に話す余地を与えない，といった対応となることがある

このような質問への対応としては，まず質問の意図を探ることから始める。例えば，「…（沈黙の時間を十分にとりながら，ゆっくりと）どうしてそのように思われるのかもう少し詳しくお話ししていただけますか」と聞いてみる。先の見通しが不確実なことから生じた漠然とした不安を解消しようと質問している場合には，不安や心配を共有し，共感を示す。強い不安であると考えら

れた場合には，精神保健の専門家に相談することが求められる。
　また，何か具体的な計画を実行可能かどうか心配している場合には，予想される生存期間を提示するよりも，身体状態などを考慮し，計画が実行可能かどうか，どうしたら実行可能となるかについて話し合うことが求められる。

> 余命を聞きたいと考えている患者は全体の約半数にとどまると報告されていることを考慮すると，全ての患者に余命を伝えるのは得策とはいえない

2. 強い感情（涙を流す，怒る）の表出への対応

　多くの医療者は患者や家族の強い感情への対処法を有していない。涙を流す患者に対して「泣かせてしまった」と罪責の念を感じたり，怒りを示す患者に対して逆に怒りを感じてしまったり，「距離を置いたほうがよい」と合理化してしまったりといった反応がみられる。医療者には，まず涙を流すことの良い面（ex 信頼関係ができているからこそ泣けること）を伝え，患者の涙から逃げないことが大切であり，何も言わず，側に寄り添うだけで共感を示すことが可能であることを伝える。
　怒りを示す患者への対応としては，怒りの背景を考察することである。やり場のない怒りが目の前の医療者に向いている場合には，怒りの背景（ex やり残したことができない無念さや悔しさ）に対して共感を示し，医療者として安定した関わり（ex 毎日同じ時間に訪室するなど）を維持することが大切である。

3. 患者－子ども間のコミュニケーション

　患者は子どもに自らのがんを伝えることに対して様々な心配を抱えている。自らの負担（ex どのようにどこまで説明すべきか，子どもの反応に対応できるかどうか）や子どもの負担（ex 心配を増やし，ショックを与えるだけではないか，今までのように甘えられなくなるのではないか，反対に依存的になるのではないか）について懸念している。そのような不安に十分な共感を示すことが大切である。子どもに伝える必要があると考えているが踏み出せない患者に対しては，心の準備を促し，どのように伝えるかを共に考え，行動リハーサルを行うなどの援助が可能である。

一方，子どもは親の変化を敏感に感じとっているものである。親や兄弟のがんを時に誤解し，罪の意識（「お母さんの言うことを聞かなかったからお母さんは病気になったんだ」「あの時弟に風邪を移したから弟は病気になったんだ」など）を感じていたり，患者や家族ががん治療に多くの時間が費やされてしまうなど様々な問題を抱えることがあるため，子どもへの十分なケアが必要となることがある。

4. 医療者間のコミュニケーション

非常に難しいコミュニケーションであるが，ここで重要なことは，患者とのコミュニケーション同様，相手の立場を考慮することである。それぞれが専門の立場から患者のことを考えると，異なる意見が出たり，自らの発言が十分に伝わらずに誤解が生じることがある。医療者間においても基本的なコミュニケーション技術を活用し，相手の発言の背景を考慮し，安定した関わりを維持することが，スムーズなコミュニケーションを実践する第一歩となる。

難しい質問や反応に対するコミュニケーション技術

① 探索：感情を知る（ex どのようにお感じですか）
　　　　感情の背景を知る（ex ご心配なことは何ですか）
　　　　感情の契機を知る（ex そのようなご心配のきっかけが何かありましたか）
② 共感：感情を特定する（ex 心配，悲しみ，不安，落胆）
　　　　感情の誘引を特定する（ex 父親が同じ病気で亡くなった，副作用，治療効果が感じられない）
　　　　２つをつなげて伝える（ex お薬の副作用が強くて ご心配なのですね）
　　　　非言語的に表現する（ex アイコンタクトと沈黙を保つ）
③ 保証：妥当な感情であることを伝える（ex 同じようにおっしゃる方は多くいらっしゃいます，他の患者さんからも同じような悩みを聞きました）
④ 情報提供：必要に応じて適切な情報を提供する

●コミュニケーション技術の学習方法

　効果的な医療者に対する教育的介入として，知識を学習するための講義と行動変容を目指したロールプレイや，グループ・ディスカッションを組み合わせたコミュニケーション技術トレーニングの有効性が報告されている。問題意識や学習意欲の高い医療者には参加を促すことが望まれる。

☞ 2007年4月に施行されたがん対策基本法は，「がん患者のおかれている状況に応じ，本人の意向を十分尊重してがんの治療方法等が選択されるようがん医療を提供する体制の整備がなされること」を基本理念として掲げている。また，がん対策基本法を受け，がん患者や遺族も共に協議し，2007年6月に策定されたがん対策推進基本計画では，重点的に取り組むべき事項として「がん医療における告知等の際には，がん患者に対する特段の配慮が必要であることから，医師のコミュニケーション技術の向上に努める」ことが謳われている

☞ 精神腫瘍医は腫瘍医をはじめ，看護師，薬剤師といったコメディカルに対するコミュニケーション技術の教育を求められることがある。医療者は，医学的知識は十分有しているが，患者のおかれている状況や意向を想像したり，探索する技術，信頼関係を構築する技術を学習する機会がないことが多い

　講義は知識の獲得には有効であるが，行動を変容するには不十分である。行動の獲得には以下のような学習方法が有効である。

---

① **ロールプレイ，実際の面談**：コミュニケーションを実践することによって，効果的なコミュニケーションをくり返し練習することができる
② **実践されたコミュニケーションに対する（ポジティブな）フィードバック，グループ・ディスカッション**：コミュニケーションへのモチベーションが高まったり，行動が強化される
③ **自身の，あるいは他者のコミュニケーションを観察（モデリング）**：効果的なコミュニケーションに注意を向けたり，真似する際のイメージとなる

> ☞ がん対策基本法の施行を受け，2007年度より厚生労働省委託事業，医療研修推進財団主催，日本サイコオンコロジー学会協力のもと，コミュニケーション技術研修会が開催されてきた。現在は同学会の主催となっている

● 患者・家族への質問促進パンフレット

　患者－医療者間のコミュニケーションを促進する方法として，医療者へのコミュニケーション技術訓練プログラムを紹介した。一方で，患者への介入法も望まれている。

　患者への介入法の一つとして，質問促進パンフレットがある。質問促進パンフレットは，患者の質問を箇条書きにまとめたものである。患者・家族は面談前にパンフレットに目を通し，何を聞きたいのか，気になっていることは何かを整理し，書き込むなどして面談に臨み，面談時には，それを見ながら，あるいは医師に見せるなどして使用することによって，医師とのコミュニケーションを促進するツールである。

　質問促進パンフレットの有効性は，欧米を中心に無作為化比較試験により，患者や家族からの高い有用性の評価や面談時の質問数の多さといった観点から報告されている。

　わが国においても，質問促進パンフレットが開発され，治癒不能の肺がん，消化器がん患者を対象とした無作為化比較試験により，病院案内冊子と比して，患者の有用性の評価で有意に高い得点であることが示された[5]。調査で使用された質問促進パンフレットは，汎用性を考慮し一部改定され，国立がん研究センター東病院臨床開発センター精神腫瘍学開発部のホームページ（http://pod.ncc.go.jp/）からダウンロードが可能である。

　質問促進パンフレットは，病期や治療経過を問わず，繰り返し使用することが可能であり，重要な面談の前に患者や家族に渡すことによって，患者・家族が知りたい情報を整理し，聞きたい質問を言語化することを容易にする。さらに，面談中に医師が質問を奨励することにより，患者の不安を増すことなく，また面談時間を延ばすこともなく，より望ましいコミュニケーションが促進されることが期待される。

文献

1) Fujimori M, et al：Good communication with patients receiving bad news about cancer in Japan. Psychooncology 14：1043-1051, 2005.
2) Fujimori M, et al：Preferences of cancer patients regarding the disclosure of bad news. Psychooncology 16：573-581, 2007.
3) 内富庸介, 藤森麻衣子編：がん医療におけるコミュニケーション技術；悪い知らせをどう伝えるか. 医学書院, 2007.
4) 藤森麻衣子, 内富庸介編：続がん医療におけるコミュニケーション技術. 医学書院, 2009.
5) Shirai Y, Fujimori M, Ogawa A, et al：Patients' perception of the usefulness of a question prompts sheet for advaned cancer patients when deciding the initial treat-ment：a randomized, controlled trial. Psychooncology 21：706-713, 2002.

〔藤森麻衣子〕

35 • スクリーニング

　がん患者には，大うつ病や適応障害などの精神症状がしばしば合併する。大うつ病や適応障害は，それ自体が苦痛に満ちた症状であるのみならず，がん患者の自殺，抗がん治療のアドヒアランス低下，入院期間の長期化などとも関連する。これらに対する適切な治療が望まれるが，がん患者における適応障害，うつ病に関する臨床的な問題として，担当医，看護師がこれらの精神症状を見逃しやすいことがいくつかの研究から示されている。大うつ病，適応障害の診断基準を適切に用いて評価するには，精神医学的なトレーニングを受けないと難しい。

　プライマリーケア領域においては，大うつ病を対象にスクリーニングを実施し，精神科医などの専門家が介入を行うことによって，大うつ病を改善しうることが数々の研究によって実証されている。プライマリーケア領域をモデルとしたスクリーニング介入ががん患者に対しても有効であることが，近年無作為化比較試験などで証明されるようになってきた。

　これらの報告を受け，National Comprehensive Cancer Network（NCCN）のガイドラインでは，がん患者全員に精神症状のスクリーニングを実施し，精神症状の存在が疑われる場合は精神科医や心理職など精神保健の専門家が介入することを推奨している。

● スクリーニング法

　日本語版の妥当性が示されている，がん患者におけるうつ病，適応障害のスクリーニング法としては，Hospital Anxiety and Depression Scale（HADS），「つらさと支障の寒暖計*」，「ワンクエスチョン・インタビュー*」などがある。短時間で施行可能であり，精神保健のトレーニングを積んでいなくても使用できるように作成されている。これらのなかで「つらさと支障の寒暖計」は簡便に施行可能で，良好な性能（感度・特異度）が示唆されて

*国立がん研究センター精神腫瘍学研究部ホームページよりダウンロード可能；http://pod.ncc.go.jp

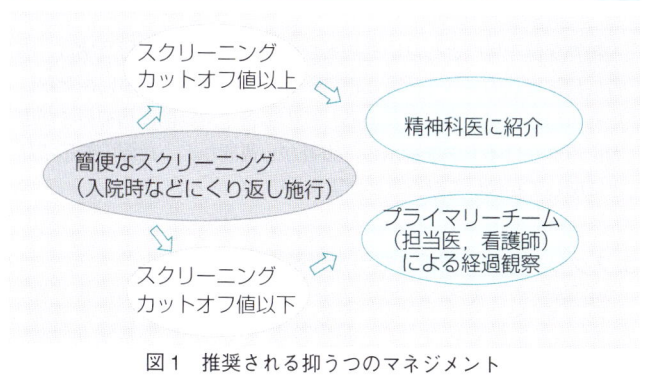

図1 推奨される抑うつのマネジメント

おり，実地臨床での使用が推奨される。

●介入の実際

NCCNガイドラインの介入モデルを示す（図1）。全患者に対して何らかの精神症状スクリーニングを実施し，精神症状の存在が疑われる場合は，専門家に紹介することが推奨されている。ただし，日本の忙しい実地臨床のなかで，全ての患者にスクリーニングを実施することは難しい。よって，医療者の労力と相談しながら，可能な範囲で実施することになる。

1. 対象

最もスクリーニングを行うべき対象としては，精神症状を高頻度で合併し，希死念慮をもつ患者が多い集団である。具体的には，進行がんで病状が厳しい状態の患者，再発告知の後，有害事象が強い治療を受けている患者などであろう。

2. スクリーニングの実施

入院の場合は，入院時に看護師が問診を行う際に実施することが実際的である。外来の場合は，待ち時間に看護師などが配布し，診察時に回収するという方法が実地臨床で試みられ，実際に実施可能であった。また，外来化学療法の患者に対しては，薬剤師が薬剤指導の際に実施している施設もある。

> 精神保健を専門としない医療者がスクリーニングを行う場合，患者に精神症状の問診を行うことに不安を感じ，どのように声をかけたらよいかとまどうことがある。この場合，実施前に精神科医が患者に声をかける方法を提示し，患者から質問があった際の対応法などに関して相談しておくことが望ましい

3. スクリーニング陽性となった患者に対する対応

　適応障害や，大うつ病などの介入が必要である精神症状を有していることが疑われるため，精神科医などの精神保健の専門家が対応することが望ましい。このため，担当看護師や医師が，精神科受診を推奨することとなる。過去の報告からは，精神科を受診することに対して抵抗を示す患者が多く，受診を希望する患者は3割程度であるという結果が示されている。よって，なるべく患者が受診しやすい工夫をすることが肝要である。

> 精神科に対しては「重い精神病の患者のみが治療の対象となる」「心を見透かされる」「心の良し悪しを評価される」「受診したことが皆に知られる」「向精神薬を飲み始めるとやめられなくなる」「弱者のレッテルを貼られる」など，様々な誤解を患者が有している場合もある。この場合は受診したくない理由をたずね，誤解を修正することによって受診につながることも多い

　外来の場合は，受診までに時間がかかることが負担になり，受診の障壁になることがあるので，なるべく患者を待たせない工夫が必要である。スクリーニングが陽性となっても精神科受診を希望しない場合は，担当看護師や担当医と連携し，経過を観察することが望ましい。

ワンクエスチョン・インタビュー

　　この1週間のあなたの気持ちの状態を表すと，何点ぐらいでしょうか？
　　普段気持ちが落ちついているときを100点とするとどのくらいでしょうか？
　　60点を合格点と考えてみて下さい

① 口頭で上記の質問を行う。
② 幅を持って答えるときは10点以内（ex 50～60点）で答えていただき，平均の値をとる。
※適応障害・大うつ病をスクリーニングするためのカットオフ値：65/60
　感度 0.80　特異度 0.61

つらさと支障の寒暖計

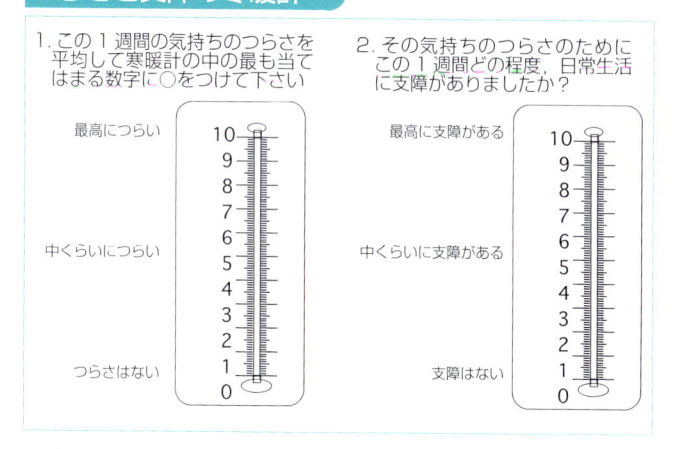

1. この1週間の気持ちのつらさを平均して寒暖計の中の最も当てはまる数字に○をつけて下さい

最高につらい　10
　　　　　　　 9
　　　　　　　 8
　　　　　　　 7
中くらいにつらい 6
　　　　　　　 5
　　　　　　　 4
　　　　　　　 3
　　　　　　　 2
つらさはない　 1
　　　　　　　 0

2. その気持ちのつらさのためにこの1週間どの程度，日常生活に支障がありましたか？

最高に支障がある　10
　　　　　　　　 9
　　　　　　　　 8
　　　　　　　　 7
中くらいに支障がある 6
　　　　　　　　 5
　　　　　　　　 4
　　　　　　　　 3
　　　　　　　　 2
支障はない　　　 1
　　　　　　　　 0

※「つらさと支障の寒暖計」を用いる場合，どの状態をスクリーニングの対象とするかによって，推奨されるカットオフ値が異なってくる。適応障害と大うつ病を広くスクリーニングする場合は，つらさの点数が4点以上，かつ支障の点数が3点以上がカットオフとして推奨され，感度 0.82，特異度 0.82 であった。大うつ病のみをスクリーニングする場合は，つらさの点数が5点以上，かつ支障の点数が4点以上がカットオフとして推奨され，感度 0.89，特異度 0.70 であった。大うつ病でも希死念慮を伴う状態像のみをスクリーニングする場合は，つらさの点数が5点以上，かつ支障の点数が5点以上が推奨され，感度 0.94，特異度 0.67 であった。

つらさと支障の寒暖計〈使用の手引き〉

【目的】
つらさと支障の寒暖計（Distress and Impact Thermometer：DIT）の目的は，がん患者の適応障害，うつ病のスクリーニングである。

【臨床応用】
DITは，がん患者の適応障害，うつ病のスクリーニングのための自記式質問票である。

DITは臨床的な確定診断を目的としたものではなく，これを診断の手段とするべきではない。

DITの結果は点数で示されるため，精神保健の専門家以外でも容易に実施，採点できる。しかし，診断の有無，治療の必要性については適切な精神医学的診断の面接技術に関する臨床トレーニングを積んだ専門家が行うべきである。

【実施にあたっての注意】
DITの実施にあたっては，患者がDITの文章と図を読み，理解できる能力を有するかどうかを事前に評価しておく必要がある（ex 認知症やせん妄のため調査票が理解できない，視覚障害など）。

【実施】
DITの実施は概ね1〜2分程度で可能である。強迫的な傾向の強い患者や精神運動制止のある患者などに使用する際には，より時間がかかることがある。

患者から質問の意味について質問された場合，検査者は可能なかぎり，直接調査票の質問への返答に影響する可能性のある示唆を与えるべきでなく，設問そのものに対する反応を引き出す示唆が望ましい。

患者「生活への支障とはどういうことでしょう？」
× 検査者「例えば夜が眠れないなどです」
　患者「夜ならよく眠れましたから，1点ぐらいですね（緊張して家事は手につきませんでしたが…）」。
○ 検査者「あまり深く考えず，質問紙を読んで感じたとおりにお答えください」

【採点方法】
DITの得点は，つらさ，支障それぞれの点数をそのまま記載する。数字が大きいほど，つらさや支障が大きいことを表す。つらさ，支障いずれも0〜10点である。つらさ，支障のいずれの点数もカットオフ値以上の場合に，スクリーニング陽性と判断する。すなわちどちら

かの点数がカットオフ値未満ならスクリーニング陰性となる。
　参考として，目的別のカットオフ値とその値での感度，特異度の一覧表を付記する。

適応障害，うつ病を発見するためのカットオフ値，感度，特異度

支障	0/1	1/2	2/3	つらさ 3/4	4/5	5/6	
0/1	0.93	0.93	0.92	0.89	0.85	0.65	(感度)
	0.56	0.60	0.65	0.72	0.77	0.85	(特異度)
1/2	0.90	0.90	0.90	0.86	0.83	0.65	(感度)
	0.69	0.69	0.71	0.76	0.79	0.85	(特異度)
2/3	0.84	0.84	0.84	0.82	0.80	0.63	(感度)
	0.79	0.79	0.79	0.82	0.84	0.88	(特異度)
3/4	0.75	0.75	0.75	0.73	0.72	0.58	(感度)
	0.87	0.87	0.87	0.87	0.88	0.90	(特異度)
4/5	0.67	0.67	0.67	0.67	0.66	0.56	(感度)
	0.89	0.89	0.89	0.89	0.89	0.91	(特異度)
5/6	0.50	0.50	0.50	0.50	0.49	0.44	(感度)
	0.95	0.95	0.95	0.95	0.95	0.95	(特異度)

うつ病を発見するためのカットオフ値，感度，特異度

支障	0/1	1/2	2/3	つらさ 3/4	4/5	5/6	
0/1	0.94	0.94	0.92	0.91	0.91	0.75	(感度)
	0.39	0.41	0.45	0.51	0.56	0.69	(特異度)
1/2	0.92	0.92	0.92	0.91	0.91	0.75	(感度)
	0.48	0.48	0.50	0.55	0.59	0.69	(特異度)
2/3	0.90	0.91	0.91	0.91	0.91	0.75	(感度)
	0.58	0.58	0.58	0.61	0.64	0.72	(特異度)
3/4	0.89	0.89	0.89	0.89	0.89	0.74	(感度)
	0.68	0.68	0.68	0.69	0.70	0.76	(特異度)
4/5	0.83	0.83	0.83	0.83	0.83	0.72	(感度)
	0.73	0.73	0.73	0.73	0.73	0.78	(特異度)
5/6	0.64	0.64	0.64	0.64	0.64	0.55	(感度)
	0.82	0.82	0.82	0.82	0.83	0.83	(特異度)

希死念慮を伴ううつ病を発見するためのカットオフ値，感度，特異度

支障	0/1	1/2	2/3	つらさ 3/4	4/5	5/6	
0/1	1.00	1.00	1.00	1.00	1.00	0.89	(感度)
	0.35	0.37	0.40	0.47	0.51	0.64	(特異度)
1/2	1.00	1.00	1.00	1.00	1.00	0.89	(感度)
	0.44	0.44	0.45	0.49	0.53	0.65	(特異度)
2/3	1.00	1.00	1.00	1.00	1.00	0.89	(感度)
	0.52	0.52	0.53	0.55	0.57	0.67	(特異度)
3/4	0.94	0.94	0.94	0.94	0.94	0.83	(感度)
	0.61	0.61	0.61	0.62	0.63	0.70	(特異度)
4/5	0.94	0.94	0.94	0.94	0.94	0.83	(感度)
	0.66	0.66	0.66	0.66	0.67	0.72	(特異度)
5/6	0.72	0.72	0.72	0.72	0.72	0.67	(感度)
	0.77	0.77	0.77	0.77	0.77	0.79	(特異度)

四角で囲まれた数字は，感度，特異度の合計が最も高くなるカットオフ値での感度，特異度を表している。

症状評価票　M.D. アンダーソンがんセンター版

【I. あなたの症状の強さはどのくらいですか？】

がん患者さんは，病気やその治療から生じる症状を経験することがあります。ここでは，**この24時間**に以下の症状がどのくらいの強さだったかをお聞きします。

各項目について 0 ［症状は全くなかった］から 10 ［症状はこれ以上考えられないほど強かった（ひどかった）］までの数字に 1 つだけ○をつけてください。

		全く なかった										これ以上 考えられない ほど強かった （ひどかった）
①	痛みが最も強かった時の程度は？	0	1	2	3	4	5	6	7	8	9	10
②	だるさ（つかれ）が最も強かった時の程度は？	0	1	2	3	4	5	6	7	8	9	10
③	吐き気が最も強かった時の程度は？	0	1	2	3	4	5	6	7	8	9	10
④	睡眠の障害が最もひどかった時の程度は？	0	1	2	3	4	5	6	7	8	9	10
⑤	ストレスが最も強かった時の程度は？	0	1	2	3	4	5	6	7	8	9	10
⑥	息切れが最も強かった時の程度は？	0	1	2	3	4	5	6	7	8	9	10
⑦	もの忘れが最もひどかった時の程度は？	0	1	2	3	4	5	6	7	8	9	10
⑧	食欲不振が最も強かった時の程度は？	0	1	2	3	4	5	6	7	8	9	10
⑨	眠気（うとうとした感じ）が最も強かった時の程度は？	0	1	2	3	4	5	6	7	8	9	10
⑩	口の渇きが最も強かった時の程度は？	0	1	2	3	4	5	6	7	8	9	10
⑪	悲しい気持ちが最も強かった時の程度は？	0	1	2	3	4	5	6	7	8	9	10
⑫	嘔吐が最もひどかった時の程度は？	0	1	2	3	4	5	6	7	8	9	10
⑬	しびれやピリピリ痛む感じが最も強かった時の程度は？	0	1	2	3	4	5	6	7	8	9	10

【II. あなたの症状はどのくらい生活の支障になりましたか？】

症状はしばしば私たちの気持ちや活動の妨げになります。

この 24 時間，あなたの症状は以下の項目についてどのくらい支障になりましたか？

	支障なかった										完全に支障になった
⑭ **日常生活の全般的活動**には？	0	1	2	3	4	5	6	7	8	9	10
⑮ **気持ち，情緒**には？	0	1	2	3	4	5	6	7	8	9	10
⑯ **仕事（家事を含む）**には？	0	1	2	3	4	5	6	7	8	9	10
⑰ **対人関係**には？	0	1	2	3	4	5	6	7	8	9	10
⑱ **歩くこと**には？	0	1	2	3	4	5	6	7	8	9	10
⑲ **生活を楽しむこと**には？	0	1	2	3	4	5	6	7	8	9	10

　がん患者は，痛みのみならず，様々な症状を有していることが知られています。これらの症状の緩和にあたっては，簡便で実用的な尺度を用いてくり返し症状を評価し，モニタリングしていくことが重要です。

　本症状評価票は，そのような使用を念頭に開発された，複数の症状の重症度を評価するための質問票です。特徴として，1）短くて，記入が簡単であること，2）他の言葉に訳しやすいこと，3）生活への支障を問う質問が含まれていることがあげられます

【採点方法】
　13 の症状の強さに関する項目の平均点，および 6 つの生活への支障に関する項目の平均点を算出して，それぞれ症状スコア，支障スコアとすることができます。また因子分析の結果，症状項目は 2 因子から成立することが示されており，消化器症状スコアとして吐き気，嘔吐，食欲不振の 3 項目の平均値を，一般症状項目としてその他 10 項目の平均値を算出することが可能です

【質問票使用時の注意点】
　質問票を使用する際には常に，患者の身体的・心理的状態についての十分な配慮が必要です。全身状態が重篤であるなど身体的問題のために施行が困難であったり，せん妄・認知症など認知障害のために回答の信頼性に問題があったりする場合があります。また，質問の内容やそれを使用する状況によっては，患者がストレスを感じる可能性もあります

参考文献

1) Akizuki N, Yamawaki S, Akechi T, et al：Development of the Impact Thermometer added to the Distress Thermometer as a brief screening tool for adjustment disorders and/or major depres-sion in patients with cancer. J Pain Symptom Manage 29：91-99, 2005.
2) Okuyama T, Wang XS, Akechi T, et al：Japanese version of the MD Anderson Symptom Inventory：a validation study. J Pain Symptom Manage 26：1093-1104, 2003.
3) Pingone MP, Gaynes BN, Rushton JL, et al：Screening for depression in adults：a summary of the evidence for the U.S. Preventive Services Task Force. Ann Intern Med 136：765-776, 2002.
4) Shimizu K, Akechi T, Okamura M, et al：Usefulness of the nurse-assisted screening and psychiatric referral program. Cancer 103：949-956, 2005.
5) Strong V, Waters R, Hibberd C, et al：Management of depression for people with cancer（SMaRT oncology 1）：a randomised trial. Lancet 372：40-48, 2008.

〔清水　研〕

36. 在宅移行時における地域連携

　がん領域においても外来抗がん剤治療，在宅緩和医療など，外来・在宅での治療が行われるようになっている。治癒不能な状況でも可能なかぎり自宅で過ごしたいという希望をもつ患者は多い。外来・在宅患者の支援では，在宅医，訪問看護師，介護職など，様々な職種，機関を含めた地域連携が不可欠である。

在宅医療・地域連携に関わる主たる機関・職種

職種	施設	役割
訪問診療を行う医師	診療所（特に在宅療養支援診療所）	自宅に訪問し診察，処方を行う。在宅療養支援診療所は24時間対応を義務づけられている
病院医師	病院	急変時に入院対応を行う。また外来での抗がん治療や，専門家がいる場合は緩和ケア，精神腫瘍学的ケアを在宅医療に並行して行うこともある
訪問看護師	訪問看護ステーション	自宅に訪問し看護ケアを行う。施設により24時間対応できる場合とできない場合がある
介護支援専門員（ケアマネージャー）	居宅介護支援事業所　地域包括支援センターなど	介護保険に基づきケアプランを作成し，ケアマネジメントを行う職業。介護全般に関する相談援助・関係機関との連絡調整・介護保険の給付管理等を行う
訪問介護員（ヘルパー）	居宅介護支援事業所など	自宅に訪問し介護を行う。医学的な処置は行えない

その他にも，理学療法士，薬剤師，管理栄養士などが在宅医療に関わることがある。

●精神症状をもつ患者の在宅移行時の問題

1. がん患者の訪問診療を行う医師,訪問看護師が少ない

　がん患者の緩和ケアを多く受け入れている在宅療養支援診療所,訪問看護ステーションは多くない。以下のような工夫が有用かもしれない。

①　医師会など地元の医療機関のネットワークに参加する
②　地域の医療従事者が参加できる緩和ケア,精神腫瘍学に関する定期的な勉強会,症例検討会を開催し,がん緩和ケアに興味のある医療従事者のネットワークをつくる

　精神腫瘍医が単独でこのような活動をするのは困難なため,緩和ケアに関わるグループで行うのがよいだろう。

2. 病状の進行が早く退院できない

　他の慢性疾患と異なり,終末期に ADL が急速に低下することががんの経過の特徴である。在宅サポートを必要とする場合,迅速に準備をする必要がある。

　退院時に ADL が低下し何らかのサポートを必要とすることが予想される場合は,入院時から退院に向けて,問題の評価と調整を行う必要がある。調整は,病棟看護師やソーシャルワーカーが中心的な役割を担う。

> **Check!　退院に向けて入院中早期に確認すること**
> ①　本人,家族は在宅での生活を希望しているか
> ②　退院時の ADL,患者自身の管理能力,症状
> ③　退院時に予想される医療行為(中心静脈栄養,皮下注射,疼痛管理,留置カテーテルなど)
> ④　介護力(同居家族,介護に携われる家族の状況)
> ⑤　かかりつけ医がいるか,介護認定を受けているか

☞　がん診療連携拠点病院は地域連携パスの作成が義務づけられている。地域連携パスには退院調整が含まれることが望ましい

3. 在宅移行時に施設間の連携がうまくいかない

　がん患者の緩和ケアに慣れた在宅医療従事者，介護事業所は多くなく，在宅での精神腫瘍学的ケアに熟達したスタッフは少ない。また，病院に勤務する精神腫瘍医は，在宅医療特有の問題や，個々の診療所や介護事業所の事情について知らないことが多い。そのため事前の打ち合わせや，日々の対応について精神腫瘍医と細かなやりとりができる関係をつくることが重要である。

> **Do**
> 病院スタッフ，在宅医療スタッフが合同で，退院前カンファレンスを行う
>
> 　診療所，訪問看護ステーション，病院は退院前カンファレンスが保険診療に含まれている。参加メンバーや日程調整は，病棟看護師やソーシャルワーカーが行うと円滑である

退院前カンファレンスで相談すること
① 現在の病状，今後予想される病状の理解を共有する（特にがん医療になれていない介護職には，重要な症状や病状のスピードを伝えておくことが必要）
② 病院で把握している患者・家族の価値観，病状の理解度を共有する
③ 役割分担を明らかにする（処方を病院医師，診療所医師のどちらが行うか，など）
④ 急変時の対応を決めておく（特に24時間対応できない施設）

Point
1. 在宅ケアを導入する必要がある状況では，病状が急速に変化することがあるため，在宅スタッフ側は患者，家族とのコミュニケーションに十分な日数をとれないことがある。どこで最期を迎えたいかなどデリケートな問題や価値観など，病院側が把握していることを在宅スタッフに積極的に伝える必要がある
2. 退院にあたり患者，家族は見捨てられ不安や新しいスタッフに関する不安をもっていることがある。事前に不安について十分に聴取し，具体的な対応や支持的な関わりを行う。患者，家族が退院前カンファレンスに参加することで，新しいスタッフへの不安を軽減できることもある
3. 在宅スタッフが精神腫瘍医に問い合わせを行いやすいよう，積極的に退院前カンファレンスに参加する。また，診療情報提供書に

連絡手段（電話番号，メールアドレスなど），問い合わせしやすい時間を明記する

Do
1. 退院後，困ったことがあれば相談できるように，患者，家族に精神腫瘍医への連絡手段を伝えておく
2. 患者や在宅医療スタッフへの電話フォローアップを行う

精神腫瘍医が直接行うだけではなく，精神医学に関して一定のトレーニングを積んだ看護師，心理職などが行うこともできる

国内では少ないが，精神腫瘍医が在宅スタッフ相談に応じるスタイル（地域緩和ケアチームコンサルテーション）や，精神腫瘍医とプライマリケア医などが連携して治療を行うスタイル（コラボレーティブケア）もある。いずれにせよ情報共有の方法や交通手段，診療における責任の所在など，所属機関や相談相手と事前の打ち合わせが必要である。

●地域への教育活動

がん診療連携拠点病院は，周辺地域の医療従事者や住民に対し，がん診療に関する情報発信を行うことが期待されている。緩和ケアに関しては，2007年のがん対策推進基本計画に基づき「がん診療に携わる医師に対する緩和ケア研修会」を開催しなければならない。精神腫瘍医は緩和ケア医に協力して講義，ワークショップを担当する。緩和ケア研修会を開催するには，国立がん研究センターや日本緩和医療学会が開催する「精神腫瘍学基本教育のための指導者研修会」を修了しておくことが望ましい。

その他にもがん患者，家族の心のケアなどをテーマにした市民公開講座や，薬剤師，看護師など多職種への講義など，精神腫瘍学の啓発活動を行うことで，地域連携に役立つ情報が集まりやすくなる。これらの啓発活動のための資料として，前述の緩和ケア研修会資料や後述の勉強資料を参照することができる。

参考文献

1) Gilbody S, Bower P, Fletcher J, et al：Collaborative care for depression：a cumulative meta-analysis and review of longer-term outcomes. Arch Intern Med 166：2314-2321, 2006.
2) Kornblith AB, Dowell JM, Herndon JE 2nd, et al：Telephone monitoring of distress in patients aged 65 years or older with advanced stage cancer：a cancer and leukemia group B study. Cancer 107：2706-2714, 2006.
3) Shepperd S, Parkes J, McClaren J, et al：Discharge planning from hospital to home. Cochrane Database Syst Rev（1）CD0003130, 2004.
4) 厚生労働省：終末期医療に関する調査等検討会報告書. http://www.mhlw.go.jp/shingi/2004/07/s0723-8.html#mokuji

〔秋月伸哉〕

37 在宅医療における精神症状緩和
緩和ケアチームがコンサルテーションを受ける際に注意したい点

　外来化学療法をはじめ，近年では緩和医療も非入院で行うことを前提に考えられることが増えてきている。前節でも述べたように，進行がんであっても自宅でなるべく過ごしたいというがん患者のニーズ，高齢化によりがん患者数が増加するため，入院病床が今後不足すること等が背景にある。

　現在の制度・状況で，在宅医療を受けるがん患者に精神腫瘍学の専門家が関わるシチュエーションとしては，以下のようなパターンが考えられる。

　今後は，在宅医療における精神腫瘍学の実践の充実が望まれる。

	精神腫瘍医が関わる相手	備考
外来	患者 家族 在宅医療スタッフ	在宅療養中の患者が外来通院を継続することは難しいため，当面の対応のみならず予想される将来の対応について，在宅医療スタッフに伝えることが必要
退院時の連携	在宅医療スタッフ	患者が来院せず，家族や在宅医療スタッフのみの場合も
コンサルテーション	在宅医療スタッフ	主に退院前カンファレンスと診療情報提供を通じて情報共有 電話やメールでの相談から，往診で患者の診察を伴うものなど様々 入院コンサルテーションのような保険診療上の制度はない
訪問診療	患者	主として地域からの依頼や，退院時に継続して関わる。ただし現状では，訪問診療を行える精神腫瘍医は非常に少ない

1. 在宅医療であつかう精神症状

　一般的にがん患者はかなり病状が進行するまで ADL が保たれるため，通院が困難となり在宅医療を必要とする患者の多くは予後が切迫した状態である。そのため，在宅医療で精神症状緩和を行う際には常にせん妄を考慮する必要がある。また，高齢でがん治療を行わない場合などでは，長期に在宅医療を受ける場合もあり，その際はうつ病や適応障害などがん患者に多い精神症状や，認知症など高齢者に多い問題を扱うことがある。

　在宅医療で行う精神症状緩和の原則は入院・外来と同様だが，主治医ではなく訪問診察の機会が少ないことが多く，在宅医療スタッフの関わりの支援が中心になること，自宅では介護者がいることが多いことなど，在宅特有の事情を踏まえたコンサルテーションが必要となることが多い。

せん妄

- 入院に比べ環境要因が良好のため，混乱が強くなりにくい可能性がある
- 自宅では，転倒防止や家人による付き添いなどの安全管理がしやすい部分もあるが，段差など住宅構造上のリスクもある。ケアマネージャーとの相談で，安全管理のための器具や住宅改造の助成制度を利用できる可能性がある
- 家族，医療スタッフが過度に抱え込み疲弊したり，逆に関わりを避けたりしないよう，せん妄の認識や介護負担を確認する。
- 情報共有のため，症状や困った出来事とその対応や結果を，家族とスタッフが連絡ノートなどに残す
- 入院にくらべて診察できる回数が少ないため，こまめな薬剤調整が難しい。精神運動興奮が問題の場合は，やや鎮静を強くかける薬剤調整が必要になることがある
- 経口摂取できない場合，点滴静注や皮下・筋肉注射による抗精神病薬投与を，毎回医療スタッフが行うことができない。一般的なせん妄治療としては推奨されないが，このような状況では鎮静を目的としてブロマゼパム坐薬を単剤で使用することがある

認知症

- 高齢でがん治療を行わない，病院に行きたがらないといった状況の背景に認知症を認めることがある
- 家族，医療・介護スタッフと，認知症であること，認知症の重症度，生活への支障度を評価，共有する。自宅に訪問することで，生活上の支障の評価は行いやすくなる
- 家族の介護負担を評価する
- 在宅医療で問題になることは少ないが，重要な治療方針決定の際には，意思決定能力の評価，サポートが必要となることもある

うつ病

- 抗うつ薬処方時は，効果が期待できる程度に経口摂取を続けられるかどうか，生命予後が期待できるか，抗うつ薬によるせん妄のリスクなどを考慮する

適応障害，実存的苦痛

- 自宅の様子から，生活やこれまでの適応を推測したり，自宅に飾っている賞状や写真をライフレビューのきっかけにすることができることがある
- 十分なカウンセリングを行えるほどくり返し精神腫瘍医が訪問できないことが多いため，支持的カウンセリングの方法や，難しい問いかけへの対応などについて，関わる医療・介護スタッフと共有しておくことが望ましい
- 患者の背景，普段の生活の様子や，介護者の負担を家族から聞くことは有用であるが，自宅訪問では患者と別の場所で面接を行う工夫が特に必要なことがある

2. 在宅の精神症状コンサルテーションをよりよく行うために

在宅でがん患者の精神症状ケアを行うのは家族，在宅医療スタッフである。入院や外来に比べて，精神腫瘍医にはよりいっそうチーム医療を意識した介入が求められる。

家族への配慮

- 家族の負担を聞く
- 家族ができる役割，ケアを具体的に話しあう
- 精神症状の背景や病態を理解しやすく伝える（パンフレットなどの利用が望ましい）
- 電話での相談を行えるようにしておく
- 必要に応じて遺族ケアを行えることを伝える

患者に関わる在宅医療スタッフへの配慮

- 電話やメールで連絡を取りやすくしておく。看護師や介護職にとっては連絡のハードルが高いため，必要に応じて精神腫瘍医側から御用聞きで連絡をすることが望ましい
- 在宅医療チームが持っている情報共有の方法に参加する（時間が許せばカンファレンスへの参加，情報共有のためのメーリングリストへの参加など）
- 在宅医療スタッフの理解の仕方や考え方を聞きつつ，精神症状の理解の仕方を解説する

地域からの精神症状緩和相談をしやすくするために

- 在宅医療系の研究会，研修会，医師会の集まりなど地域のネットワークに参加し，普段から「顔の見える関係」を作っておく
- 緩和ケア医などと連携し，地域緩和ケアのためのネットワークを新設することもできる。緩和ケアの研修会，情報交換会などが比較的企画しやすい

- 地域ネットワークからのつながりを持たない医療スタッフからの相談のための窓口（相談電話窓口やメール）を設けておく
- 訪問の依頼などに比べ，外来紹介は既存の医療システム内で行え比較的閾値が低いため，家族のみでも受診できるようにするなどの配慮を行う

（秋月伸哉）

38 その他の支持療法

　がん診療連携拠点病院には精神腫瘍学部門が設置されるようになっているが，人的資源は必ずしも十分ではない。外来や入院のがん患者の精神的ケアをどのような仕組みで行うかは重要な問題である。近年，プライマリケア領域を中心に現実のセッティングのなかで，精神保健の専門家が他の職種と協働で精神症状のケアを行う仕組みが報告されている。本節では，日本の病院の実情に応じた仕組みをつくるにあたってのヒントとして，プライマリケアとサイコオンコロジー領域での臨床モデル研究を紹介する。

プライマリケア領域でのうつ病多職種協働ケア

　プライマリケアでのうつ病治療において，精神保健の専門家とプライマリケア医やケアマネージャーが協働して行う治療モデルの有効性が示されている。

効果的な多職種協働ケアの条件
①プライマリケア医をサポートする医療従事者もしくは精神保健専門家（うつ病ケアマネージャー）をおく
　サポート内容　─ 密な患者フォローアップ
　　　　　　　　├ うつ病症状，有害事象，治療遵守のモニタリング
　　　　　　　　└ 予定外の受診のコーディネーション
②うつ病ケアマネージャーのバックアップ，スーパーバイズを行い，プライマリケア医に助言をする精神科医のコンサルテーション

精神腫瘍学領域でのうつ病多職種協働ケア研究

看護師によるうつ病介入モデル（英国）
　英国では，全ての患者はかかりつけ医をもち，うつ病治療はかかりつけ医か専門医で，無料で受けることができる。これに加え，協働ケアでは，3カ月間，10回以内の個人面接（がん患者のうつ病ケアプログラム）をがんセンターや自宅，もしくは電話で行う。協働ケアは3カ月の訓練を受けた看護師が行い，精神科医がスーパーバイズする。

抗うつ薬処方はかかりつけ医が行い，受診のコーディネートは協働ケア看護師が行う

〈がん患者のうつ病ケアプログラム〉
①うつ病とうつ病治療（薬物療法含む）の教育／②問題解決療法
③うつ病治療についてオンコロジストやかかりつけ医とのコミュニケーション法

ソーシャルワーカーによるうつ病介入モデル（米国）
ソーシャルワーカーが精神療法（問題解決療法）と，地域のサービス利用を援助し，12カ月間電話で症状評価と再発予防を行う。精神科医がソーシャルワーカーの電話でのスーパーバイズと抗うつ薬処方を行う。患者の好みに応じて問題解決療法か抗うつ薬治療のいずれかを行う

非専門家による抑うつ電話モニタリング
一定の訓練を受けた非専門家が，毎月1回電話で心理症状スクリーニング法などを用いて症状をモニタリングする。著しい症状を認め，治療が行われていない場合には，がん専門看護師に連絡し，専門看護師は電話で患者と相談して対応を決める

参考文献

1) Ell K, Xie B, Quon B, et al：Randomized controlled trial of collaborative care management of depression among low-income patients with cancer. J Clin Oncol 26：4488-4496, 2008.
2) Gilbody S, Bower P, Fletcher J, et al：Collaborative care for depression：a cumulative meta-analysis and review of longer-term outcomes. Arch Intern Med 166：2314-2321, 2006.
3) Katon W, Unützer J：Collaborative care models for depression：time to move from evidence to practice. Arch Intern Med 166：2304-2306, 2006.
4) Kornblith AB, Dowell JM, Herndon JE 2nd, et al：Telephone monitoring of distress in patients aged 65 years or older with advanced stage cancer：a cancer and leukemia group B study. Cancer 107：2706-2714, 2006.
5) Strong V, Waters R, Hibberd C, et al：Management of depression for people with cancer（SMaRT oncology 1）：a randomised trial. Lancet 372：40-48, 2008.

〈秋月伸哉〉

39・利用できる情報源

　医療機関の情報については，地域により公開されているデータや，公開方法が異なる．病院，診療所については地域の保健所が全数を把握しているので，どのようなデータが利用可能かは保健所や行政の保健福祉窓口に相談することができる．介護サービスの情報に関しては保健福祉窓口や包括支援センターが役立つ．

　また規模や活動状況によって異なるが，医師会，薬剤師会，看護協会など職種別の団体も有益な情報をもっていることがある．患者会やボランティアグループのデータベースは少ない．大きな団体についてはホームページや書籍で探すことができるが，小さな団体を網羅したデータベースはほとんど存在しない．がん診療連携拠点病院の相談支援センター，地域の社会福祉協議会が近隣の患者会やボランティアグループの情報をもっていることがある．

書籍

1. がんやがん治療について

❶ がん診療レジデントマニュアル（第5版）
　国立がんセンター内科レジデント編：医学書院：2010.

2. 精神腫瘍学・緩和ケアに関する学習

❶ 精神腫瘍学
　内富庸介・小川朝生編：医学書院：2011.

❷ 緩和医療における精神医学ハンドブック
　Chochinov HM，Breitbart W 編：星和書店：2001.

❸ がん緩和ケアガイドブック：日本医師会監修
　青海社：2008（日本医師会ホームページからダウンロード可能）

3. 医療機関，患者会など利用できるサービスの検索

❶ 末期がんを「家」で看とってくれる医療機関　全国版
　川越　厚編：保健同人社：2006.

❷ がん！　患者会と相談窓口全ガイド
　いいなステーション編：三省堂：2007.

ホームページ

1. がんやがん治療について

がん情報サービス　国立がん研究センターがん対策情報センター
内容　　　がん診療連携拠点病院，緩和ケア病棟のある病院一覧
　　　　　各種がんの解説
　　　　　http://ganjoho.jp/public/

がん情報サイト PDQ® 日本語版　先端医療振興財団　臨床研究情報センター
内容　　　米国国立がん研究所による最新の包括的ながん情報データベースである PDQ®（Physician Data Query®）の日本語版
　　　　　http://cancerinfo.tri-kobe.org/

日本対がん協会
内容　　　がんや検診の基礎知識。がんホットライン，医師による相談の窓口
　　　　　http://www.jcancer.jp/

日本医師会がんに関するページ
内容　　　一般向け，医療従事者向けの小冊子がダウンロードできる
　　　　　http://www.med.or.jp/etc/cancer.html

静岡県立静岡がんセンター
内容　　　よろず相談のデータベースと，Web 版がんよろず相談による悩み相談
　　　　　http://www.scchr.jp/

2. 精神腫瘍学・緩和ケアに関する学習

日本サイコオンコロジー学会
内容　　　精神腫瘍学に関するイベント，セミナーの告知，E ラーニングによる自己学習
　　　　　http://www.jpos-society.org/

がん医療を専門とする医師の学習プログラム e ラーニング
内容　　　日本癌治療学会が提供している臨床腫瘍学，緩和医療学，精神腫瘍学などの e ラーニングサイト
　　　　　http://www.cael.jp/

International Psycho-Oncology Society
内容　　日本サイコオンコロジー学会よりオンライン・レクチャーのプログラムがある。各国の精神腫瘍学に関する医療機関，患者サポートグループの情報や診療ツールの情報など
http://www.ipos-society.org/

日本緩和医療学会
内容　　緩和ケア研修会などセミナーの案内　関連団体へのリンク
http://www.jspm.ne.jp/

国立がん研究センター精神腫瘍学グループ
http://www.pod.ncc.go.jp/

3. 介護施設，訪問看護ステーション，病院，診療所の検索
WAM　NET　福祉医療機構
内容　　介護事業者，訪問看護ステーション，病院，診療所を条件検索できる
http://www.wam.go.jp/

〔秋月伸哉〕

付録

せん妄とは　*319*

抗がん剤略称一覧　*323*

せん妄とは

患者様・ご家族用

国立がん研究センター東病院
臨床開発センター
精神腫瘍学開発分野

せん妄とは

せん妄は，脱水，感染，貧血，薬物など，からだに何らかの負担がかかったときに生ずる脳の機能の乱れであり，おもに次のような変化や特徴がみられます。

> ### せん妄のときは，こんな変化や特徴があります
>
> □ 意識がくもってぼんやりとしている
> □ もうろうとして話のつじつまが合わない
> □ 朝と夜をまちがえる，病院と家をまちがえる，家族のことがわからない
> □ 治療していることを忘れて，点滴などのチューブ類を抜いてしまう
> □ おこりっぽくなり，興奮する
> □ 見えないものを見えると言ったり（幻視），ありえないことを言う（妄想）
> □ 夜，ねむらない
> □ 症状は急に生じることが多く，夜になると症状が激しくなる

せん妄は，一般の総合病院に入院している患者さんの20〜30％にみられる症状であり，病状が進んだ時や看取り（みとり）の時期でその割合はさらに上昇するといわれています。

当院では手術のすぐあとや癌が脳へ転移したときなどにも認められています。

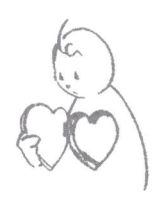

> **せん妄になりやすい方は**
>
> - 高齢の方
> - お酒の量が多い方
> - 認知症あるいは普段から物忘れのある方
> - 視力が低下している方や難聴がある方
> - 以前にせん妄になったことがある方

せん妄は,体の症状のひとつであり,「気持ちの持ちよう」や「こころの問題」ではありません。ぼけてしまったとか,精神病になったわけでもありません。適切な治療を行えば,半数以上の患者さんで症状が改善するといわれています。

せん妄がもたらすもの

- 危険な行動の原因となる（知らないあいだに点滴やチューブを抜いてしまう,ベッドから落ちてしまうなど）。
- 患者さん自身がつらさを感じる（頭が混乱して眠れない,不安になるなど）。
- がんの治療がスムーズにすすまない,場合によっては中止の可能性もある（意識がくもった状態で意志がはっきりしない,治療のために安静をたもてないなどのため）。

せん妄の治療

せん妄は,からだへの負担を原因とする脳の機能の乱れであるため,負担となったからだの問題をとりのぞくことが治療の基本となります。
これに,
・脳の機能の乱れを改善するくすり
・患者さんが安心できるような環境の調整
をあわせていきます。

おくすりについて

　数多くのデータから, うつ病や認知症, 統合失調症の患者さんに対して認知機能を回復するようにはたらくくすりが, 脳の機能の乱れの改善には有効とされており, 当院でも, まずはじめに使います。

- 効き方には個人差がありますので, くすりは少量から用います。
- 日中にも眠くなったり, ものが飲みにくくなったりすることがあります。そのような場合は, すぐにくすりの量を減らす, 他の薬に変更するなどの対応をいたします。

ご家族のみなさまへ

　患者さんの意識が混乱している時は, ご家族がそばにいるだけで患者さんは安心されます。

- つじつまの合わないお話があっても, 無理にただす必要はありません。
- いつもどおりのおちついた言葉かけをお願いいたします。
- 症状が強くなる夜間は, ご家族につきそいをお願いすることもあります。

　患者さんのためにぜひご協力をお願いいたします。

> わからないこと, お困りのことがありましたら, 遠慮なく病棟看護師や主治医, 精神腫瘍科医師にご相談ください。

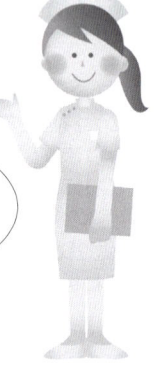

抗がん剤略称一覧

略語	一般名		商品名
2-CdA	クラドリビン	cladribine	ロイスタチン
5-DFUR	ドキシフルリジン	doxifluridine	フルツロン
5-FU	フルオロウラシル	fluorouracil	5-FU
6-MP	メルカプトプリン	6-mercaptopurine	ロイケリン
254-S	ネダプラチン	nedaplatin	アクプラ
ACNU	ニムスチン	nimustine	ニドラン
ACR	アクラルビシン	aclarubicin	アクラシノン
ACT-D	アクチノマイシンD, ダグチノマイシン	actinomycin D	コスメゲン
ADR, ADM, DOX, DXR	ドキソルビシン	doxorubicin	アドリアシン
AMR	アムルビシン	amrubicin	カルセド
ANA	アナストロゾール	anastrozole	アリミデックス
Ara-C	シタラビン	cytarabine	キロサイド, サイトサール
ATRA	トレチノイン	tretinoin	ベサノイド
BHAC	エノシタビン	enocirtabine	サンラビン
BLM	ブレオマイシン	bleomycin	ブレオ
BU, BUS	ブスルファン	busulfan	マブリン
CBDCA	カルボプラチン	carboplatin	パラプラチン
CDDP	シスプラチン	cisplatin	ブリプラチン, ランダ
CPA, CPM, CY	シクロホスファミド	cyclophosphamide	エンドキサン
CPT-11	イリノテカン	irinotecan	カンプト, トポテシン
CQ	カルボコン	carboquone	エスキノン
DES	ホスフェストロール	fosfestrol	ホンバン
DEX	デキサメタゾン	dexamethasone	デカドロン
DNR	ダウノルビシン	daunorubicin	ダウノマイシン
DTIC	ダカルバジン	dacarbazine	ダカルバジン
DTX, TXT	ドセタキセル	docetaxel	タキソテール
EP	エストラムスチン	estramustine	エストラサイト
EPI	エピルビシン	epirubicin	ファルモルビシン
EXE	エクセメスタン	exemestane	アロマシン
F-ara-A	フルダラビン	fludarabin	フルダラ
FT	テガフール	tegafur	フトラフール, サンフラール
GEM	ゲムシタビン	gemcitabine	ジェムザール
HCFU	カルモフール	carmofur	ミフロール
HU	ヒドロキシカルバミド	hydroxycarbamide	ハイドレア

略語	一般名		商品名
IDR	イダルビシン	idarubicin	イダマイシン
IFN-α	インターフェロンα	interferon α	スミフェロン、オーアイエフ
IFN-β	インターフェロンβ	interferon β	フエロン
IFN-γ	インターフェロンγ	interferon γ	オーガンマ
IFM, IFX	イホスファミド	ifosfamide	イホマイド
L-ASP	L-アスパラギナーゼ	L-asparaginase	ロイナーゼ
l-LV	レボホリナート	levofolinate	アイソボリン
L-OHP	オキサリプラチン	oxaliplatin	エルプラット
L-PAM	メルファラン	melphalan	アルケラン
LV	ホリナート	folinate	ロイコボリン
MCNU	ラニムスチン	ranimustine	サイメリン
MIT, DHAD	ミトキサントロン	mitoxantrone	ノバントロン
MMC	マイトマイシンC	mitomycin C	マイトマイシン
MPA	メドロキシプロゲステロン	medroxy-progesterone	ヒスロンH、プロベラ200
mPSL	メチルプレドニゾロン	methyl-prednisolone	デポ・メドロール
MTX	メトトレキサート	methotrexate	メソトレキセート
OK-432	OK-432		ピシバニール
PCZ	プロカルバジン	procarbazine	ナツラン
PEP	ペプレオマイシン	pepleomycin	ペプレオ
PSL	プレドニゾロン	prednisolone	プレドニゾロン、プレドニン
PTX, TAX	パクリタキセル	paclitaxel	タキソール
TAM	タモキシフェン	tamoxifen	ノルバデックス、タスオミン
TEPA, TT	チオテパ	thiotepa	テスパミン
THP-ADM	ピラルビシン	pirarubicin	テラルビシン、ピノルビン
TMZ	テモゾロミド	temozolomide	テモダール
TS-1, S-1	テガフール・ギメラシル・オテラシル	tegafur gimeracil oteracil	ティーエスワン
UFT	テガフール・ウラシル	tegafur uracil	ユーエフティ
VCR	ビンクリスチン	vincristine	オンコビン
VDS	ビンデシン	vindesine	フィルデシン
VLB	ビンブラスチン	vinblastine	エクザール、ビンブラスチン
VNB, VNR	ビノレルビン	vinorelbine	ナベルビン
VP-16, ETP	エトポシド	etoposide	ペプシド、ラステット

索引

あ

アカシジア　22, 71, 72
悪液質　69, 129, 185, 190, 215
浅い鎮静　203, 204, 209
アスベスト　224
アセトアミノフェン　70
アミトリプチリン　154, 155, 157, 160, 162, 241, 266
アモキサピン　129
アリピプラゾール　95, 163, 164
アルコール乱用　73, 81, 137, 150, 229, 237
アルコール離脱症候群　137
アルコール離脱性（振戦）せん妄　73, 138
アルツハイマー病　106
アルプラゾラム　67, 118, 157, 158, 193

い

胃がん　92, 211
　　〜の（病期）進行度分類　213
意識障害　9, 145, 147, 236
意思決定　126
意思決定能力　55, 72, 92, 93, 108, 109, 111, 126, 203
　　〜の定義　208
非常勤の場合のポイント　44, 65, 102
維持療法　150
遺族のたどる心理的プロセス　250-251
1問の質問　125
遺伝カウンセリング　258
遺伝子検査　221, 258, 259
遺伝性腫瘍　217, 221

医療スタッフへのケア　28, 84-86, 210, 266
医療スタッフ間の葛藤　266
医療倫理の4原則　141
陰性感情　140, 142
インターフェロン　10, 122, 229
インフォーマルな支援　35
ウエルニッケ脳症　73, 92

う

うつ病　21, 59, 120, 123, 308
　　〜の生物学的マーカー　123
　　〜のマネジメント　130
うつ病介入モデル　311, 312
うつ病多職種協働ケア　311

え

腋窩リンパ節郭清　241
エスシタロプラム　130, 160
エスタゾラム　62
エチゾラム　158
エッセンシャルドラッグ　156
エネルギー温存療法　187
塩酸ドネペジル　97
塩酸モルヒネ　193, 196

お

横断麻痺　42
オキサリプラチン　154
悪心・嘔吐　7, 157, 163, 164
オストメイト　219, 220, 258
オピオイド　23, 34, 69, 90, 99, 144, 178, 266
　　〜ベース　34
　　〜レスキュー　34
　　〜ローテーション　34, 70,

88,
〜の有害事象　70, 162
〜の離脱症状　144
オランザピン　95, 163, 164

か

介護支援専門員（ケアマネージャー）　301, 307
介護保険　33, 35, 301
外傷後ストレス障害　133, 136
回想法（ライフレビューインタビュー）　183
外来化学療法　153, 293, 306
化学療法　3, 4, 7-8, 33, 51, 214, 218, 231, 233-234, 241, 245, 246, 247, 255, 256
家族教育　98, 131, 188
家族性腫瘍　220, 258
家族性乳がん　244
家族へのケア　28, 131, 209, 210, 237, 249
家族への説明　64, 98, 201, 209
ガバペンチン　152, 154, 157
ガランタミン　97, 111
カルバマゼピン　151, 157
がんの定義　1
肝がん　229
がん患者における栄養障害　215
がん患者の心理学的評価・サポートの4段階　15
がん患者のための呼吸困難スケール（Cancer Dyspnea Scale）　191
環境調整　97, 118
間欠的鎮静　202, 207, 209
患者会　52, 313
がん診療に携わる医師に対する緩和ケア研修会　304
がん診療連携拠点病院　262
がん性リンパ管症　189
がん性髄膜炎　40, 73
がん専門医　124
がん対策基本法（2007）　13
がん対策推進基本計画　260, 262

完治　216, 222
がんに対する通常の心理反応　45
カンファレンス　19, 141, 303
漢方薬　241
がん予防　260
緩和医療　6
緩和ケアチーム　13, 262
緩和ケアチームの有効性　264
緩和ケア病棟　13

き

記憶障害　41
気管支拡張剤　195
気管閉塞　189
危機介入　17, 176
危機介入技法　127
危機状態　176
希死念慮　75, 76, 78-80
喫煙　224, 225, 261
気道分泌過多　195
記念日反応（anniversary reaction）　254
気分障害　25
逆転移　142, 174, 175
教育　52, 267
　スタッフへの教育　19, 100
教育的アプローチ　68
共感　15, 78, 84, 168, 276, 288
胸筋温存乳房切除術　240
胸水　189
胸壁浸潤　189
胸膜腫瘍　189
居宅介護支援事業所　301

く

クアゼパム　62
クエチアピン　94, 95, 163, 164
苦痛緩和のための鎮静に関するガイドライン　202
クロチアゼパム　158
クロナゼパム　63, 134, 156, 158, 160, 266

索引 • 327

クロミプラミン 134, 160
クロルプロマジン 96, 163
群発自殺 84

け

経過をまとめるポイント 32
系統的脱感作 180
けいれん 145, 150
血管性認知症 106
血小板減少 6
血栓性血小板減少性紫斑病 TTP 146
下痢 7, 221
健康日本21 260
倦怠感 185, 188
　〜への運動療法 187
見当識障害 71

こ

抗アドレナリン作用 162
抗うつ薬 26, 34, 130, 160
　〜の使用法 158
　〜の有害事象 162, 163
高カルシウム血症 69, 88, 93
抗がん剤とうつ 123
抗がん治療の中止 48
抗コリン薬 88, 195
抗コリン作用 96, 162
抗腫瘍薬 110, 145, 146, 151
　〜による神経障害 153
甲状腺機能低下症 185
抗精神病薬 24, 35, 63, 88, 94, 95, 100, 143, 144, 157, 163, 164, 266
　〜の有害事象 165
抗てんかん薬 9, 34, 151, 152, 266
抗てんかん薬・抗腫瘍薬の血中濃度 151
行動療法 179, 180, 194
口内炎 7
抗不安薬 158, 193
　上乗せ効果 193
呼吸困難 189, 193, 227

呼吸抑制 42
告知 32, 143, 275
固形がん 1, 2
骨髄抑制 6, 10
子ども（との関係） 246, 287, 288
コミュニケーション 275
コミュニケーションスキル 77
コミュニケーション技術研修会 290
コミュニケーション技術トレーニング 289
コラボレーティブケア 304
孤立感 56, 245, 257
コンサルテーションとリエゾンの違い 17, 18, 169, 306
コンサルテーションの手順 31
コンサルテーションのポイント 28

さ

在宅医療 262
在宅医療スタッフ（職種） 301, 306, 309
在宅コンサルテーション 306, 309
再発がん 2, 3, 53, 54, 245
再発告知 32, 54, 55, 283
再発不安 53, 253, 257
サバイバー 167, 181, 245, 255
サバイバーズギルト survivor's guilt 259
サリドマイド 154
三環系抗うつ薬 9, 129, 159, 160, 162, 222
酸素療法 192

し

ジアゼパム 150, 157, 158, 193
四環系抗うつ薬 129, 160
シクロスポリン 160
刺激制限 64
自殺 52, 75-87

～の危険因子　81
自殺予防　82
支持的精神療法　17, 118, 168, 174, 175
シスプラチン　148, 153
死前喘鳴　195
持続的鎮静　202
実在的苦痛（スピリチュアル・ペイン）　168, 173, 308
質問促進パンフレット　290
死別反応　253
臭化水素酸スコポラミン　195
臭化ブチルスコポラミン　195
集団精神療法　127, 181
終末期　55
　　　～の鎮静　202
終末期医療の目標　173
終末期がん患者とのコミュニケーション　172
終末期がん患者の希死念慮　79
終末期せん妄　25, 103
術後化学療法　4
術前化学療法　4
小細胞肺がん　225
症状評価票　298
上大静脈症候群　42
小児がん　257, 256
小児がんサバイバー　256
静脈血栓症　148
食道がん　92
自律神経症状　91
自立性の喪失　38, 54
心因性疼痛　123
神経学的所見　73
神経障害性疼痛　123
神経症状　145
神経心理学的検査　108
　　　FAB　40
　　　word fluency test　40
　　　MMSE　40
進行期　55
身体症状コンサルテーションのポイント　27
診断から治療への流れ　1
深部静脈血栓症　74

心理教育的介入（アプローチ）　117, 127, 177, 178
診療録　43

す

髄液検査　40
錐体外路性の有害事象　164
髄膜脳炎　146
髄膜播種　146
睡眠健康教育　64
睡眠時無呼吸症候群　69
睡眠障害　21, 236
睡眠薬　22, 165
　　　～の有害事象　166
スクリーニング　16, 292
ステロイド　10, 34, 188, 193
ストーマ　216, 219, 257
ストーマケア　220
ストレスマネジメント　179

せ

性機能障害　257
精神科受診　18, 38, 169, 294
精神科への転院　83
精神看護専門看護師　17
精神疾患合併患者　143
精神腫瘍学基本教育のための指導者研修会　304
精神療法　46, 117, 167, 170
　　　～的なアプローチ　167-169
生体肝移植ドナー　236
制吐薬　22, 34
制吐療法　242
セクシュアリティ　222, 246, 256
積極的抗がん治療の中止　33
セルトラリン　130, 160
セロトニン症候群　160
漸進的筋弛緩法　68, 179, 180
全身療法　2
センチネルリンパ節（見張りリンパ節）生検　240
前頭側頭葉変性症　106
前頭葉機能障害　41

全般性不安障害　133, 135
せん妄　23, 59, 88, 128, 130, 137, 236, 307
　　～の家族支援・教育　98
　　～の原因　88
前立腺肥大　162

そ

造血器腫瘍　2
ソーシャルサポート　76
側頭葉機能障害　41
ゾピクロン　62
ゾルピデム　62, 157

た

体位　194
退院　302
退院前カンファレンス　303
大うつ病診断基準項目　121
退行　174, 175
大腸がん　216
　　～の進行度分類　217
第2の患者　28, 250
多剤併用　4, 26
多職種チーム　29, 31, 262
脱水　70, 98
脱毛　8, 51, 52, 247
タモキシフェン　129, 151, 161, 162, 242, 244, 245, 317
短期記憶障害　71
断酒会　138
担当医の無力感　28

ち

地域緩和ケアチーム　304, 309
地域包括支援センター　301
地域連携　267
地域連携パス　302
チーム医療　28, 100, 144
チームの発達段階　269
チームアプローチ　169
チーム・ビルディング　268
チームワーク　270
遅発性嘔吐　8
治療可能な認知障害　110
治療技法　174
鎮静　74, 130, 194, 202
　　～の意図　203
　　～の相応性　203
　　～の定義　202
　　～の分類　202
　　～の要件　206
　　～の倫理的妥当性　203
鎮痛補助薬　266

つ

つらさと支障の寒暖計　125, 295, 296

て

低アルブミン血症　185
低活動性せん妄　23, 77
ディグニティセラピー　182
低血糖　146, 150
低酸素血症　146, 192
低ナトリウム（Na）血症　69, 148, 224, 227
適応障害　25, 113, 308
　　～の危険因子　116
　　～の診断基準　114
デキストロメトルファン　196
デスカンファレンス　85
デュロキセチン　160, 266
転移性脳腫瘍　147
電解質異常　74, 145, 146, 148
てんかん　73, 145
てんかん後もうろう状態　145
電話モニタリング　312

と

頭蓋内圧亢進症状　150
頭頸部がん　45, 75, 137, 138
統合失調症　143
頭頂葉障害　41

疼痛　25, 27, 34, 37, 66, 74, 123, 206
トラスツマブ　242
トラゾドン　63, 157, 160
トリアゾラム　62, 166

な

内分泌療法　4, 241
ナラティヴセラピー（Narrative therapy）　182
ナレッジ・マネジメント（Knowledge management）　271
難治がん　45
難治性疼痛　266
難治性のせん妄　88

に

ニトラゼパム　62
日本緩和医療学会　304
乳がん　45, 161, 239
　　〜の不安・抑うつ　243
乳がん術後化学療法　242
入院期間の長期化　120
乳房　247
乳房温存（術）療法　239, 240
認知改善薬　111
認知行動療法　64, 178
認知症　71, 90, 105, 308
妊孕性　256
妊孕性保存　256

ね

ネットワーク　309
ネブライザー　195
眠気　22, 69
　　〜の原因　69
　　〜への対応　70

の

脳出血　146

脳転移　40, 69
脳波（検査）　40, 92, 110
望ましい最期（good death）　173
ノルトリプチリン　160
ノンバーバル・コミュニケーション　280

は

パーキンソン症状　72
パーキンソン病治療薬　23
パーソナリティ障害の分類　139
肺がん　45, 224
白質脳症　9
肺塞栓　146
肺転移　189
パクリタキセル　153
パジェット病　239
白血球（好中球）減少　6
パニック障害　133
バルプロ酸　150
パロキセチン　27, 129, 160, 161, 245
ハロペリドール　22, 94, 157, 163, 266

ひ

非アルコール性脂肪肝炎　229
非言語的なコミュニケーション　172
非小細胞肺がん　225
ビスホスホネート製剤　88
非定型抗精神病薬　94
否認　49, 174
非密封小線源治療　5
非薬物療法　194
病期　stage　90
標準禁煙治療プログラム　227
病診連携　19
病歴の聴取　89
ビンクリスチン　154
ピンクリボン運動　247

ふ

不安 22
　通常の不安と病的な不安 67
不安障害 133
フェニトイン 151
フェノチアジン系抗精神病薬 96
フェノバルビタール 150-152
不穏 71
　～の原因 72
　～への対応 72, 74
深い沈静 203
複雑悲嘆（病的悲嘆） 251-254
浮腫 11
ブスコパン 195
部分発作 150
不眠 21, 59, 165
　～への対応 61
不眠症の診断基準（DSM-IV） 60
フルニトラゼパム 62, 166
フルボキサミン 27, 129, 160
フルラゼパム 62
プレガバリン 266
プロクロルペラジン 22, 266
プロゲステロン療法 256
ブロチゾラム 62
ブロマゼパム 157, 158, 193
ブロマゼパム座薬 134, 307
分子標的治療（薬） 5, 242
β遮断薬 162

へ

ベタメタゾン 194
ベッドサイドマナー 171
ペモリン 97
ペロスピロン 94, 163, 164
ベンゾジアゼピン系睡眠導入薬 165

ほ

防衛機制 55
包括的なアセスメント（comprehensive cancer care） 29
放射線治療 5, 10, 11
放射線肺臓炎 11
訪床の基本的なマナー 36
訪問看護師 301
訪問看護ステーション 301
ホストイン 150, 152
母性の喪失 246
ホットフラッシュ 242, 245
ボディイメージ 246
ホルモン受容体 242
ホルモン療法 161, 239, 242, 256, 257

ま

末梢神経障害 8, 145, 153
麻痺性イレウス 154
マプロチリン 129, 160
慢性C型肝炎 229
　～における不安・抑うつ 235

み

ミアンセリン 63, 160
ミオクローヌス 150
ミダゾラム 150, 152, 157, 166, 193
密封小線源治療 5
看取り 202
ミルナシプラン 129

も

喪の作業 84
モルヒネ 192, 193
問題解決技法 17, 127, 179
問題解決療法的アプローチ 187

や

薬剤性けいれん 147
薬剤性白質脳症 145
薬物療法アルゴリズム 159

ゆ

有害事象 12, 51
　がん薬物療法の有害事象 6-10, 153-154
　抗うつ薬の有害事象 129, 162, 163
　抗精神病薬の有害事象 165
　睡眠導入薬の有害事象 62-63, 166
　放射線治療の有害事象 10-11,
　有害事象の早期反応 10
　有害事象の晩期反応 10
　有害事象プロフィール 128, 158, 159
輸液 195
輸血 192

よ

腰椎穿刺 92
抑うつ 10
　〜のスクリーニング 124
予後の評価 197
予測性（悪心）・嘔吐 8-9, 156, 180
予防的全脳照射 225
余命 284

ら

ライフサイクル 47
ラポール 170
ラモトリギン 152

り

リーダーシップ 270
リエゾン 17, 18
リエゾン・コンサルテーション精神医学 21
リエゾン精神看護専門看護師 18
力動的精神療法 181
リスペリドン 24, 94, 163
リバスチグミン 97
リハビリテーション 40
硫酸モルヒネ除放剤 193, 196
リラクセーション 9, 51, 194, 236
リン酸コデイン 196

れ

レスキュードーズ 193
レビー小体型認知症 106
レボメプロマジン 157

ろ

ロール・プレイ 289
ロフラゼプ酸エチル 67
ロラゼパム 67, 158, 166, 193
ロルメタゼパム 62

わ

悪い知らせ 48, 277, 282, 283
ワンクエスチョン・インタビュー 295

A

ADH不適切分泌症候群（SIADH） 227
ADLの低下 26
Alcoholics Anonymous（AA） 138

B

BPSD（behavioral and psychiatric symptoms of dementia） 265
Brief Fatigue Inventory 186

C

Cancer Dyspnea Scale　がん患

者のための呼吸困難スケール　*191*
Cancer Fatigue Scale　*186*
Chemobrain　*110*
Confusion Assessment Method (CAM)　*89*
CTCAE　*12*

D-K

DNR (Do Not Resuscitate)　*201*
Face scale　*190*
Hospital Anxiety Depression Scale (HADS)　*125*
Human epidermal growth factor receptor 2 (HER2)　*240*
Karnofsky Performance Scale　*198*

M-N

MAO 阻害剤　*160, 161*
NaSSa　*118, 159, 162*
NICE 支持緩和ケアマニュアル　*14, 264*
NSAIDs　*70*
Numerical rating scale (NRS)　*190*

P

Palliative Performance Scale　*200*
Palliative Prognostic Index (PPI)　*199*
Palliative Prognostic Score　*198*
Perfomance Status　*3*
PD (Progressive disease)　*33*
PTG (Posttraumatic growth)　*237*

S-V

second line 治療　*33*
SHARE　*277*
SNRI　*118, 129, 159, 162, 222*
SSRI　*27, 118, 129, 134-136, 159, 162, 222, 245*
Visual analogue scale (VAS)　*190*

精神腫瘍学クリニカルエッセンス

小川朝生・内富庸介 [編]

2012 年 11 月 27 日第 1 版第 1 刷発行

発行人	山田禎一
発行所	社会福祉法人新樹会　創造出版
	〒151-0053　東京都渋谷区代々木 1-37-4 長谷川ビル 2 F
	電話 03-3299-7335/FAX03-3299-7330
印刷所	社会福祉法人新樹会　創造印刷

乱丁・落丁本はお取り替えいたします。